换种心情看世界

——健康快乐名言妙语

主　编　张玉善

中国人民公安大学出版社
群众出版社
·北京·

图书在版编目（CIP）数据

换种心情看世界：健康快乐名言妙语 / 张玉善主编. -- 北京：中国人民公安大学出版社，2018.4

ISBN 978-7-5653-3261-6

Ⅰ.①换… Ⅱ.①张… Ⅲ.①心理健康－格言－汇编－国外 Ⅳ.①R395.6

中国版本图书馆 CIP 数据核字（2018）第 065344 号

换种心情看世界

——健康快乐名言妙语

主　编　张玉善

出版发行：中国人民公安大学出版社
地　　址：北京市西城区木樨地南里
邮政编码：100038
印　　刷：北京市科星印刷有限责任公司

版　　次：2018 年 4 月第 1 版
印　　次：2018 年 4 月第 1 次
印　　张：18.25
开　　本：880 毫米 ×1230 毫米　1/16
字　　数：396 千字
书　　号：ISBN 978-7-5653-3261-6
定　　价：48.00

网　　址：www.cppsup.com.cn　www.porclub.com.cn
电子邮箱：zbs@cppsup.com　zbs@cppsu.edu.cn

营销中心电话：010-83903254
读者服务部电话（门市）：010-83903257
警官读者俱乐部电话（网购、邮购）：010-83903253
公安业务分社电话：010-83905672

编委会

前　言

本书既是一本心理健康名言辑录，又是一本健康快乐名言辑录，旨在缓释压力、增进健康、感知幸福、唤醒快乐。

一、本书是健康快乐名言辑录的外国部分，共收录外国名人名言3000条，分为23篇200类，涉及作者近500人、作品近700部（卷、册）。

二、为确保所选名言严谨、规范、经典、新奇，实现名言与出处、作者、国籍、简介、译者等的一一对应关系精确无误，本书坚守“六不录”的选录原则，即出处不明者不录、作者不详者不录、消极颓废者不录、平淡无奇者不录、晦涩难懂者不录、意义雷同者不录。

三、为避免张冠李戴、以讹传讹，本书一律不在通常意义的名人名言集内选取名言，而是尽量查证原始出处。只有极个别名言难以查证原始出处或者原始译文缺乏文采、不够精练时，方才采用可靠引文，并在第一次转引时标注为“引自《×××》”，第二次转引时标注为“见《×××》”。

四、为方便检索，本书在每条名言后均标明了作者、国籍、书目及部、卷、册、章、节、幕、场、篇目、序号、日期、页码等确切出处，并通过附录“人名索引”和“名言出处书目”将全部名言的作者、简介、书目、译者、出版社、出版时间等一一列出。

五、本书是编者从海量图书资料、名言警句中精心选编而成，许多名言的选录都是多种译本反复比较、相互印证、优中选优的结果。因同一作品的不同译著可能各有千秋，本书存在从同一作品的多种译著中同时选取名言的情况。

六、因译者、时代、地域不同，许多名言的译文及作者译名差异较大，有些字词、标点用法也与现代汉语规范用法存在差异。

1. 在字词方面，如“象与像，赋与与赋予，那末与那么，作与做，他与它，底与的，搅溷与搅浑，想像与想象，俯首贴耳与俯首帖耳，绿荫与绿阴，凭藉与凭借，必须与必需，名符其实与名副其实，摹仿与模仿，那怕与哪怕，拚命与拼命，连系与联系，根柢与根底，切切私语与窃窃私语，罢与吧，其它与其他，作事与做事，过份与过分，作人与做人，至始至终与自始至终，总帐与总账，粗卤与粗鲁，藉口与借口，合式与合适，赋于与赋予，发见与发现，耽心与担心，冷寞与冷漠，融和与融合，像貌与相貌，希奇与稀奇”等，有的译文使用前者，而现代汉语规范用法通常使用后者；在“的、地、得”和标点符号的使用方面，有些译文也与现代汉语规范用法存在区别。本书原则上一律尊从原文，未敢擅作改动。

2. 在作者译名方面，本书在正文中将同一作者的不同译名全部统一为一个规范译名，但在“人名索引”中尽量列举了较为常见的不同译名。

七、本书所选名言或机智幽默、轻松欢快，或意趣盎然、妙趣横生，或哲思深邃、回味无穷，均积极健康、昂扬向上、高奏主旋律、充满正能量，可谓字字珠玑、句句经典，相信定能跨越时空、历久弥新，成为精神压力的减压阀、负面情绪的倾泻口、健康指数的倍增器、幸福生活的航标灯。在此，谨向每一位作者、译者致以崇高的敬意和诚挚的谢忱！

尽管编者付出了长期艰辛努力，但终因学识水平及占有资料所限，遗珠之憾、粗疏之失在所难免，部分名言作者可能只是转述前人名言或者略为改造前人名言，未必就是原始作者，恳请读者诸君不吝赐教。

编者

2018 年 1 月 8 日

目录

一、健康快乐篇 /1

二、精神心态篇 /13

三、排忧减压篇 /24

四、习惯性格篇 /37

五、情感情绪篇 /46

六、欲望自制篇 /54

七、道德品格篇 /63

八、修养审美篇 /74

九、梦想希望篇 /86

十、学习求知篇 /95

十一、成长磨砺篇 /102

十二、坚忍励志篇 /111

十三、才智能力篇 /119

十四、劳动事业篇 /128

十五、自爱自强篇 /138

十六、方法策略篇 /146

十七、成功失败篇 /156

十八、生命历程篇 /166

十九、人生命运篇 /176

二十、价值意义篇 /187

二十一、爱情婚姻篇 /200

二十二、交际处世篇 /208

二十三、思辨感悟篇 /218

名言出处书目 /230

人 名 索 引 /255

一、健康快乐篇

1. 健康

主观方面的福分——高贵的性格、精明的头脑、愉快的性情、乐观的精神、健全的身体，总之，身心健康是构成幸福的最为首要的因素。

——【德国】叔本华《处世智慧》第二章第 39 ～ 40 页

一个人身体的健康，并不仅仅指不生病，它同时还意味着昂扬的精神、充沛的精力和勃发的朝气，能不断地带给自己生机和美丽。

——【英国】切斯特菲尔德《第 94 封信》，《一生的忠告》第 274 页

健康不是人生的目的，而是最基本的条件，离开了健康就不能工作，至少不能象健康时那样生气勃勃地工作。

——【日本】武者小路实笃《人生的目的不是健康》，《人生论》第 1 ～ 2 页

健康是成就人类幸福最重要的成分。只有最愚昧的人才会为了其他的幸福牺牲健康，不管其他的幸福是功、名、利、禄、学识，还是过眼云烟似的感官享受，世间没有任何事物比健康还重要。

——【德国】叔本华《人生的智慧》第二章第 19 页

健康是所有快乐与满足的源泉。即便是最贫穷的，也不会为了追求金钱而放弃健康；但是最富有的人，却会为了健康而心甘情愿放弃所有的财富。

——【美国】彼得《幽默定律》第 1 篇第 1 页

在一切幸福中，人的健康胜过任何其他幸福，我们真可以说一个身体健康的乞丐要比疾病缠身的国王幸福得多。

——【德国】叔本华《人生的智慧》第一章第 8 页

健康是第一财富。

——【美国】爱默生《爱默生文集　生活的准则》第二篇第二章第 121 页

名声、运气、家庭、朋友可以说成是“0”，健康却是“1”，假如你把这个“1”放在首位，每加一个“0”就增加了你一份财富。没有这个“1”，你什么也没有。

——【美国】戴维 · 坎贝尔《人生道路的选择》第二章第 75 页

健康的身体是你最重要的“资本”；没有它，你的其他“资本”几乎都变成与你不相干的了。

——【美国】戴维 · 坎贝尔《人生道路的选择》第二章第 75 页

要想保持健康，惟一的方法就是吃你所不想吃的食物、喝你所不喜欢的饮料、做你所不情愿做的事情。

——【美国】马克 · 吐温《赤道环游记》下卷第十三章第 391 页

世上最好的医师是：节制医师、安静医师和快乐医师。

——【英国】乔纳森·斯威夫特，引自《卡耐基人际关系手册》第五章第 35 页

节制和劳动是人类的两个真正的医生：劳动促进人的食欲，而节制可以防止他贪食过度。

——【法国】卢梭《爱弥儿》（上）第一卷第 37 页

饮食得当，积极思考，适量睡眠再加上适当的娱乐，你就可以把看医生的钱省下来用作度假。

——【美国】拿破仑·希尔《拿破仑·希尔成功学 17 法则》第 15 课第 105 页

生活有度，人生添寿。

——【德国】毕尔格《吹牛男爵历险记》，引自《O 侯爵夫人》第 49 页

在医生接触的病人中，有 70% 的人只要能够消除他们的恐惧和忧虑，病就会自然好起来。

——【美国】戈伯尔，引自戴尔·卡耐基《人性的优点全集》第一章第 2 页

假如身体不健康，任何部分受了损害，它的客人——灵魂，便得住在一个薄待客人的住所。

——【捷克】夸美纽斯《大教学论》第十五章第 64 页

你若用不健康的方式生活，任何化妆术都无济于事。

——【意大利】索菲娅·罗兰《对美的追求》，《女性与美》第 29 页

健康之精神寓于健康之身体，这是对于人世幸福的一种简短而充分的描绘。凡是身体精神都健康的人就不必再有什么别的奢望了；身体精神有一方面不健康的人，即使得到了别的种种，也是徒然。

——【英国】约翰·洛克《教育漫话》第 24 页

愉快的心情就是从健康的身体里长出的花朵。

——【德国】叔本华《人生的智慧》第二章第 14 页

经常保持心胸坦然，精神愉快，这是延年益寿的秘诀之一。

——【英国】培根《论健康》，《培根随笔选》第 16 页

唯有对外界事物抱有兴趣才能保持人们精神上的健康。

——【英国】罗素《斯多噶主义和心理健康》，《真与爱——罗素散文集》第 50 页

2. 快乐

我们所谓的快乐，是指身体的无痛苦和灵魂的无纷扰。

——【古希腊】伊壁鸠鲁《致美诺寇的信》，引自《古希腊罗马哲学》十三第 368 页

快乐是一种香水，无法倒在别人身上，而自己不沾上一些。

——【美国】爱默生，引自《智慧的锦囊》第 124 页

世界上最快乐的事，莫过于为理想而奋斗。

——【古希腊】苏格拉底，引自《卡耐基读书笔记》第七章第 242 页

快乐之道不在做自己喜爱的事，而在喜爱自己不得不做的事。

——【英国】詹姆斯·巴里，引自《智慧的锦囊》第 77 页

快乐之道无他，就是不要去忧虑我们的意志力所不能及的事情。

——【古罗马】爱比克泰德，引自《人性的优点全集》第二章第 33 页

人生最大的快乐不在于占有什么，而在于追求什么的过程。

——【加拿大】班廷，引自《伟大科学家的生活传记》第 301 页

最明亮的欢乐火焰大概都是由意外的火花点燃的。人生道路上不时散发出芳香的花朵，也是从偶然落下的种子自然生长起来的。

——【英国】塞缪尔·约翰逊《快乐的期待》，引自《英国十八世纪散文选》第 91 页

人们通过享乐上的有节制和生活的宁静淡泊，才得到愉快。

——【古希腊】德谟克里特《著作残篇》，引自《古希腊罗马哲学》七第 115 页

不能贡献欢乐者便不应当希冀享受欢乐。

——【德国】尼采《查拉图斯特拉如是说》卷三第 217 页

对于我们的工作和生活而言，快乐是一种能力，是一种尺度。我们用它来丈量生活的品质，丈量我们喜欢生活的程度。

——【美国】戴尔·卡耐基《人性的优点全集》第五章第 146 页

要追求真正的快乐，就必须抛弃别人会不会感恩的念头，只享受付出的快乐。

——【美国】戴尔·卡耐基《人性的弱点全集》（达夫编译）第十二章第 379 页

希望中的快乐是不下于实际享受的快乐的。

——【英国】莎士比亚《理查二世》第二幕第三场，《莎士比亚全集》（4）第 341 页

一味地保持快乐的心情吧，它可以说是一支所向无敌的大军，足堪抵挡和对付各式各样的困难。

——【美国】海伦·凯勒《乐观豁达》，《敞开的门》第 76 页

相信自己快乐的人便是快乐的，而不是那个世界相信他是否是这样的人。

——【法国】蒙田《论善恶之辨大抵系于我们的意识》，《蒙田随笔》第 56 页

大多数人的快乐，是因为他们决定要快乐。

——【美国】林肯，引自《世界上最伟大的演说辞　微笑的力量》第 87 页

快乐的人不需要更多的东西。

——【苏联】高尔基《意大利童话》二十二，《高尔基文集》（14）第 136 页

人世间有四件珍宝，能使人们摆脱忧愁，充满欢笑：健康的身体、高尚的品德、良好的名声、聪明的头脑。

——【波斯】鲁达基《四件珍宝》，引自《外国哲理诗选》第 7 页

如果不跟别人作比较，那我们就会为我们所得到的感到快乐；如果由于别人比我们更加幸运而内心不安，那我们将永远不会快乐。

——【古罗马】塞涅卡，引自《人生的智慧》第五章第二部分第十节第 144 页

人厌烦送上门来的快乐，喜欢自己争取到的快乐；他喜欢行动和征服胜过

一切。

——【法国】阿兰《第欧根尼》，《幸福散论》第 108 页

快乐的人总是可爱的人，卑鄙的人是难得快乐的。

——【苏联】高尔基《小市民》第一幕，《高尔基选集　戏剧集》第 29 页

3. 幸福

经过一番努力所得的报偿才是真正的幸福。

——【法国】纪德《伪币制造者》第二部五第 202 页

只有在对美好事物的自觉追求中才会有真正的幸福。

——【苏联】高尔基《时钟》五，《高尔基文集》（3）第 119 页

人找到生活的意义才是幸福的。

——【苏联】尤里·邦达列夫《人生舞台》第七章第 104 页

幸福，意味着个人与自身的原始生命力和谐相处。

——【美国】罗洛梅《爱与意志》第五章第 167 ～ 168 页

所谓幸福，可以分成两个类型，即：因欲望得到满足的幸福感与自觉地完成自己该做的事之后的生命充实感。

——【日本】池田大作《青春寄语》第 30 页

对自己工作的热爱和奉献，对我来说是幸福的源泉。

——【美国】格蒂·黛丽莎·科里，引自《诺贝尔科学奖百年百人　生理学及医学奖部分》第 53 页

人只有在他有所追求和有所发明的时候，才是幸福的。

——【法国】阿兰《第欧根尼》，《幸福散论》第 107 页

能够把我们的才能使用到现实上面就是幸福。

——【法国】巴尔扎克《高利贷者》第 13 页

一个人若把全部注意力都用来做一件艰难的工作，这个人便是十分幸福的。

——【法国】阿兰《别人的痛苦》，《幸福散论》第 143 页

谁能在昨天的工作中看到他自己的意志的印记，谁便是幸福的。

——【法国】阿兰《事业》，《幸福散论》第 122 页

能使你所爱的人快乐，不是世界上最大的幸福吗？

——【法国】罗曼·罗兰《约翰·克利斯朵夫》（4）卷十第二部第 297 页

爱与被爱都是世界上最美好、最幸福的感觉。

——【英国】西德尼·史密斯，引自《正能量：正向心态带来非凡的成功》第 10 章第 106 页

行善是人心所能领略到的最真的幸福。

——【法国】卢梭《一个孤独散步者的遐想》散步六第 77 页

肉体的健康和灵魂的平静乃是幸福生活的目的。

——【古希腊】伊壁鸠鲁《致美诺寇的信》，引自《古希腊罗马哲学》十三第 367 页

人的幸福只有在身体健康和精神安

宁的基础上才能建立起来。

——【英国】罗伯特·欧文《新社会观》，引自《西方资产阶级教育论著选》第 214 页

幸福是一株在道德生活中比在智力生活中更容易繁茂起来的植物。

——【比利时】梅特林克《智慧与命运》53，《谦卑者的财富　智慧与命运》第 143 ～ 144 页

人生只有一种绝对幸福，那就是为别人而生活。

——【俄国】列夫·托尔斯泰《家庭幸福》2，《哥萨克》第 88 页

每个人可能的最大幸福是在全体人所实现的最大幸福之中。

——【法国】左拉《劳动》第 161 页

时间有时快得像鸟儿飞翔，有时慢得像蜗牛爬行；倘若一个人感觉不到时间的流逝，那他就是最幸福的人了。

——【俄国】屠格涅夫《父与子》十七第 108 页

幸福如同人的健康一样，本身不是目的，而应该是达到更高成就的手段。

——【美国】海伦·凯勒《追求幸福》，《敞开的门》第 60 页

4. 知福

许多人在幸福后头狂跑乱追，象个心不在焉的人在搜寻自己的帽子，而它却在自己手中或在自己头上。

——【美国】威廉·夏普，引自《智慧的锦囊》第 70 页

最幸福的人是那些最意识到自己是在越过越好的人。

——【古希腊】苏格拉底，引自《回忆苏格拉底》第四卷第八章第 186 页

你和我应该感到惭愧，我们这么多年来每天生活在一个美丽的童话王国里，可是我们却视而不见，吃得太好而不能享受。

——【美国】戴尔·卡耐基《人性的优点全集》第二章第 68 页

我们不吃尽苦头，就永远不知珍惜已有的，看不出原先生活的甜处，总是这山看着那山高。

——【英国】丹尼尔·笛福《鲁滨逊飘流记》第 97 页

真正的幸福之源就在我们自身；对于一个善于理解幸福的人，旁人无论如何也不能使他真正潦倒。

——【法国】卢梭《一个孤独的散步者的遐想》散步之二第 23 页

身在幸福中而能有自知之明，可不是一件容易事。

——【法国】雨果《笑面人》第二部第五卷第五章第 499 页

追寻快乐的人们，若能稍稍停下短短的一分钟，并想一想，便会察觉，他们所真正体验到的欢乐，象自己脚边的小草，或是早晨花朵上的露珠，数也数不清。

——【美国】海伦·凯勒，引自《智慧的锦囊》第 99 页

假如我们不知道我们处在幸福之中，再大的幸福对我们来说也无济于事。我们所意识到的最微小的喜悦比起靠近我们却无法进入我们心灵的最大幸福蕴藏

着更多的幸福。

——【比利时】梅特林克《智慧与命运》52，《谦卑者的财富　智慧与命运》第 142 页

幸福永远在我们所能达到的地方。我们只须伸出手去，就可捉住它的。

——【法国】乔治·桑《印典娜》第一篇第 9 页

一个人感觉自己幸福不幸福，全看他个人的感受、对幸福解释的尺度和对人生的趣味。

——【瑞士】赵淑侠《谈幸福》，《翡翠色的梦》第 88 页

自觉幸福的人，生命便是享受，自觉不幸福的人，生命便成了苦斗的战场，或无可奈何的负担。

——【瑞士】赵淑侠《谈幸福》，《翡翠色的梦》第 90 页

所有被重大目标所驱使、知道自己有力量创造伟大作品的人士，是最为幸福的。

——【德国】叔本华《处世智慧》第二章第 38 页

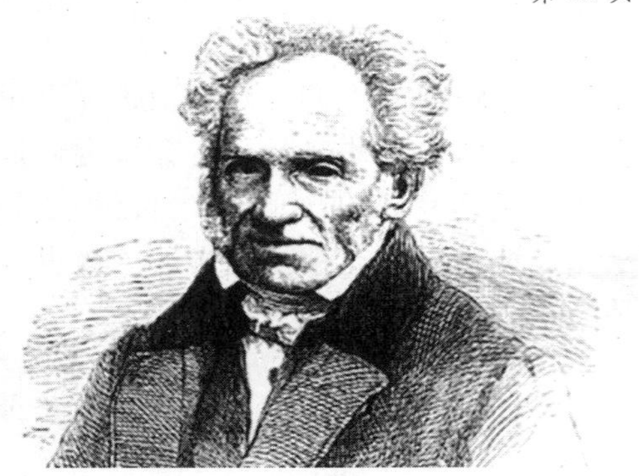

叔本华

一个最能理解自己幸福的人才是最幸福的人。

——【比利时】梅特林克《智慧与命运》2，《谦卑者的财富　智慧与命运》第 97 页

我们越是有智慧，就越容易感知到幸福掌握在我们手中；没有比幸福带来的平静无事更值得羡慕的礼物了。

——【比利时】梅特林克《智慧与命运》89，《谦卑者的财富　智慧与命运》第 185 页

一个人若是有别人想象的一半那么幸福，那就算是幸福的了。

——【瑞士】阿尔弗雷德·莫勒《玩世箴言——冷嘲热讽妙语连珠》第 4 页

5. 惜福

幸福在于趣味，而不在于事物。我们幸福在于我们拥有自己的所爱，而不在于我们拥有其他人觉得可爱的东西。

——【法国】拉罗什福科《道德箴言录》48 第 8 页

不要急急忙忙的到远道去找寻你的幸福；不论梦想约许你什么欢乐，到远处去搜求也是白费，最好的地方，就是你的爱人、你的忠诚的朋友所在的地方。

——【俄国】克雷洛夫《两只斑鸠》，《克雷洛夫寓言》第 20 页

在自身周围之外寻找幸福，任何东西看起来都不像幸福。

——【法国】阿兰《胜利》，《幸福散论》第 208 页

我们脸带愁容，许多欢乐愉快的时光未加品尝和咀嚼就过去了，直到以后日子变得艰难和令人沮丧的时候，我们才徒劳地为逝去了的好日子而叹息。

——【德国】叔本华《人生的智慧》第五章

第二部分第五节第 127 页

要知道幸福是存在于心灵的平和及满足中的。所以，要得到幸福就必须合理地限制这种担心别人会怎么说的本能冲动。

——【德国】叔本华《人生的智慧》第四章第 65 页

幸福愈是来之不易，心就愈会觉得它珍贵无比。

——【苏联】瓦·谢·舍尔涅夫《沙漠里的水井》，引自《外国哲理诗选》第 66 页

幸福属于那些能够自得其乐的人。

——【古希腊】亚里士多德，引自《人生的智慧》第二章第 24 页

人生幸福，与其说是那些难得降临的鸿运所致，还不如说是每日积累的微利之果。

——【美国】本杰明·富兰克林《人生秩序》46，《穷理查历书》第 204 页

我们往往在享有某一件东西的时候，一点不看重它的好处；等到失掉它以后，却会格外夸张它的价值，发现当它还在我们手里的时候所看不出来的优点。

——【英国】莎士比亚《无事生非》第四幕第一场，《莎士比亚全集》（2）第 144 页

无论什么人，只要他没有尝过饥与渴是什么味道，他就永远也享受不到饭与水的甜美，不懂得生活到底是什么滋味。

——【阿富汗】乌尔法特《生活》，引自《中外抒情散文选》第 61 页

一个很容易得到自己想要的东西的人，他便会这样认为，欲望的实现并没有带来幸福。

——【英国】罗素《走向幸福》上篇第二章第 22 页

只要再多一点点的智慧，我就能享受到我现在享受的一切，而无需这么多好运气的帮助。

——【比利时】梅特林克《智慧与命运》52，《谦卑者的财富　智慧与命运》第 143 页

6. 造福

人类的一切努力的目的在于获得幸福。

——【英国】罗伯特·欧文《略论古今社会状况所造成的一些谬见和弊害》，《欧文选集》第 1 卷第 220 页

一切的追求，至少一切健全的追求都是对于幸福的追求。

——【德国】费尔巴哈《幸福论》，《费尔巴哈哲学著作选集》（上）第 543 页

人始终不渝地谋求幸福；他的软弱无力不断提醒他：没有他人的帮助，无法得到幸福。

——【法国】摩莱里《自然法典》第三篇第 90 页

幸福像树林里的蘑菇一样，必须去寻找，必须弯腰去采摘，即使得到了，还要仔细看看它们是不是有毒的。

——【苏联】高尔基《福马·高尔杰耶夫》九，《高尔基文集》（9）第 342 页

预言不幸的人都喜欢躺着不起来。真正的人振作精神，创造未来。

——【法国】阿兰《预见未来的灵魂》，《幸福散论》第 59 页

追逐虚名的人把幸福寄托在别人的言辞上；贪图享乐的人把幸福寄托在自己的感官上；而有理智的人，则把幸福安置在自己的行动之中。

——【古罗马】马可·奥勒留《沉思录》6·51 第 73 页

任何幸福在本质上都具有诗意，而诗意意味着行动。人们不喜欢从天而降的幸福，人们愿意自己创造幸福。

——【法国】阿兰《行动》，《论幸福——幸福的艺术》第 116 页

一切人间的幸福，朋友，都得自斗争！

——【德国】尼采《赫拉克利特主义》，引自《外国哲理诗选》第 36 页

除极个别情况外，幸福这样东西不象成熟的果子那样，仅仅靠着机遇便会掉进你的嘴里。

——【英国】罗素《走向幸福》下篇第十六章第 235 页

幸福并非在遥远的不可知处，它就在你心中。但不是安然坐等，而是朝着遥远的目标奋力挑战，克服重重障碍，它就会寓于你跃动着的生命之中。

——【日本】池田大作《青春寄语》第 31 ～ 32 页

精神应时加冲刷，荡涤，革新。无遗忘即无幸福。我从未见过一个真正的行动者在行动时会觉得不幸。

——【法国】安德烈·莫洛亚《论幸福》，《人生五大问题》第 134 页

要记住，你自己就是自己命运和幸福的创造者。

——【苏联】苏霍姆林斯基《给儿子的信》十五第 56 页

7. 欢笑

微笑胜于言论，对人微笑就是向人表明：“我喜欢你，你让我快乐，我喜欢见你。”

——【美国】戴尔·卡耐基《人性的优点全集》第十三章第 388 ～ 389 页

清新、健康的笑，犹如夏天的一阵大雨，荡涤了人们心灵上的污泥、灰尘及所有的污垢，显露出善良与光明。

——【苏联】高尔基《老板》，《高尔基文集》（14）第 361 页

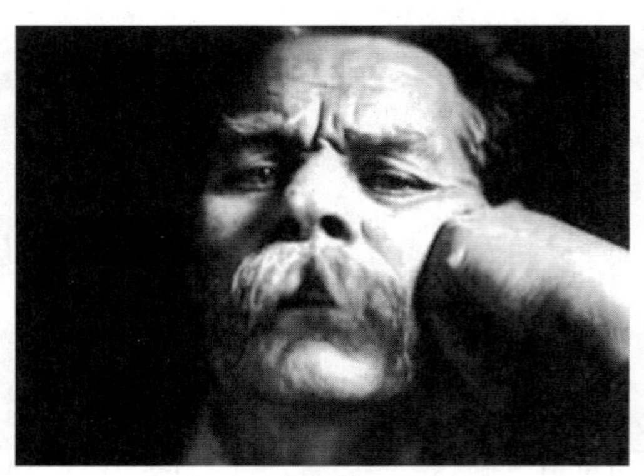

高尔基

不以笑脸迎人，何人笑面对你！

——【日本】箱崎总一《孤独心理学》第 75 页

微笑是疲倦者的港湾，失望者的信心，悲哀者的阳光，又是大自然解除患难的妙方。

——【美国】戴尔·卡耐基《人性的优点全集》第十三章第 388 页

微笑是明智的先声。

——【美国】马克斯威尔·马尔兹《我的格言》，《人生的支柱》第 214 页

当人微笑时，世界爱了他。当他大

笑时，世界便怕他了。

——【印度】泰戈尔《飞鸟集》二九八 第 62 页

笑，就是阳光，它能消除人们脸上的冬色。

——【法国】雨果《悲惨世界》（中）第二部第八卷第 563 页

只有爱笑的人生活才能过得美好。

——【苏联】高尔基《一个英雄的故事》，《高尔基文集》（7）第 338 页

一个人要表达他的亲善之意，那么就最好设法让对方笑。

——【德国】尼采《快乐的科学》卷一第 45 页

笑是精神生活的阳光。

——【美国】韦恩 · W. 戴埃《你的误区》第十一章第 216 页

笑声给生活带来甜美，使它象玫瑰园中的花儿一样芬芳。

——【智利】聂鲁达《节日之歌》，引自《国际笔会作品集》（1984）第 542 页

谁最后笑，谁就笑得最好。

——【苏联】高尔基《克里姆 · 萨姆金的一生》（二）第六章七，《高尔基文集》（18）第 145 页

笑到最后的才是笑得最甜的。

——【西班牙】格拉西安《千年智慧书》59 第 70 页

每当你的言行过于严肃时，提醒自己，你所享有的时间只是现在。当开怀大笑可以使你如此愉快时，为什么要以愤怒折磨自己呢？

——【美国】韦恩 · W. 戴埃《你的误区》第十一章第 217 页

如果你在一天之中没有笑，那你这一天就算是白活了。

——【英国】莎士比亚，引自《人性的优点全集》第十章第 298 页

板起这张面孔去叫卖乐园，就在地狱深处也不会找到买主。

——【德国】席勒《阴谋和爱情》第五幕第二场第 105 页

8. 幽默

人类几乎是普遍地爱好谐趣，是自然界唯一的会开玩笑的生物。

——【美国】爱默生《喜剧性》，《爱默森文选》第 108 页

一切合乎人道的事情都是令人感动的。幽默本身的秘密源泉是欢乐，而不是悲伤。天上是没有幽默的。

——【美国】马克 · 吐温《赤道环游记》上卷第十章第 86 页

幽默是人的情感的自然流露，直接联结在对方的本性上，它可以象润滑油一样滋润人生。

——【日本】池田大作《青春寄语》第 44 页

一个具有幽默感的人，能时时发现事情有趣的一面，并欣赏生活中轻松的一面，从而建立出自己独特的风度和幽默的生活态度。

——【美国】彼得《幽默定律》第 4 篇第 133 页

有幽默感的人不会让人厌弃，有幽默感的话题不会给人压力。

——【日本】池田大作《青春寄语》第 44 页

单调的谈话令人生厌，因此，善谈者必善幽默。

——【英国】培根《论言谈》，《培根随笔选》第 57 页

很多人不过把幽默和诙谐当作摆脱生活困境的手段和技巧，但是对于聪明的人来说，幽默是一种生活态度。

——【西班牙】格拉西安《千年智慧书》79 第 93 页

精神愉快的人最为明显的特点大概就是善意的幽默感。让别人开怀大笑，在笑声中观察五彩缤纷的现实生活，这是消除愤怒的最佳方法。

——【美国】韦恩 · W. 戴埃《你的误区》第十一章第 216 页

幽默感会使你和其他人都得到生活中最为珍贵的礼物——笑。笑吧，它使生活充满阳光。

——【美国】韦恩 · W. 戴埃《你的误区》第十一章第 217 页

人生没有幽默，就象春天里没有鲜花。

——【日本】池田大作《青春寄语》第 43 页

说句把笑话只用一分钟的工夫，可是能管一个钟头的事。

——【苏联】高尔基《阿尔塔莫诺夫家的事业》一，《高尔基文集》(16) 第 210 页

9. 感恩

蜜蜂从花中啜蜜，离开时营营的道谢。浮夸的蝴蝶却相信花是应该向他道谢的。

——【印度】泰戈尔《飞鸟集》一二七第 26 页

我每天上百次地提醒自己：我的精神生活和物质生活都依靠着别人（包括生者和死者）的劳动，我必须尽力以同样的分量来报偿我所领受了的和至今还在领受着的东西。

——【美国】爱因斯坦《我的世界观》，《爱因斯坦文集》(3) 第 42 页

人们对于自己实际拥有什么东西，并不怎么感谢命运，对于自己缺少什么东西，却总是加倍地埋怨命运。

——【瑞士】高特弗利特 · 凯勒《绿衣亨利》(上) 卷一第二回第 19 页

生病后才怀念健康，失去后才懂得珍惜。

——【美国】海伦 · 凯勒《假如给我三天光明：海伦 · 凯勒自传》第一篇第 3 页

我们往往太过关注自己未得到的东西，而对自己拥有的东西缺乏感激。若想成功，首先应该正视自身拥有的资源，对其心存感恩，以此为跨向成功的跳板。

——【美国】安东尼 · 罗宾《激发无限潜能》第十一章第 177 页

若不能拥有自己想要的，便要对自己已有的心存感激。经常不断地想着一切自己应该感谢的大事，而不要抱怨令自己苦恼的小事。

——【美国】戴尔 · 卡耐基《智慧的锦囊》第 76 页

在这短暂的有生之年，让自己过得合乎自然吧，怡然地走向人生的终点，就像一枚熟透之后即将坠地的橄榄，感激承托它的大地，感激生养它的枝干。

——【古罗马】马可 · 奥勒留《沉思录》4 · 48 第 41 页

少量的忧患和痛苦，对于我们是有益的，可以帮助我们生长。我们不可因为玫瑰树有刺而抱怨，我们要因为玫瑰树长花而欣喜。

——【美国】威尔弗雷德·A.彼得森《成熟的艺术》，《生活的艺术》第 89 页

谁要是说过“我曾经活过”，他就会每天早晨起床时都会得到意外的收获。

——【古罗马】塞涅卡《幸福而短促的人生——塞涅卡道德书简》第十二封信第 40 页

若能事事心存感谢，人生会更加美味。

——【日本】松下幸之助《珍惜“缘”》，《我的人生理念》第 340 页

人们能对所有事物存着感激的心理，才会萌生体谅的心意，并且会尊重他人的立场。

——【日本】松下幸之助《成功者的信念》，《我的人生理念》第 67 ～ 68 页

知恩图报是灵魂高尚的标志。

——【古希腊】伊索《安德罗克勒斯》，《伊索寓言（精选本）》第 4 页

一个获得成功的人，从他的同胞那里所取得的，总是无可比拟地超过他对他们所做的贡献。

——【美国】爱因斯坦《论教育》，《爱因斯坦文集》（3）第 145 页

要对生命感到喜悦，因为它给了你去爱的机会，去工作、去玩乐，并且能仰头看星星的机会。

——【美国】亨利·范戴克，引自《智慧的锦囊》第 182 页

生命既已把它自己交给了我们，我们就应当念兹在兹：我们该用什么来好好报答它！

——【德国】尼采《查拉图斯特拉如是说》卷三第 217 页

10. 情趣

世上充满了有趣的事情可以去做。在这令人兴奋的世界中，不要过乏味的生活。

——【美国】戴尔·卡耐基《人性的优点全集》第五章第 161 页

只要生活有情趣，我们就不会老踩在马路的香蕉皮上。

——【美国】戴尔·卡耐基《人性的优点全集》第五章第 161 页

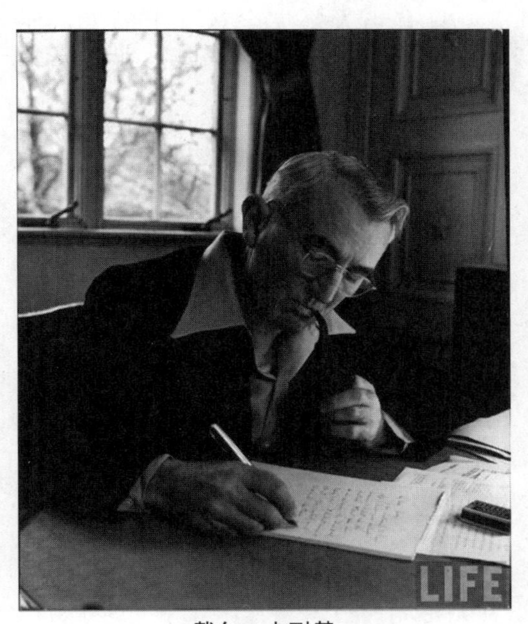

戴尔·卡耐基

为了得到真正的快乐，避免烦恼和脑力的过度紧张，我们都应该有一些嗜好。

——【英国】温斯顿·丘吉尔《我与绘

画的缘分》，引自《外国优秀散文选》第 251 页

一个人的兴趣越广，他拥有的快乐机会就越多，而受命运摆布的可能性也就越小。

——【英国】罗素《走向幸福》下篇第十一章第 163 页

最高级、最丰富多彩以及维持最为恒久的乐趣是精神思想上的乐趣。

——【德国】叔本华《人生的智慧》第一章第 6 页

一个明智地追求幸福的人，除了其生活赖以建立的主要兴趣之外，会尽力培养一些闲趣。

——【英国】罗素《走向幸福》下篇第十五章第 233 页

只有当人是完全意义上的人，他才游戏；只有当人游戏时，他才完全是人。

——【德国】席勒《审美教育书简》第十五封信第 80 页

娱乐存在于生活之中，并创造了生活的风貌。

——【日本】三木清《关于娱乐》，《人生论笔记》第 118 页

娱乐是一种卫生，但它不是身体的卫生，而是精神的卫生。

——【日本】三木清《关于娱乐》，《人生论笔记》第 119 页

音乐有缓和情绪和净化心灵的力量，并能化戾气为祥和。

——【德国】尼采《快乐的科学》卷二第 99 页

音乐不会使你富有，但是它能使你幸福，它不能拯救你的灵魂，但会使你的灵魂值得拯救。

——【英国】柏西·布克《音乐家心理学》第十五章第 139 页

学习的乐趣在我的幸福中占据了主要的成分。

——【法国】卢梭《忏悔录》第一部第六章第 293 页

高级的精神文化，往往会使我们渐渐达到另一种境地，从此可不必再依赖他人以寻求乐趣，书中自有无穷之乐。

——【德国】叔本华《生存空虚说》三第 62 页

唯有精神生活丰富的人，才能品尝来自自然的淳真的生命喜悦。

——【日本】武者小路实笃《品尝淳真生命的喜悦》，《人生论》第 8 页

风雅生活，就其广义而言，是活跃休息的艺术。

——【法国】巴尔扎克《风雅生活论》第一编第一章第一节，《人间喜剧》第二十四卷第 8 页

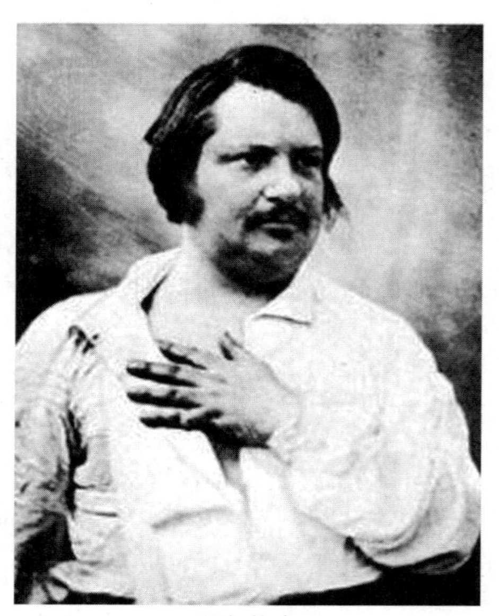

巴尔扎克

二、精神心态篇

11. 精神

脚不能达到的地方，眼睛可以达到，眼睛不能到的地方，精神可以飞到。

——【法国】雨果《海上劳工》第二部第二章五第 276 页

精神的伟大和力量是不可以低估和小视的。

——【德国】黑格尔《柏林大学开讲辞》，《小逻辑》第 36 页

渺小的精神太易受到琐事的牵制，伟大的精神看到这一切琐事却不为其所累。

——【法国】拉罗什福科《道德箴言录》357 第 55 页

人类被赋与了一种工作，那就是精神的成长。

——【俄国】列夫·托尔斯泰《托尔斯泰最后的日记》（一九一〇年一月十四日）第 15 页

如果一个人没有精神支柱，他就要受到世界的束缚。

——【苏联】高尔基《克里姆·萨姆金的一生》（四）第四章二，《高尔基文集》（20）第 74 页

物质滋养肉体，精神食粮滋养灵魂！

——【俄国】契诃夫《草原》2，《契诃夫小说选》（上）第 162 页

如果说一个人的欲望属于感情领域，金钱很快就会暴露出它的无能为力。

——【美国】德莱塞《嘉莉妹妹》第四十七章第 497 页

是郁郁寡欢还是精神爽朗，造就了人的不同命运！

——【德国】歌德，引自《歌德谈话录》（1828 年 3 月 11 日）第 174 页

只有人类精神能够蔑视一切限制，相信它的最后成功，将它的探照灯照向黑暗的远方。

——【印度】泰戈尔《日本的民族主义》，《民族主义》第 35 页

人的生活质量是他的精神境界决定的。

——【英国】塞缪尔·斯迈尔斯《品格的力量》第一章第 3 页

如果皱纹必须写在我们的额上，不要让它们写在我们的心上。精神应该永不老化。

——【美国】詹姆斯·加菲尔德，引自《智慧的锦囊》第 23 页

我觉得化妆品不只是搽在肌肤上的东西，它更应该是搽在精神上的东西。我们经常说使用化妆品后人会变得心情舒畅，其实它还从更深层次上减轻了女

性们的精神苦痛。

——【日本】斋藤薰，引自《人性的优点全集》第一章第 12 页

精神像乳汁一样可以养育人的。

——【法国】雨果《九三年》第二部第一卷三第 135 页

人的精神是从不辜负自己的，它在任何情况下也找得到支持它的东西。

——【美国】爱默生《悲剧性》，《爱默森文选》第 126 页

世界上只有两种力量——利剑和精神。从长远说，精神总是能征服利剑。

——【法国】拿破仑，引自理查德·尼克松《真正的战争》第 377 页

我仅根据一点，即能辨认出有知识的人来，那就是为了满足精神上的需要，他们永远甘愿忍受肉体上的饥饿。

——【德国】埃尔温·斯特里马特《随想录——给艾娃》，引自《外国优秀散文选》第 18 页

凡是一个人用事实用思想来化身为千万人而使自己伟大的，都是由于那一点心理作用。

——【法国】巴尔扎克《夏倍上校》，《人间喜剧》第五卷第 295 页

一个人精神能力的范围尤其决定性地限定了他领略高级快乐的能力。

——【德国】叔本华《人生的智慧》第一章第 6 页

12. 心态

除了少数天才，大多数人的禀赋相差无几。那么，是什么在造就我们、改变我们？是“态度”！

——【美国】戴尔·卡耐基《人性的弱点全集》（达夫编译）第七章第 190 页

人与人之间只有微小的不同，但就是这个微小的不同最终导致了很大的差异！这个微小的不同就在于态度，在于心态是积极的还是消极的。

——【美国】拿破仑·希尔《正能量：正向心态带来非凡的成功》第 3 章第 24 页

在这一世界上，唯一最重要的只有一个人——你自己。在你的身上，时时都随身携带着一个看不见的法宝，这个法宝的一边装饰着四个字——正向心态，另一边也装饰着四个字——负向心态。

——【美国】拿破仑·希尔《〈正能量：正向心态带来非凡的成功〉自序》，《正能量：正向心态带来非凡的成功》第 1 页

具有自信主动意识的人必然会长期进行积极的自我暗示，而具有自卑被动意识的人却总是使用消极的自我暗示。

——【美国】戴尔·卡耐基《人性的优点全集》第五章第 157 页

经常进行积极暗示的人在每一个困难和问题面前看到的都是机会和希望；而经常进行消极暗示的人在每一个希望和机会面前看到的都是问题和困难。

——【美国】戴尔·卡耐基《人性的优点全集》第五章第 157 页

心理暗示能使人把面粉当药剂治好了病，也使人把药水当毒液喝送了命，这都是心理暗示的作用。

——【美国】拿破仑·希尔《正能量：正向心态带来非凡的成功》第 4 章第 39 页

抱持着积极心态，意味着你的行为

和思想有助于目标的达成；而抱持消极心态，则意味着你的行为和思想将不断地抵消你所付出的努力。

——【美国】戴尔·卡耐基《人性的优点全集》第十一章第324～325页

当处于积极状态时，你自信、敢爱、坚强、快乐、兴奋，精力无穷。反之，你则会多疑、忧郁、恐惧、焦虑、悲伤、沮丧，甚至绝望。

——【美国】安东尼·罗宾《激发无限潜能》第三章第40页

天堂和地狱都在我们每个人自己身上。

——【英国】奥斯卡·王尔德《道连·葛雷的画像》第十三章第178页

两人自同样的栅栏往外看；一人见到污泥，而另一人却见到星星。

——【英国】弗列德利·蓝伯利基，引自《智慧的锦囊》第80～81页

消极者说："我只有看见了才会相信。"积极者说："只要我相信，我就会看见。"

——【美国】戴尔·卡耐基《人性的优点全集》第四章第135页

对一个乐观的人来说，某种情景只不过是一种可笑的冲突，忧郁的人却把它当作悲剧，但在恬淡的人看来又毫无意义。

——【德国】叔本华《人生的智慧》第一章第5页

同样是半杯水，一个乐观的人很可能说它是"半满"的，而一个悲观的人却可能说成是"半空"的。

——【美国】诺曼·洛布森兹《立足于积极因素》，引自《美国人谈生活的艺术》第147页

一个人的心理状态会改变一个人的外貌。积极的人看起来充满活力，失意的人则垂头丧气。

——【德国】尼采《人性的，太人性的》，《不疯魔，不尼采》第199页

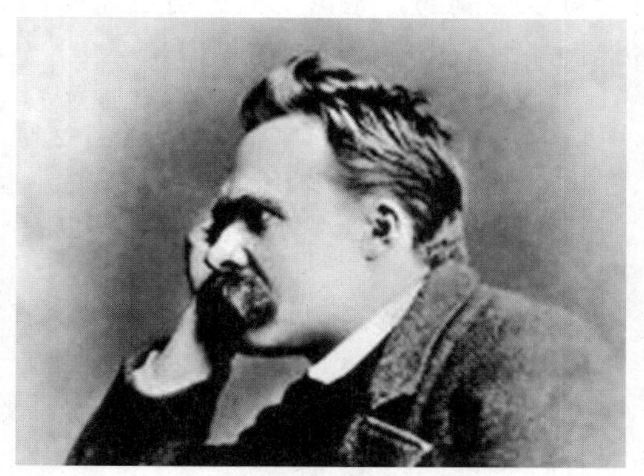

尼采

拥有积极心态的人总是能找出可行之路，而持消极心态的人却总是找出种种不可为之的理由。

——【美国】拿破仑·希尔《拿破仑·希尔成功学17法则》第7课第59页

世界好似一个回音谷，它对我们的态度取决于我们对它的态度，它会将我们或感激或怨恨的态度再如数返还给我们。

——【美国】奥里森·马登《一生的资本——奥里森·马登成功学大全集》第二章第59页

生活是可爱的，我的朋友，这要看你戴什么眼镜去看它。

——【法国】小仲马《茶花女》十三第120页

阻挠我们走向成功的关键因素往往是心态而非能力，拥有成功的心态对人们至关重要。想要成功，先要让自己向

成功者的形象靠拢，无论是外表还是内在。

——【美国】奥里森·马登《一生的资本——奥里森·马登成功学大全集》第三章第 102 页

心态具有惊人的能量，但心态是完全可以控制的。无论生活中遭遇怎样的挫折，都不是意志消沉的借口。

——【美国】安东尼·罗宾《激发无限潜能》第三章第 52 页

改变你的心态，你周围的世界也将为之而改变。

——【美国】拿破仑·希尔《拿破仑·希尔成功学 17 法则》第 7 课第 59 页

13. 积极

积极心态会带给你成功。当你在和失败战斗时，就是你最需要积极心态的时候。

——【美国】戴尔·卡耐基《人性的弱点全集》（达夫编译）第十四章第 431 页

成功者之所以能成功，不仅是因为他们具有超越常人的才华，更为重要的是因为他们拥有决定人生成败的良好心态。

——【美国】拿破仑·希尔《正能量：正向心态带来非凡的成功》第 1 章第 2 页

积极的心理暗示可以使我们克服恐惧、战胜困难，对我们做任何事情都十分有利。那些敢于接受这项挑战的人将发现自己正脱胎换骨，享受更丰富、更美好的人生。

——【美国】戴尔·卡耐基《语言的突破全集》第一章，《卡耐基励志经典大全集》（三）第 497 ～ 498 页

每天早晨给自己打气，是不是一件很傻、很肤浅、很孩子气的事呢？不是的，这在心理学上是非常重要的。

——【美国】戴尔·卡耐基《人性的优点全集》第四章第 130 页

一个聪明人会在镜子面前发出由衷的赞叹。

——【瑞士】阿尔弗雷德·莫勒《玩世箴言——冷嘲热讽妙语连珠》第 130 页

你能吸引快乐吗？当然。怎么做？利用积极心态。积极的心态会为你吸引你所期望的健康、财富、快乐。

——【美国】拿破仑·希尔《正能量：正向心态带来非凡的成功》第 3 章第 30 页

在生活中，你不会永远有特权去做你高兴的事。但是你有权利从你的所作所为中得到最多的乐趣。

——【美国】比尔·利特尔《人是怎样自寻烦恼的》，引自《美国人谈生活的艺术》第 249 页

信心与意志是一种心理状态，是一种可以用自我暗示诱导和修炼出来的积极的心理状态！成功始于觉醒，心态决定命运！

——【美国】戴尔·卡耐基《人性的优点全集》第五章第 156 页

积极的心态是人生最大的财富。

——【美国】拿破仑·希尔《拿破仑·希尔成功学 17 法则》第 7 课第 55 页

积极的心态是获取成功所必需的催化剂。

——【美国】拿破仑·希尔《拿破仑·希尔成功学 17 法则》第 7 课第 56 页

乐观的、积极的、热诚的心理，才

是吸引成功与幸福的磁石。

——【美国】罗杰·马尔腾《生命的石像》，《处世的艺术》第24页

有时积极、乐观的心态并不那么奏效，尽管你足够积极、自信，仍不免会失败；但是积极的心态至少能让你展示出最好的自己，为你创造最大的可能性。

——【美国】安东尼·罗宾《激发无限潜能》第三章第46页

太阳每天都是新的。

——【古希腊】赫拉克利特《著作残篇》，引自《古希腊罗马哲学》二第19页

我在每一天里重新诞生，每天都是我新生命的开始。

——【西班牙】帕波罗·卡萨尔斯，引自《人生的支柱·此刻》第39页

我们满脸春风，很快心里也是一派阳和之气。

——【法国】阿兰《人际关系》，《论幸福——幸福的艺术》第90页

任何东西都有自己的黄金时代，不过，人到了晚年可不能心灰意冷，忧郁烦恼，碌碌无为。

——【苏联】阿·利哈诺夫《我的将军》，《我的将军》第45页

14. 消极

当你背向太阳的时候，你只看到自己的影子。

——【黎巴嫩】纪伯伦《拔锚起航》，《先知·沙与沫》第101页

如果错过了太阳时你流了泪，那末你也要错过群星了。

——【印度】泰戈尔《飞鸟集》六第2页

心中没有诗情，生活只会变成凄凉的现实。

——【法国】巴尔扎克《两个新嫁娘》，《人间喜剧》第二卷第72页

在一个不知道是否有明天的人的眼里，夜是真长呵！

——【法国】阿普《山大王》第七章第203页

一个对事事都抱怨不绝、又叹息又呻吟的人，半文不值，不配受人怜悯，就是你帮助他，也不会给他带来任何好处。

——【苏联】高尔基《福马·高尔杰耶夫》二，《高尔基文集》（9）第171页

生活和事业上的失意者，往往是那些只会注视着痛苦事情的人们。在他们的面前，希望和勇气会感到窒息。他们总是迈着沉重的步伐，带着一颗老迈的心返回家园。

——【美国】爱默生《论成功》，《爱默生随笔》第248页

倘若你无精打采地烤着面包，你烤成的面包是苦的。

——【黎巴嫩】纪伯伦《工作》，《先知·沙与沫》第21页

对于忘记过去、忽略现在、恐惧未来的人来说，生命是短暂的、焦灼不安的。

——【古罗马】塞涅卡《论生命之短暂》，《论生命之短暂》第19页

先暗示自己前面没有了路，那即便

事实上有路你也不会见到了。

——【德国】尼采《玩笑、欺骗与复仇》，《不疯魔，不尼采》第 47 页

假如一个人尽想着“我办不到”，他果然就会办不到。

——【俄国】车尔尼雪夫斯基《怎么办？》第四章 7 第 388 页

想象出来的疾病无可救药，因为不幸的人遇上最美满的事物也无动于衷。一般人不知道幸福需要意志的支撑。

——【法国】阿兰《忧郁的玛丽》，《论幸福——幸福的艺术》第 7 ～ 8 页

一个性格不好的人把所有的快乐都看成不快乐，好比美酒到充满胆汁的口中也会变苦一样。

——【德国】叔本华《人生的智慧》第一章第 2 页

许多人具有优异的个性，但是却缺乏活力和激情。他们就如同行尸走肉一样，终日在无精打采的状态中耗费时光。

——【西班牙】格拉西安《千年智慧书》54 第 65 页

大多数所谓的悲观人士，一生中的快乐经历并不比任何人要少，有的甚至有过之而无不及。他们欠缺的只是将那些快乐的经历放大、拉近，清晰地展示在自己面前的能力。

——【美国】安东尼·罗宾《激发无限潜能》第六章第 92 ～ 93 页

此人太悲观了，竟然实事求是地看待生活。

——【瑞士】阿尔弗雷德·莫勒《玩世箴言——冷嘲热讽妙语连珠》第 20 页

15. 达观

生活嘛，就是由各种各样的烦恼事穿成的念珠，而达观者总是笑着数这串念珠。

——【法国】大仲马《三个火枪手》（下）第四十八章第 525 页

不管一切如何，你仍然要镇静和愉快。生活就是这样，我们也就必须这样对待生活，要勇敢、无畏、含着笑容地——不管一切如何。

——【德国】罗莎·卢森堡《狱中书简》第 59 页

不要为遭遇不幸而苦恼，因为不是与生俱来的东西是不可能保持住的。

——【古希腊】伊索《秃子》，《伊索寓言》第 158 页

我好比一个筛子，随便你把什么垃圾倒到我身上来，我总能给你筛出歌来。

——【苏联】高尔基《阿尔塔莫诺夫家的事业》二，《高尔基文集》（16）第 304 页

咱们决不能因为一件伤心失望的事，就从此摒弃生活中一切有价值的东西。

——【印度】泰戈尔《沉船》第五十三章第 260 页

正是在下雨天气，人们特别愿意看到快乐的表情。请你用笑脸迎接坏天气。

——【法国】阿兰《幸福的艺术》，《论幸福——幸福的艺术》第 244 页

无论如何，明天总已换了一天了。

——【美国】玛格丽特·米切尔《飘》（下）第六十三章第 1257 页

让那不曾起舞的日子算是我们的损失吧；让那不曾带来欢笑的真理算是虚假的吧！

——【德国】尼采《查拉图斯特拉如是说》卷三第 231 页

你虽在困苦中也不要惴惴不安，往往总是从暗处流出生命之泉。

——【波斯】萨迪《蔷薇园》第一卷第 36 页

把脸孔一径向着阳光，这样就不会见到阴影。

——【美国】海伦·凯勒，引自《智慧的锦囊》第 68 页

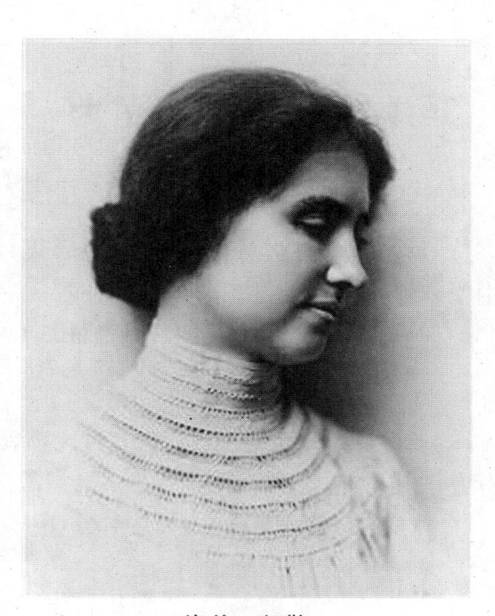

海伦·凯勒

如果冬天来了，春天还会远吗？

——【英国】雪莱《西风颂》，《雪莱诗选》第 91 页

假如生活欺骗了你，不要心焦，也不要烦恼，阴郁的日子里要心平气和，相信吧，那快乐的日子就会来到。

——【俄国】普希金《假如生活欺骗了你》，《普希金抒情诗选》第 88 页

天空虽有乌云，但乌云的上面，永远会有太阳在照耀。

——【日本】三浦绫子《答辞》，《冰点》第 377 页

与其为过去悲悼，不如为将来高兴！

——【埃及】陶菲格·阿里—哈基姆《契约》，引自《非洲戏剧选》第 100 页

对过去毫无愧疚，对现时满怀信心，对未来也充满希望。

——【法国】大仲马《三个火枪手》（上）第一章第 16 页

如果你有藐视困难的精神，不为困难所烦扰，那么在任何生活状况中，你都可以找到乐趣、消遣和快活。

——【古罗马】塞涅卡《论心灵之安宁》，《论生命之短暂》第 69 页

抱怨会有损尊严，我不怨天恨地。

——【古巴】何塞·马蒂《在这块苍白的土地上》，引自《孤独的玫瑰》第 25 页

凡是能用钱解决的事，算不上是倒霉的事。

——【瑞士】阿尔弗雷德·莫勒《玩世箴言——冷嘲热讽妙语连珠》第 174 页

事在人为，只要动动脑筋，总会有办法的。

——【法国】大仲马《蒙梭罗夫人》第二十七章第 309 页

16. 乐观

乐观的情绪是保健延年的最佳药方，

是成就事业的最佳方法。

——【美国】戴尔·卡耐基《人性的优点全集》第十章第 298 页

充满着欢乐与战斗精神的人们，永远带着欢乐欢迎雷霆与阳光。

——【英国】托马斯·亨利·赫胥黎《进化论与伦理学》第 54 页

生命的金树才是长青。

——【德国】歌德《浮士德》（上）第一部第四场第 118 页

我们爱唱歌。只有美的人才能够唱得好——我说的美的人，就是爱生活的人。

——【苏联】高尔基《伊则吉尔老婆子》二，《高尔基文集》(1) 第 272 页

不会生活的人宁愿躺下睡觉。热爱生活的人们总是在唱歌。

——【苏联】高尔基《伊则吉尔老婆婆》二，《高尔基中短篇小说精选》第 42 页

一个奋发进取、乐观向上的人，一个对本职工作充满热情的人，总是微笑着走向生活、走向社会的。

——【美国】戴尔·卡耐基《人性的弱点全集》（达夫编译）第二章第 49 页

没有什么比乐观的心态更易成就大事。

——【英国】切斯特菲尔德《第 84 封信》，《一生的忠告》第 246 页

谁的脸上不发光就永远成不了星星。

——【英国】威廉·布莱克《天堂与地狱的婚姻》，《天堂与地狱的婚姻：布莱克诗选》第 16 页

保持乐观是个聪明的选择。怀揣乐观面对一切，这是人生最伟大的事。

——【德国】尼采《漂泊者及其影子》，《不疯魔，不尼采》第 31 页

乐观豁达是一把圣火，使我们的宗旨温暖，理智发光。

——【美国】海伦·凯勒《乐观豁达》，《敞开的门》第 76 页

对生活付之一笑的人比对生活充满忧伤的人更优秀，因为笑对人生的人对生活留有美好的希望。

——【古罗马】塞涅卡《论心灵之安宁》，《论生命之短暂》第 78 页

乐观者已是半个赢家。

——【瑞士】阿尔弗雷德·莫勒《玩世箴言——德语非典型谚语》第 123 页

17. 烦忧

害死人的不是工作，而是忧虑。

——【美国】亨利·华德·毕却，引自《智慧的锦囊》第 44 页

一个敌人的恶意没有造成的后果，由于一个人的懊恼、后悔却能造成。

——【法国】大仲马《王后的项链》（下卷）67 第 218 页

一个人如果自己跟自己作对，就没有办法搭救他。

——【俄国】列斯科夫《大堂神父》第一部第一章第 5 页

一个人思虑太多，就会失却做人的乐趣。

——【英国】莎士比亚《威尼斯商人》第一幕第一场，《莎士比亚全集》(3) 第 7 页

忧愁是一朵黑云，可以改变人们的精神状态。

——【法国】雨果《海上劳工》第三部第一章一第 371 页

忧虑甚至会使最强壮的人生病。

——【美国】戴尔·卡耐基《人性的优点全集》第一章第 6 页

忧虑是女人容貌的最大克星，拥有一份好心情就是最好的天然化妆品。

——【美国】戴尔·卡耐基《人性的优点全集》第一章第 12 页

忧虑最能伤害到你的时候，不是在你有所行动的时候，而是在你没有什么事可做的时候。那时候，你的想象力会混乱起来，使你想起各种荒诞不稽的可能，把每一个小错误都加以夸大。

——【美国】詹姆斯·墨塞尔，引自《人性的优点全集》第三章第 71 ～ 72 页

郁结不发的悲哀正像闷塞了的火炉一样，会把一颗心烧成灰烬。

——【英国】莎士比亚《泰特斯·安德洛尼克斯》第二幕第四场，《莎士比亚全集》(7) 第 419 页

忧虑是毫无意义的。它是被浪费的精神能量。它还会创造伤害身体的生化反应，制造种种病痛，小至消化不良，大至心肌梗塞，以及其他许多不大不小的疾病。

——【美国】尼尔·唐纳德·沃尔什《与神对话》第一卷第 230 页

人一发愁，魔鬼就会来找他。

——【苏联】高尔基《马特维·科热米亚金的一生》第三部，《高尔基文集》(13) 第 316 页

大多数的忧郁沮丧都是由错误的思想方法造成的。

——【美国】大卫·伯恩斯《良好的感觉》，引自爱德华·齐格勒《抑郁症的认识疗法》，见《美国人谈生活的艺术》第 231 页

生活中的许多烦恼都源于我们盲目和别人攀比，而忘了享受自己的生活。

——【美国】戴尔·卡耐基《人性的弱点全集》（达夫编译）第十三章第 396 页

让人愁苦的原因就是，有空闲来想想自己到底快不快乐。

——【英国】萧伯纳，引自《人性的弱点全集》（达夫编译）第十章第 307 页

外在事物与心灵无关，它们无欲无求地存在于心灵之外，一切的纷扰都来自内心。

——【古罗马】马可·奥勒留《沉思录》4·3 第 29 页

说人类硬是要自寻烦恼，也不为过吧？

——【日本】夏目漱石《我是猫》十一第 262 页

18. 自信

在我的辞典里，没有“不可能”这个词。

——【法国】拿破仑，引自《世界 49 位名人的青年时代》第 51 页

我相信，再没有比坚信自己是美丽的这一信念更能使一个女性显出美丽了。

——【意大利】索菲娅·罗兰《女性与美》第 6 页

一切的美德都包含在自我信赖里。

——【美国】爱默生《美国的哲人》，《爱默森文选》第 20 页

有了信心，你就会在你严肃的献身生活中找到乐趣。

——【印度】泰戈尔《戈拉》第四章第 24 页

自信是成功的第一秘诀。

——【美国】爱默生《论成功》，《爱默生随笔》第 246 页

自信是承受大担的第一要件。

——【美国】塞缪尔·约翰逊，引自《智慧的锦囊》第 17 页

自信是英雄主义的本质。

——【美国】爱默生《英雄主义》，《爱默生演讲录》第 7 页

只有相信自己，别人才会相信你。

——【法国】拉罗什福科，引自《罗亭》七第 89 页

人类天生就是这样的，只要你说话的时候神气十足象个主宰者，就有人服从你。

——【法国】阿普《山大王》第七章第 190 页

自己就是主宰一切的上帝。

——【苏联】格拉宁《一幅画》第十六章第 301 页

一个确信自己掌握了真相的人，是不会在乎别人的反对和认可的。

——【美国】欧文·斯通《心灵的激情》（下）第十六章 10 第 533 页

一个人最大的敌人是自己，胜利属于那些在失败时不断地为自己打气、对自己说“我能行”的人。

——【美国】戴尔·卡耐基《人性的优点全集》第四章第 129 页

在真实的生命里，每桩伟业都由信心开始，并由信心跨出第一步。

——【德国】奥格斯特·冯·史勒格，引自《智慧的锦囊》第 14 页

你相信自己会成为什么样的人，你就可以成为什么样的人。

——【美国】拿破仑·希尔《拿破仑·希尔成功学 17 法则》第 5 课第 47 页

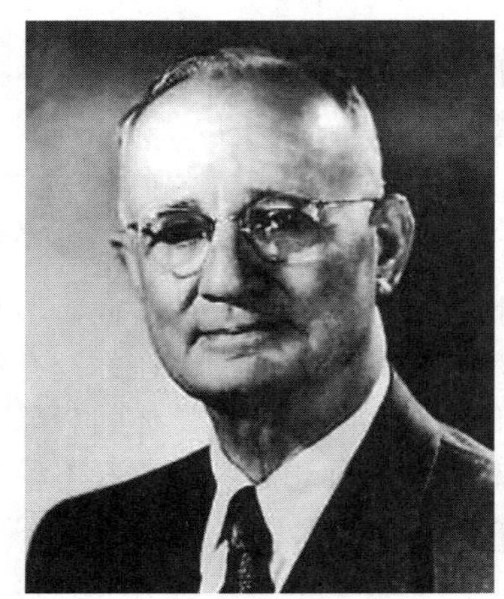

拿破仑·希尔

不热烈地坚强地希望成功、期待成功而能取得成功，天下绝无此理。成功的先决条件，就是自信。

——【美国】罗杰·马尔腾《自信》，引自《哲理小品　外国卷》第 21 页

自信心是比金钱、势力、家世、亲友更有用的条件。它是人生可靠的资本，能使人努力克服困难、排除障碍，去争取胜利。

——【美国】罗杰·马尔腾《自信》，引自《哲理小品　外国卷》第 22 页

自信，绝不会在遥远的地方，它就在被你曾经忽视的脚下，等待着你们大家去发现，去掌握。

——【日本】小口忠彦《认识自身的力量——应用心理学的有效方法》第 110 页

你的成就大小，往往不会超出你自信心的大小。

——【美国】罗杰·马尔腾《自信的奇迹》，《处世的艺术》第 12 页

19. 自卑

由于痛苦而将自己看得太低就是自卑。

——【荷兰】斯宾诺莎《伦理学》第三部分第 158 页

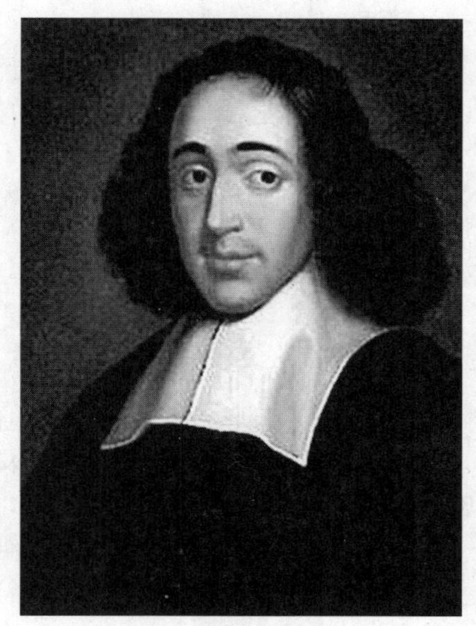

斯宾诺莎

人们不太看重自己的力量，——这就是他们软弱的原因！

——【苏联】高尔基《一个悲惨的故事》，《高尔基文集》(2) 第 151 页

缺乏信心并不是因为出现了困难，而出现困难倒是因为缺乏信心。

——【古罗马】塞涅卡《致鲁西流书信集》，引自《卡耐基读书笔记》第八章第 246 页

自卑和自我怀疑是人类最难征服的弱点。

——【美国】马克斯威尔·马尔兹《自信与自疑》，《人生的支柱》第 113 页

只有可鄙的人才怕人鄙视。

——【法国】拉罗什福科《道德箴言录》322 第 51 页

谁对自己的事情最没有把握，谁就动辄怀疑裁判的判断力。

——【德国】莱辛《莱辛寓言·动物界的等级之争》，引自《阴谋与爱情》第 166 页

妄自菲薄是一条毒蛇，它永远啮噬着我们的心灵，吮吸着其中滋润生命的血液，注入厌世和绝望的毒液。

——【德国】马克思《青年在选择职业时的考虑》，《马克思恩格斯论教育》(下) 第 314 页

日月如果心生怀疑，必将立刻黯淡无光。

——【英国】威廉·布莱克，引自《卡耐基读书笔记》第九章第 274 页

在人生所有的陷阱中，丧失自信和自尊是最致命的陷阱。因为这种陷阱是你自己亲手设计和挖掘的。

——【美国】马克斯威尔·马尔兹《自信与自疑》，《人生的支柱》第 113 页

一个缺乏自信的人在社交场合总想听到一切，收集一切，解释一切。

——【法国】阿兰《预见未来的灵魂》，《幸福散论》第 58 页

自信匮乏者就好比少了舵的船，在人生旅途上方向错乱，一事无成。

——【美国】奥里森·马登《一生的资本——奥里森·马登成功学大全集》第三章第 75 页

三、排忧减压篇

20. 排忧

只有一条路可以通往快乐，那就是停止担心超乎我们意志力之外的事。

——【古罗马】爱比克泰德，引自《智慧的锦囊》第 47 页

当我们怕被闪电打死、怕坐的火车翻车时，想一想发生的平均率，就会把我们笑死。

——【美国】戴尔·卡耐基《人性的优点全集》第二章第 17 页

那从未发生的不幸，曾使我们牺牲了多少！

——【美国】杰斐逊，引自《智慧的锦囊》第 51 页

如果睡不着就起来做点事，不要躺在那里忧虑不已。啮人身心的是忧虑，不是失眠。

——【美国】戴尔·卡耐基《智慧的锦囊》第 57 页

在脸上挂个大大的、诚恳的微笑，挺起胸膛来，好好地来个深呼吸，拉开嗓门唱首歌。如果不会唱，就吹口哨，不会吹口哨，就哼。很快地，你就会发现生理上作出快乐的样子，就不可能保持忧郁或消沉的心情了。

——【美国】戴尔·卡耐基，引自《卡耐基读书笔记》第七章第 210 页

当你开始为那些已经做完的和过去的事忧虑的时候，你不过是在锯一些木屑。

——【美国】佛雷德·福勒·夏德，引自《人性的优点全集》第三章第 79 页

我发觉忧虑的最佳解毒剂是运动。

——【美国】艾迪·伊根，引自《智慧的锦囊》第 46 页

不要去担忧那些永远也不会发生的事，也不要去预见烦恼。让自己置身于明媚的阳光之中吧！

——【美国】本杰明·富兰克林《人生秩序》73，《穷理查历书》第 216 页

不要想象那些遥远的无可预料的灾祸以自苦。

——【法国】安德烈·莫洛亚《论幸福》，《人生五大问题》第 136 页

世上比被人议论更糟糕的事情只有一桩，那就是根本没有人议论你。

——【英国】奥斯卡·王尔德《道连·葛雷的画像》第一章第 2 页

有些人以回忆过去折磨自己，有些人则以忧虑不幸将至而难过痛苦；这两者都可笑至极——因为一个现在与我们无关，而另一个则尚未有关。

——【古罗马】塞涅卡，引自《智慧的锦囊》第 58 页

对生命里的大忧伤要拿出勇气，对

于小忧伤则应拿出耐心；当你已经辛苦地完成一天的工作，便安详地入睡吧，上帝醒着呢！

——【法国】雨果，引自《智慧的锦囊》第 44 页

时间是最好的心理医生，在不知不觉中，时间会带走曾经困扰我们心头的忧愁。

——【美国】戴尔·卡耐基《人性的优点全集》第三章第 106 页

阅读历史吧，试着将你的眼光扩展到一千年之远——从永恒的观点来看，你将会发现“你的”烦恼是多么微不足道。

——【美国】戴尔·卡耐基《快乐的人生》第四部 2，《美好的人生 快乐的人生》第 304 页

消除忧虑的最好办法，就是要让你自己忙着，去做一些有用的事情。

——【美国】詹姆斯·墨塞尔，引自《人性的优点全集》第三章第 72 页

我若遇到令我忧虑的事，就把与他有关的一切都从脑中除去，并全神贯注于工作之上。

——【美国】亨利·华德·毕却，引自《智慧的锦囊》第 43 页

使我们苦恼、忧虑的都是芝麻小事，我们可以闪躲一只大象，却躲不开一只苍蝇。

——【美国】乔希·比林斯，引自《智慧的锦囊》第 44 页

如果我们把忧虑的时间，用来寻找事实，那么忧虑就会在我们智慧的光芒下消失。

——【美国】戴尔·卡耐基，引自《卡耐基读书笔记》第七章第 206 页

阴影不宜于找阴影结合，那会使心痛得昏沉，不再清醒。

——【英国】济慈《忧郁颂》，《拜伦 雪莱 济慈抒情诗精选集》第 222 页

我只消读一小时书，便没有不能排遣的忧愁。

——【法国】孟德斯鸠，引自阿兰《幸福散论·安慰》第 145 页

念珠是一项出色的发明，它能使人的思想和手指一起忙于计数。

——【法国】阿兰《姿态》，《幸福散论》第 41 页

21. 解愁

愁眉苦脸是赢不了艰苦的战斗的。

——【美国】艾森豪威尔，引自《尼克松回忆录》（中）第 18 页

如果有什么事不是你的力量所能控制的，那么就没有必要发愁；如果你还有什么办法可想的话，那么也还是没有什么好发愁的。

——【美国】乔治·彭斯《怎样才能活到一百岁》，引自《美国人谈生活的艺术》第 270 页

人生苦短，如白驹过隙，然而有很多人却浪费了很多时间，去愁一些一年内就会被忘却的小事。

——【美国】戴尔·卡耐基《人性的优点全集》第二章第 51 页

到处都看见筋骨强壮的人辛勤劳动，面无血色的人自寻烦恼。

——【法国】巴尔扎克《高利贷者》第 14 页

劳动才是医治空虚的一帖良药。

——【俄国】冈察洛夫《悬崖》第一部第 11 页

苦闷像块石头，它只能压垮单独的个人，只要两个人在一起，就可以轻轻松松搬走它。

——【德国】豪夫《童话装扮成年鉴》，《小矮子穆克：豪夫童话全集》第 1 页

除了一个知心挚友以外，却没有任何一种药物是可以舒通心灵之郁闷的。只有对于朋友，你才可以尽情倾诉你的忧愁与欢乐，恐惧与希望，猜疑与劝慰。

——【英国】培根《论友谊》，《培根随笔选》第 33 页

倘有了同病相怜的侣伴，天大痛苦也会解去一半。

——【英国】莎士比亚《李尔王》第三幕第六场第 165 页

不为区区琐事，或寻常事故，或难免之事，自寻烦恼。

——【美国】本杰明·富兰克林《本杰明·富兰克林自传》第 86 页

读书可以帮助你忘记你的悲哀。

——【英国】莎士比亚《泰特斯·安德洛尼克斯》第四幕第一场，《莎士比亚全集》(7) 第 436 页

已经失去的东西是拿不回来的了，也不必去想念它了，如果一定要为这些无可挽回的事情而怨天尤人，那就等于自己打倒自己。我们是整个世界都打不倒的，自己却打得倒自己。

——【美国】玛格丽特·米切尔《飘》(下) 第四十章第 881 页

22. 减压

让我们欢欢喜喜地时刻记着，最严酷而难以忍耐的不幸，是从不发生的。

——【美国】詹·拉·洛威尔，引自《智慧的锦囊》第 42 页

弓弦不能老绷紧了不放，人是个软弱的东西，没一点适当的松散是支持不住的。

——【西班牙】塞万提斯《堂吉诃德》(上) 第四十八章第 447 页

一条弹簧如久受外物的压迫，会失去弹性，我们的精神也是一样，如常受别人的思想的压力，也会失去其弹性。

——【德国】叔本华《生存空虚说》三第 56 页

光有骤然而至的冲动和百折不挠的顽强精神还不是生活，生活中还包括了妥协和忘却。

——【法国】玛格丽特·尤瑟纳尔《一弹解千愁》，《东方奇观　一弹解千愁》第 145 页

没有一个人是完美而世界少不了他的！

——【德国】尼采《快乐的科学》卷四第 210 页

你认为你是社会的中坚？到墓地仔细瞧瞧那些墓碑，他们生前也与你一样，认为全世界的事都得扛在肩上，如今他们已长眠在黄土中，然而整个地球的活动还是永恒不断地进行着。

——【美国】戴尔·卡耐基《人性的弱点全集》(达夫编译) 第十一章第 343 页

使人疲惫的，不是远方的高山，而

是你鞋子里的一粒沙子。

——【法国】伏尔泰，引自《哈伯德全书》第三部第 136 页

如果我们把什么事都放在心上，我们眼前的地平线就变成一堵密不通风的墙了。

——【法国】阿兰《预见未来的灵魂》，《幸福散论》第 58 页

试图控制和改变我们力所不及之事，只能带来痛苦。

——【古罗马】爱比克泰德《沉思录Ⅱ》卷一第 2 页

在人生的大风浪中，我们常常学船长的样，在狂风暴雨之下把笨重的货物扔掉，以减轻船的重量。

——【法国】巴尔扎克《贝姨》，《人间喜剧》第十三卷第 370 页

执行任务的人永远要比任务本身更强势——负荷太重就会将负重的人压垮。

——【古罗马】塞涅卡《论心灵之安宁》，《论生命之短暂》第 63 ～ 64 页

一个最优秀的象棋选手，也就是他们当中最高明的，也只能预先看出几步棋。

——【俄国】陀思妥耶夫斯基《白痴》（下）第三部 6 第 515 页

人啊！把你的生活限制于你的能力，你就不会再痛苦了。

——【法国】卢梭《爱弥儿》（上）第二卷第 79 页

谁也没有超人的力量，一个人只要是作了最大的努力，便会受到自然的赞赏。

——【日本】武者小路实笃《人的进步无止境》，《人生论》第 115 页

人具有遗忘的能力是件坏事，但也许还是件好事。如果一个人什么也不会忘却，那么在记忆的重压下，他怎么活下去呢？

——【苏联】阿·巴巴耶娃《人和命运》第 330 页

很多时候，摆脱烦恼的最好办法就是忘却，但是我们恰恰忘记了忘却的方法。

——【西班牙】格拉西安《千年智慧书》262 第 289 页

当我们惴惴不安地背着自身的包袱时，一切道路都变得难走了。过去和未来阻碍我们前进。

——【法国】阿兰《别人的痛苦》，《论幸福——幸福的艺术》第 161 页

大部分疲劳的原因导自精神因素，真正因生理消耗而产生的疲劳是很少的。

——【英国】哈德菲尔德《权力心理学》，引自《卡耐基人际关系手册》第三章第 18 页

23. 疗伤

人与人之间的友爱就是病人的灵丹妙药。

——【科威特】穆尼尔·纳素夫《社会》，《愿你生活更美好》第 245 页

多和朋辈交游无疑是医治心病的良方。

——【印度】泰戈尔《沉船》第四十章第 184 页

过去的事让它过去吧，时间会把你心头那份深深的创伤治愈的。

——【英国】威尔基·柯林斯《月亮宝石》第二部第一个故事第五章第164页

用言语把你的悲伤倾泄出来吧；无言的哀痛是会向那不堪重压的心低声耳语，叫它裂成片片的。

——【英国】莎士比亚《麦克白》第四幕第三场，《莎士比亚全集》（8）第375～376页

陷入不幸的人们往往从他人更大的不幸中获得安慰。

——【古希腊】伊索《兔子和青蛙》，《伊索寓言》第80页

感觉和行动，这才是真正有效的治疗方法。相反，如果一个人无所用心，他很快就会想起某件使他害怕或感到遗憾的事情。

——【法国】阿兰《烦闷》，《论幸福——幸福的艺术》第105页

最伟大的药方就是大自然。自然界里蕴藏着治疗一切疾病的秘诀。

——【美国】欧文·斯通《心灵的激情》（上）第二章5第103页

当一个人在心灵上失去了适当的兴奋与舒缓，他就必须跟着歌手的拍子起舞，这就是音乐医疗的秘诀。

——【德国】尼采《快乐的科学》卷二第99页

如果你已经受到了伤害，那么把你的伤口隐藏起来，否则它会受到更多的伤害。邪恶的力量会集中精力攻击你最虚弱的部分。

——【西班牙】格拉西安《千年智慧书》145第161页

永远不要去听那些别有用心的曲解和恶毒的言辞，其背后隐藏的动机，往往比这种动机支配下的行动要危险得多。

——【法国】卢梭《论人类不平等的起源和基础·致辞：献给日内瓦共和国》第9页

人在生活中遇到不幸，没什么比一门技艺会给人更好的安慰，因为当他一心钻研那门技艺时，船已不知不觉越过了重重危难。

——【古希腊】米南德《技艺给人安慰》，《古希腊抒情诗选》第258页

伤害我们的并非事情本身，而是我们对事情的看法。

——【古罗马】爱比克泰德《沉思录Ⅱ》卷一第7页

24. 理解

最卓越的东西也常是最难被人了解的东西。

——【法国】雨果《悲惨世界》（上）第一部第一卷第18页

在这个地球上，永远是这样，没有一样东西在开始出现的时候，不被一些人笑得死去活来。

——【英国】狄更斯《圣诞颂歌》，《圣诞故事集》第123页

凡是大艺术家在深入海底的旅行中带回来的果实，群众必须过了相当的时间才能领会。

——【法国】罗曼·罗兰《约翰·克利斯朵夫》（4）卷十第一部第198页

露珠只是在它自己小小球体的范围里理解太阳。

——【印度】泰戈尔《流萤集》一一四 第 57 页

想要快乐，就要理解他人。要认识到其他人的能量水平和能力都可能与你不同，他可能不会像你一样思考问题。

——【美国】拿破仑·希尔《正能量：正向心态带来非凡的成功》第 3 章第 28 页

谁若要顾虑每一句话，或接受每一个人的批评，就决不能有所成就；因为既有人指责，就有人称许。在这种种意见分歧之中，我惟有认定快乐这一条路走去。

——【英国】乔叟《乔叟文集》（上） 第 244 页

要是他们骗了你，你也不必生气，因为人人都想活，生活的门路却到处都很狭窄，所以就不能不擦碰别人。

——【苏联】高尔基《苦命人巴维尔》，《高尔基文集》（9）第 99 页

如果您多想一想，就会明白所有这些使我们激动的身外之物都是多么渺小。人应当力求理解生活，真正的幸福就在于此。

——【俄国】契诃夫《第六病室》，《变色龙》第 94 页

我们大家并不是生下来都一样的。各人性格不同，适合于不同的工作。

——【古希腊】柏拉图《理想国》第二卷 第 59 页

能设身处地为他人着想，了解别人心里想些什么的人，永远不用担心未来。

——【美国】欧文·杨，引自《卡耐基人际关系手册》第十章第 90 页

越是受到压抑的东西就越是拐弯抹角地寻找出路。

——【保加利亚】瓦西列夫《情爱论》1 第 12 页

我们几乎总是宽恕了我们所理解的事情。

——【俄国】莱蒙托夫《当代英雄》，引自《契诃夫手记·补遗》第 204 页

如果人们不会相互理解，那么他们怎能有朝一日学会默默地互相尊重呢？

——【苏联】高尔基《与世隔绝》，《高尔基文集》（3）第 42 页

有多少颗脑袋，就有多少种想法；有多少颗心，就有多少种爱情。

——【俄国】列夫·托尔斯泰《安娜·卡列尼娜》第二部七第 125 页

世界上没有两片完全相同的树叶。

——【德国】莱布尼茨，引自《哈伯德全书》第三部第 124 页

任何事物只要存在，就有它所以存在的原因。

——【英国】休谟《人类理解研究》第八章第一节第 86 页

我们不应该要人家依着我们的方式幸福，他们应该依着他们的方式幸福。

——【法国】罗曼·罗兰《约翰·克利斯朵夫》（4）卷十第四部第 354 页

25. 完美

有用的，不过就是有用的，美的，不过就是美的；有用而又美，这就是崇高了。

——【法国】雨果《莎士比亚论》，《雨果论文学》第 190 页

任何东西都不可能完美得无可挑剔。

——【古希腊】伊索《宙斯、普罗米修斯、雅典娜和摩摩斯》，《伊索寓言》第 62 页

挑剔的人不容易满足，因为他的目的并不是丰厚的酬劳，除非工作的本身便是极大的酬劳。

——【德国】尼采《快乐的科学》卷一第 65 页

好挑剔者对一切都不会完全满意。

——【古罗马】巴布里乌斯《巴布里乌斯寓言·渔夫和鱼》，引自《伊索寓言》第 269 页

爱找错误的人就是到天堂里也找得到错误。

——【美国】梭罗《瓦尔登湖》结束语第 302 页

你可以竭尽全力地去追求完美，但是你不要过分展示你的完美。正如熊熊燃烧的火把，燃烧的最亮的那一支往往最先烧完。

——【西班牙】格拉西安《千年智慧书》85 第 99 页

完美的性格应该是这样的——过每一天就好像是过最后一天似的，不激动、不麻痹、不虚伪。

——【古罗马】马可·奥勒留《沉思录》卷七 69 第 120 页

不该在任何东西上找寻完美，不该向任何东西要求完美，既不该向爱情、美丽和幸福要求，也不该向德性去要求；但是，应该热爱完美才能成为有德之人，以便达到人类所能到达的美丽和幸福的境界。

——【法国】缪塞《一个世纪儿的忏悔》第一部第五章第 38 页

许多人在生活中遇到的悲剧之一，是渴望自己完美无缺。

——【美国】马克斯威尔·马尔兹《论失误者》，《人生的支柱》第 100 页

一个人，总应该什么都美：不管是容貌、是衣服、是心灵、是思想。

——【俄国】契诃夫《万尼亚舅舅》第二幕第 34 页

教育的目的在于培养完美的人。所谓完美的人，就是心胸宽广，富于献身和牺牲精神，誓为全人类的幸福努力奋斗的人。

——【日本】木村久一《早期教育和天才》第五章第 122 页

一个目光敏锐、见识深刻的人，倘又能承认自己有局限性，那他离完人就不远了。

——【德国】歌德《歌德的格言和感想集》578 第 112 页

最完美的境界是人们创造的理想的境界，这一切都离不开积极的行动和艰辛的劳作。

——【西班牙】格拉西安《千年智慧书》12 第 14 页

理想的人物不仅要在物质需要的满足上，还要在精神旨趣的满足上得到表现。

——【德国】黑格尔《美学》第一卷第三章 B 三第 334 ～ 335 页

事无大小，每做一事，总要竭尽心力求其完美，这是成功的人的一种标记。凡是出类拔萃的青年，做事是不肯自安于“还可以”或“差不多”的，必求其尽善尽美。

——【美国】罗杰·马尔腾《尽善尽美》，《处世的艺术》第 14 页

26. 缺憾

既然太阳上也有黑点，“人世间的事情”就更不可能没有缺陷。

——【俄国】车尔尼雪夫斯基《艺术中的美与现实中的美的比较》，《生活与美学》第 60 页

假使过分认真地看待生活，那么它是枯燥无味的。

——【苏联】高尔基《女乞儿》，《高尔基文集》（1）第 207 页

没有一个人是十全十美的，他总是有某种东西却又缺少另一种东西。

——【古希腊】梭伦，引自希罗多德《历史》（上）第一卷（32）第 16 页

对生命我们不必太期望圆满。这样，对失意的结果，才会有承受力，才会减少沮丧和挫折感，才会有健康的心灵。

——【英国】切斯特菲尔德《第 91 封信》，《一生的忠告》第 269 页

每个人都是一个月亮，他有一个阴暗面，从来不让任何人看见。

——【美国】马克·吐温《赤道环游记》下卷第三十章第 554 页

世界上没有完全的事。蔷薇花总是有刺；我相信，天上可爱的天使，他们也决不会没有瑕疵。

——【德国】海涅《拉撒路》，《罗曼采罗》第 221 页

天幕上最光洁的星辰，要是伤了风，也会堕入凡尘。最好的苹果酒常带木桶的味道，太阳里也有黑点可以看到。

——【德国】海涅《拉撒路》，《罗曼采罗》第 223 页

一切伟大的著作都有令人厌烦的章节，一切伟人的生活都有无聊乏趣的时候。

——【英国】罗素《走向幸福》上篇第四章第 59 页

一样东西从来不会完美无缺，也不会一无是处。即使在一粒最好看的葡萄上，你也会发现几个斑点。

——【意大利】普拉托里尼《麦德罗》第二部十一第 136 页

每个人，甚至最伟大的天才，在某一知识范围内，都有其非常确定的限度。

——【德国】叔本华《人生的智慧》第六章第 146 页

最美丽的玫瑰凋谢得最快。

——【法国】安德烈·莫洛亚《爱的气候》第一部第二十一章第 121 页

我们的缺陷对我们有意外的帮助。

——【美国】威廉·詹姆斯，引自《人性的优点全集》第九章第 275 页

真要如愿以偿，我们经常会遗憾的。

——【古希腊】伊索《老人和死神》，《伊索寓言（精选本）》第 159 页

27. 缺点

人越是心高志大，就越是免不了有种种的小弱点。

——【英国】狄更斯《马丁·瞿述伟》（上）第四章第 71 页

我们的缺点很少有比我们用来掩盖这些缺点的手段更不可原谅的。

——【法国】拉罗什福科《道德箴言录》411 第 63 页

凡是有弱点的人总是可以为敌人所驱使，只要他们懂得抓住这条线。只有自己会掌握自己的弱点而不让敌人利用的人才是真正的强者。

——【法国】巴尔扎克《农民》，《人间喜剧》第十八卷第 288 ～ 289 页

一个人要是肯承认自己有某些缺点，这个人已经在改过的路途上了。

——【俄国】马明—西比利亚克《普里瓦洛夫的百万家私》第三章十八第 307 页

女人有一个弱点，就拿怜悯心来说吧，它很容易变成爱情。

——【法国】雨果《笑面人》第二部第一卷第三章第 217 页

讨每个人喜欢的人，最后不会讨得任何人的喜欢；一个人最大的缺点，就是一点缺点也没有。

——【法国】巴尔扎克《苏镇舞会》，《人间喜剧》第一卷第 115 页

情人们只有在他们的如醉如痴结束时才看到对方的缺点。

——【法国】拉罗什福科《道德箴言录》545 第 86 ～ 87 页

智者喜欢置身于受攻击的境地，他比他的攻击者更喜欢发现自己的缺点。非难比赞扬更安全。

——【美国】爱默生《论补偿》，《爱默生随笔》第 11 页

人的身上任何天赋的弱点，都可以通过锻炼而有所缓减，但不能完全克服。

——【古罗马】塞涅卡《幸福而短促的人生——塞涅卡道德书简》第十一封信第 33 页

精神上的各种缺陷，都可以通过求知来改善——正如身体上的缺陷，可以通过运动来改善一样。

——【英国】培根《论求知》，《培根随笔选》第 14 页

28. 过失

只有什么事也不干的人，才不致于犯错误，虽然这恰好是他最基本的错误。

——【苏联】阿·托尔斯泰《给初学写作者的一封信》，引自《外国理论家　作家论形象思维》第 166 页

没有什么人比那些不能容忍别人错误的人更经常犯错误的。

——【法国】拉罗什福科《道德箴言录》386 第 59 页

那些巨大的错误是属于伟人们的。

——【法国】拉罗什福科《道德箴言录》190 第 29 页

如果你把所有的错误都关在门外时，真理也要被关在外面了。

——【印度】泰戈尔《飞鸟集》一三〇第 27 页

使过去的错误产生价值的唯一方法，就是平静地分析我们过去的错误，并从错误中吸取教训，然后再忘记错误。

——【美国】戴尔·卡耐基《人性的弱点全集》（刘祜编译）第七篇第 273 页

天下谁能保得住没个差错？而且一个人越在一件事情上用心思，就越难免出差错。

——【捷克斯洛伐克】雅罗斯拉夫·哈谢克《好兵帅克》第三章第 16 页

为一件过失辩解，往往使这过失显

得格外重大，正像用布块缝补一个小小的窟窿眼儿，反而欲盖弥彰一样。

——【英国】莎士比亚《约翰王》第四幕第二场，《莎士比亚全集》(4)第 269 页

伟大的人物也会犯错误，而且其中有的人错得那么经常，以至你几乎被迷惑，以为他们是无足轻重的人。

——【德国】利希滕贝格《格言集》C343 第 126 页

惧怕出错乃是所有错误中的最大错误，因为正是这种心理才产生恐惧、狐疑和自卑。

——【美国】马克斯威尔 · 马尔兹《论失误者》，《人生的支柱》第 100 页

要永远不会犯错误，只有一事不作。为了追求活泼泼的真理而犯的过失，比那陈腐的真理有希望多了。

——【法国】罗曼 · 罗兰《约翰 · 克利斯朵夫》(3) 卷七第一部第 133 页

有的人不犯错误，那是因为他从来不去做任何值得做的事。

——【德国】歌德《歌德的格言和感想集》162 第 30 页

最伟大的圣人会犯一次错误，但是不会连犯两次：他可能因过失而跌倒，但不会就此躺倒，在那里结庐而居。

——【西班牙】格拉西安《处世的艺术》214 第 145 页

犯错误是无可非议的，只要能及时觉察并纠正就好。谨小慎微的科学家既犯不了错误，也不会有所发现。

——【澳大利亚】贝弗里奇《科学研究的艺术》第五章第 63 页

不用说，我们是会犯一点错误的，但是只有死人才不犯错误，因为他们不会活动。

——【苏联】高尔基《论剧本》，《文学论文选》第 252 页

认识错误是拯救自己的第一步。

——【古希腊】伊壁鸠鲁，引自《幸福而短促的人生——塞涅卡道德书简》第二十八封信第 68 页

我始终相信，只有我们用放大镜来看自己的错误，而用相反的方法来对待别人的错误，才能对于自己和别人的错误有一个比较公正的评价。

——【印度】甘地《甘地自传》第五部第三十三章第 409 页

29. 忍受

当争端来到眼前，最好饮忍，因为，温和才能关闭纠纷之门。

——【波斯】萨迪《蔷薇园》第三卷第 114 页

世界上不公平的事儿多着呢，不由你不忍受。

——【挪威】易卜生《人民公敌》第二幕，《易卜生戏剧》第 360 页

既然不可避免，就非忍受不可，命中该你忍受的事，如果说你受不了，那是软弱和愚蠢的。

——【英国】夏洛蒂 · 勃朗特《简 · 爱》第六章第 55 页

心，我的心，不要悲哀，你要忍受命运的安排。严冬劫掠去的一切，新春会给你还来。

——【德国】海涅《短歌》，引自《德

国诗选》第 274 页

谁要是遇到一点点痛苦就不能忍受的话，他准定是要遭到更大的痛苦的。

——【法国】卢梭《爱弥儿》（下）第四卷第 402 页

应当忍受，不该一味固执，跟社会作无谓的斗争；只要心安理得，我行我素就行了。

——【法国】罗曼·罗兰《约翰·克利斯朵夫》（2）卷五第二部第 451 页

时间或死亡是医治我们痛苦的良药；我们愈不知道忍受，我们就愈感到痛苦；我们为了医治我们的疾病而遭到的折磨，远比我们在忍受疾病的过程中所遭受的折磨来得多。

——【法国】卢梭《爱弥儿》（上）第二卷第 77 页

大部分情况下人们忍受真正的不幸要比忍受幻想的不幸容易得多。

——【俄国】赫尔岑《出于无聊》，《赫尔岑中短篇小说集》第 318 页

自愿的人在忍受苦楚的时候，受到美好希望的鼓舞，就如打猎的人能欢欣愉快地忍受劳累，因为他有猎获野兽的希望。

——【古希腊】苏格拉底，引自《回忆苏格拉底》第二卷第一章第 46 页

我们必须学会忍受我们不能规避的东西。

——【法国】蒙田《正视既定的世界》，《人生随笔》第 75 页

不能容忍社会杂质的人，只有自己闷闷不乐，社会并不会因此变得完美无缺。

——【日本】松下幸之助《珍惜“缘”》，《我的人生理念》第 323 页

人的精神上的忍受力是极强的，没有什么东西能够彻底地消灭人们对幸福的希望。

——【美国】希尔德烈斯《白奴》第十三章第 80 页

只要心灵的待遇好过肉体，稍稍匮乏的生活是不难忍受的。

——【法国】卢梭《一个孤独散步者的遐想》散步九第 140 页

30. 接受

不管农夫怎样细心耕种，总有一些杂草夹在庄稼中间一同生长出来。

——【英国】司各特《中洛辛郡的心脏·楔子》第 15 页

世界上也没有一匹这样的马，它可以驮着你躲开你自己的！

——【苏联】高尔基《马卡尔·楚德拉》，《高尔基文集》（1）第 10 页

最好的职位也免不了有些最令人烦恼的困难，因为大责任总是跟着大机会一块儿来的。

——【美国】德莱塞《“天才”》（下）第二部第三十七章第 601 页

我们所有迟早要学到的东西，就是必须接受和适应那些不可避免的事实。

——【美国】戴尔·卡耐基《人性的弱点全集》（达夫编译）第十章第 294 页

最好的东西不是独来的。他伴了所有的东西同来。

——【印度】泰戈尔《飞鸟集》二一〇第 44 页

凡是有人类与人际关系的地方，都

免不了有受伤的可能性，这是生命的一部分。当你拥抱生命时，你也同样拥抱了喜悦与痛苦。

——【美国】基尔·凯丝勒《如何找个好丈夫》第一章第一招第 7 ～ 8 页

精神上越是抱负远大、不屈不挠，遇到的障碍就越多。

——【美国】梭罗《梭罗日记》（1851 年 9 月 3 日）第 84 页

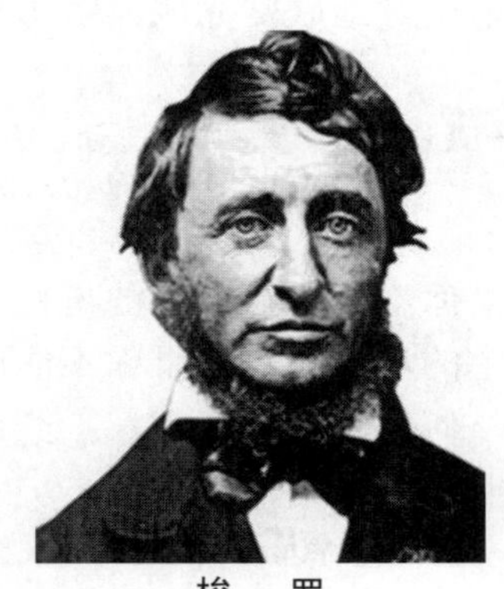
梭　罗

生活有千百种形式，每人只能经历一种。艳羡别人的幸福，那是想入非非，即便得到也不会享那个福。

——【法国】纪德《背德者》第二部第二章，《背德者 · 窄门》第 96 页

苦恼的不独你自己。人人都有某些苦恼，只是形式各异罢了。

——【日本】池田大作《青春寄语》第 22 页

在这个世界上，追求自我实现的人必须要品尝百味的人生。

——【美国】爱默生《论修养》，《爱默生随笔》第 26 页

要使火药发火就需要压力。

——【法国】大仲马《基度山伯爵》（一）第 17 章第 192 页

除了通过黑夜的道路，人们不能到达黎明。

——【黎巴嫩】纪伯伦《拔锚起航》，《先知 · 沙与沫》第 86 页

乌云背后即是闪亮的阳光，你的命运绝非独一无二；人生无法避免风雨，有些日子注定黑暗。

——【美国】朗费罗，引自《卡耐基读书笔记》第九章第 276 页

因为人们都有各自不同的秉性，我们不可能做到去取悦每一个人。

——【美国】本杰明·富兰克林《人生之旅》32，《穷理查历书》第 228 页

我是尘世的一个凡人；我有爱，也必然有烦恼。

——【德国】赫尔德林《故乡》，引自《德国诗选》第 169 页

接受现状，乃是克服不幸的第一步。

——【美国】威廉 · 詹姆斯，引自《卡耐基读书笔记》第一章第 31 页

不能接纳自己的缺陷将一无所成；自怜亦将使你一无是处。人必须勇敢地接受人生可能的遭遇，并使自己在际遇中脱颖而出。

——【美国】哈里 · 爱默生 · 福斯迪克，引自《卡耐基读书笔记》第七章第 229 页

尽管大家同乘一条船，可一些人划船，另一些人只是坐船。

——【瑞士】阿尔弗雷德 · 莫勒《玩世箴言——冷嘲热讽妙语连珠》第 60 页

31．悦纳

要学会喜欢和接受自己，首先必须

挖掘自己的对缺点的包容之心。包容不代表我们要降低对自己的要求，然后躺在床上睡大觉，而是明白人无完人。

——【美国】戴尔·卡耐基《人性的优点全集》第四章第121页

正如杨柳承受风雨、水适于一切容器一样，我们也要承受一切不可逆转的事实，对那些必然之事主动而轻快地承受。

——【美国】戴尔·卡耐基《人性的优点全集》第二章第29页

最后一幕是不可或缺的，正像树上的果子和田里的颗粒最终都要成熟、枯萎、坠落一样。智慧之人是会欣然面对这一景象的。与自然相抗衡，那不啻是巨人向众神宣战一样不自量力。

——【古罗马】加图，引自《西塞罗散文·论老年》第4页

千万别指望一个朋友能尽善尽美，否则你就会给友情施加不公正的压力。对友情持过于理想主义的态度是自私的。从各个不同的朋友身上找寻与众不同的资质，并为此而感恩戴德吧。

——【意大利】索菲娅·罗兰《美的奥秘》，《女性与美》第173页

乐意去做不得不做的事情才是伟大、美好的工作。

——【法国】阿兰《宿命》，《论幸福——幸福的艺术》第60页

没有一个人是完全的。所谓幸福，是在于认清一个人的限度而安于这个限度。

——【法国】罗曼·罗兰《约翰·克利斯朵夫》（3）卷八第374页

一个人越伟大，越容易被讽刺的箭矢所命中。要射中侏儒就困难多了。

——【德国】海涅《论浪漫派》后记，《海涅选集》第188～189页

不结果的树是没人去摇的。唯有那些果实累累的才有人用石子去打。

——【法国】罗曼·罗兰《约翰·克利斯朵夫》（4）卷十第三部第327～328页

为了更好地欣赏光明，阴影是必要的。

——【法国】罗曼·罗兰《母与子》（下）第四卷（下）第二部第391页

如果你不能成为山巅的挺松，就作一丛谷中的灌木吧！如果你不能成为一丛灌木，何妨就作一棵小草；给道路带来一点生气！

——【美国】道格拉斯·马洛许，引自《卡耐基读书笔记》第七章第225页

作不了大路，何不作条羊肠小径，不能成太阳，又何妨是星星；成败不在于大小——只在于你是否已竭尽所能。

——【美国】道格拉斯·马洛许，引自《卡耐基读书笔记》第七章第225页

只爱你所亲身遭遇的及命运给你所织造的。因为此外还有什么是更适合于你的呢？

——【古罗马】马可·奥勒留《沉思录》卷七57第116页

要乐于接受必然发生的情况，接受所发生的事实，是克服随之而来的任何不幸的第一步。

——【美国】威廉·詹姆斯，引自《人性的弱点全集》（达夫编译）第十章第295页

四、习惯性格篇

32. 习惯

积习变更天赋；人生的某些品质，及其长成，日夕熏染，或习于向善，或惯常从恶。

——【古希腊】亚里士多德《政治学》卷八第 385 页

习惯一旦培养成功之后，便用不着借助记忆，很容易地很自然地就能发生作用了。

——【英国】约翰·洛克《教育漫话》第 61 页

人的思考取决于动机，语言取决于学问和知识，而他们的行动，则多半取决于习惯。

——【英国】培根《论习惯》，《培根随笔选》第 63 页

正因为你既定的习惯、想法和行为，你才是今天的状态，成为了现在的你。

——【美国】拿破仑·希尔《拿破仑·希尔成功学 17 法则》第 17 课第 115 页

人应该支配习惯，而决不是习惯支配人。

——【苏联】奥斯特洛夫斯基《钢铁是怎样炼成的》第二部 4，《奥斯特洛夫斯基两卷集》第 1 卷第 336 页

习惯对于即使最明智的人，也具有专制暴君那样的威力。

——【法国】司汤达《复信》，《拉辛与莎士比亚》第 61 页

习惯真是一种顽强而巨大的力量。它可以主宰人生。因此，人自幼就应该通过完美的教育，去建立一种好的习惯。

——【英国】培根《论习惯》，《培根随笔选》第 64 页

每天务必要做一点你所不愿意做的事情。这是一条最宝贵的准则，它可以使你养成认真尽责而不以为苦的习惯。

——【美国】马克·吐温《赤道环游记》下卷第二十二章第 469 页

培养积极的习惯，与达到你的目标相协调。

——【美国】拿破仑·希尔《拿破仑·希尔成功学 17 法则》第 17 课第 117 页

严格的训练才能培养出良好的习惯。

——【英国】塞缪尔·斯迈尔斯《品格的力量》第五章第 186 页

坏事情一学就会，早年沾染的恶习，从此以后就会在所有的行为和举动中显露出来；不论是说话或行动上的毛病，三岁至老，六十不改。

——【俄国】克雷洛夫《一只桶》，《克雷洛夫寓言》第 33 ～ 34 页

当你沉迷于恶习中之后，这些恶习会在不经意间变成你的习惯。

——【古希腊】伊索《女人和酗酒的丈夫》，

《伊索寓言》第 69 页

习惯是很难打破的，谁也不能把它从窗户里抛出去，只能一步一步地哄着它从楼梯上走下来。

——【美国】马克·吐温《傻瓜威尔逊》第六章第 36 页

通常传统习俗越是没有理由存在，越很难消除它。

——【美国】马克·吐温《汤姆·索亚历险记》第五章第 27 页

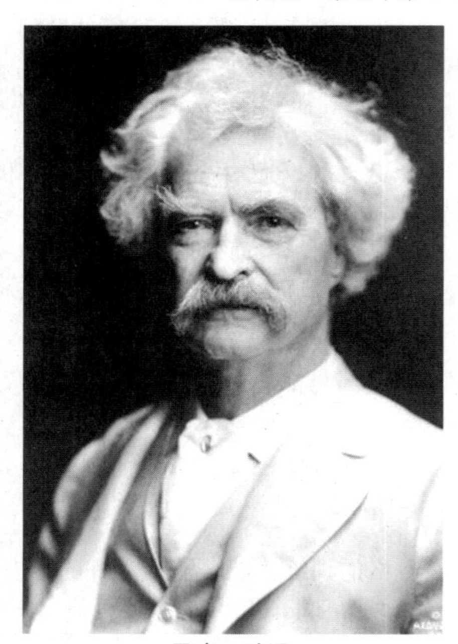

马克·吐温

要勇敢地奋斗，养成一个新的习惯，就能克服一个旧的习惯。

——【德国】托马斯·肯比斯《效法基督》第一卷第二十一章第 35 页

33. 性格

敦厚温和的性情是产生于自爱，而偏执妒忌的性情是产生于自私。

——【法国】卢梭《爱弥儿》（上）第四卷第 291 页

一个具有良好、温和优雅性格的人，就是在贫乏的环境中也能怡然自得，而一个贪婪、充满嫉妒和怨恨的人，即使他是世界上最富有的人，他的生命也是悲惨的。

——【德国】叔本华《人生的智慧》第一章第 8 页

凡是个性强的人，都像行星一样，行动的时候，总把个人的气氛带了出来。

——【英国】哈代《还乡》第一卷第 56 页

凡是天性刚毅的人必有自强不息的能力，也就是生存的本能，挣扎图存的本能。

——【法国】罗曼·罗兰《约翰·克利斯朵夫》（3）卷七第二部第 217 页

本性往往藏而不露，它有时可被压抑，但很少能被易移。强行压抑只会使天性越发强烈，谈经论道仅可使本性稍有收敛，惟有长期养成的习惯才能改变和制服人之本性。

——【英国】培根《论人之本性》，《培根随笔集》第 126 页

人的性格，就是他的命运。

——【古希腊】赫拉克利特《著作残篇》，引自《西方伦理学名著选辑》（上）第一部分第一第 11 页

一个人的个性都有它自己的一套。理智也会被它牵着鼻子走。

——【美国】索尔·贝娄《赫索格》第 15 页

一个人无论做出多少件事来，我们都可以在里面认出同样的性格。

——【美国】爱默生《历史》，《爱默森文选》第 87 页

每一个人的心中都有一只老虎、一头猪、一匹驴子和一只夜莺，正是它们四者活跃程度的不同造成了人与人之间的性格差异。

——【美国】詹拉克·霍洛勃姆，引自安·比尔斯《魔鬼辞典》第 53 页

人之本性最常见于独处幽居之时、感情强烈之际和新的尝试之中，因独居时不必矫揉造作，激动时会忘掉其清规戒律，而在新的尝试中则无惯例可援引。

——【英国】培根《论人之本性》，《培根随笔集》第 127 页

天性好比种子，它既能长成香花，也可能长成毒草，所以人应当时时检查，以培养前者而拔除后者。

——【英国】培根《论天性》，《培根随笔选》第 68 页

人的快乐与否，性情的重要不下于命运。

——【法国】拉罗什福科，引自《智慧的锦囊》第 71 页

对一个人来说，真正重要的，不是他的背景、他的肤色、他的种族、或者他的宗教信仰，而是他的性格。

——【美国】尼克松《尼克松回忆录》(上) 第 29 页

要了解一个人的性格，最好是看他在关键时刻的行动。

——【奥地利】茨威格《徒劳无益的探索》，《麦哲伦的功绩》第 127 页

持久的、无忧无虑的幸福之唯一的保证是良好的性格。

——【古罗马】塞涅卡《幸福而短促的人生——塞涅卡道德书简》第二十七封信第 62 页

34. 怠惰

懒惰是一切罪恶的根源。

——【英国】狄更斯《大卫·科波菲尔》(上) 第十章第 160 页

懒惰致命地支配一切的地方，工作，艰难的工作，就没有起色，就无法重振旗鼓。

——【俄国】克雷洛夫《池沼和河流》，《克雷洛夫寓言》第 80 页

应当避开懒惰，因为一个人坐在绒毯之上，困在绸被之下，决定不会成名的；无声无臭度一生，好比空中烟，水面泡，他在地球上的痕迹顷刻就消灭了。

——【意大利】但丁《地狱》第二十四篇，《神曲》第 109 页

在我们所有的缺点中，我们依旧惬意地与之和平相处的是懒惰，我们自以为它连接着所有宁静的德性，相信它只是暂时搁置一些职责，并且没有完全取消其他职责。

——【法国】拉罗什福科《道德箴言录》398 第 61 页

有些人老是处于准备状态，他们忙于先拟措施，预订计划，收集材料，为主要工作做准备。这班人的确都是受着懒惰的玄妙力量支配的。一个老是寻找工具的工人，肯定是一无所成的。

——【英国】塞缪尔·约翰逊《谈谈懒惰》，

引自《英国十八世纪散文选》第 88 页

正如骄傲有时藏匿在谦卑后面一样，懒惰往往为混乱和匆忙所掩盖。

——【英国】塞缪尔·约翰逊《谈谈懒惰》，引自《英国十八世纪散文选》第 88 页

懒惰就像生锈一样，其消耗程度胜过劳作，殊不知常用的钥匙总是铮亮。

——【美国】本杰明·富兰克林《勤俭之道》17，《穷理查历书》第 57 页

“懒惰”迈着缓慢的步履，“贫穷”很快就赶上了他。

——【美国】本杰明·富兰克林《勤俭之道》25，《穷理查历书》第 60 页

惰性是横在每个人面前的路障。

——【美国】马克斯威尔·马尔兹《我的格言》，《人生的支柱》第 214 页

人人都是陀螺，关键是要找到绕在陀螺上的那根绳！

——【法国】巴尔扎克《莫黛斯特·米尼翁》，《人间喜剧》第一卷第 466 页

人人都有惰性，人人都想舒服一点，可是你如果和所有的人睡一样的时间，和所有的人花同样的力气，你就没办法战胜所有的人。只有不断地与自己的惰性做斗争，能够战胜自己，才是一个真正的人，也才有生存的最大意义。

——【日本】大松博文《最可怕的还是自己》，《“魔鬼”大松的自述》第 116 页

在一切欲念中，我们自己所最不注意到的是惰性；它是一切欲念中最厉害，最阴险的一种。

——【法国】纪德《伪币制造者》第二部五第 202 页

懒惰——这是魔鬼用新罪孽的种子作实验以促进恶行的大量生产的模范农场。

——【美国】安·比尔斯《魔鬼辞典》第 90 页

懒散和任人摆布，大部分恰恰产生于愚蠢地取消了他们第一次自由表述意志的权利的这一事实中。

——【意大利】兰佩杜萨《豹》第三章第 111 页

生活中的一大难题就是克服惰性。

——【美国】马克斯威尔·马尔兹《我的格言》，《人生的支柱》第 216 页

人类的历史有不少悲剧，是那些工作不可靠、不认真的人的苟且作风所造成的。

——【美国】罗杰·马尔腾《尽善尽美》，《处世的艺术》第 14 页

凡是满足一切、不想再把好的变成更好的人，会使一切都失掉。

——【苏联】阿·托尔斯泰《彼得大帝》（下）第三卷第五章第 996 页

35. 孤独

喜欢孤独的人不是野兽便是神灵。

——【古希腊】亚里士多德《政治论》，引自《培根论说文集·论友谊》第 86 页

人不能没有别人而单独过日子。最自傲的人也需要有他的一份温爱。

——【法国】罗曼·罗兰《母与子》（上）第二卷第二部第 431 页

不论是你，也不论是我，在孤独生

活那令人厌恶的寂寞里，都不会愉快。

——【俄国】屠格涅夫《当我一个人的时候……》，《屠格涅夫散文诗集》第 144 页

这个世界上，难道还有比在人群中孤独生活更可怕的事情吗？

——【奥地利】茨威格《一个陌生女人的来信》，《一个陌生女人的来信 茨威格中短篇小说选》第 11 页

在各种孤独中间，人最怕精神上的孤独。

——【法国】巴尔扎克《幻灭》第三部下编十五，《人间喜剧》第九卷第 672 页

没有朋友可以向之倾诉心事的人们可说是吃自己底心的野人。

——【英国】培根《论友谊》，《培根论说文集》第 89 页

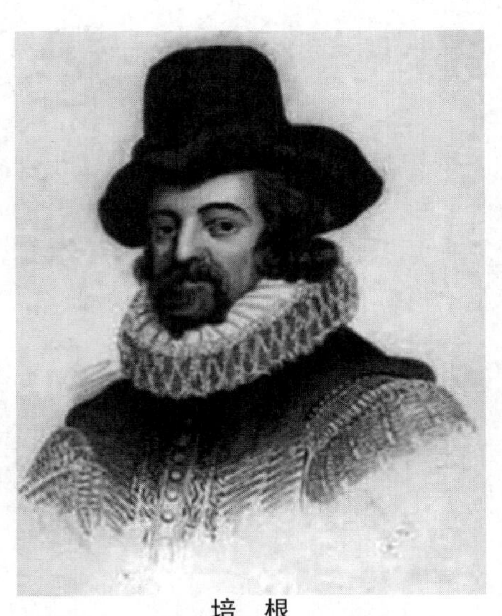

培　根

酒吧间、牢房里，甚至在精神病患者诊疗所里，我们看到的尽是一些没有爱、没有婚姻的寂寞人群。

——【美国】基尔·凯丝勒《如何找个好丈夫》第一章第五招第 25 页

孤独就是一个人无助的状态。因为，一个人独处，并不会因此而感到孤独，正如一个人处于人群之中不一定不会感到孤独一样。

——【古罗马】爱比克泰德《沉思录Ⅱ》卷十第 166 页

能与自己娓娓而谈的人决不会感到孤独。

——【美国】马克斯威尔·马尔兹《我的格言》，《人生的支柱》第 213 ～ 214 页

独处的确对我们的灵魂十分有益处，就好像新鲜空气对我们的身体极有帮助一样。

——【美国】戴尔·卡耐基《人性的优点全集》第四章第 122 页

在时间的部署和生活的安排中，一定要匀出独处的时间，并且养成独处的习惯。

——【美国】爱默生《论修养》，《爱默生随笔》第 25 页

如果他单独往前走，那是因为他自己知道是拓荒者。一个孤单的人每前进一步，都是给全世界开辟道路。

——【法国】罗曼·罗兰《母与子》（中）第三卷尾声第 376 页

一个人内在所具备的愈多，求之于他人的愈少，他人能给自己的也愈少。所以，智慧愈高，愈不合群。

——【德国】叔本华《人生的智慧》第二章第 24 页

孤独是精神卓越之士的注定命运。

——【德国】叔本华《人生的智慧》第五章第二部分第九节第 141 页

真正伟大的思想者，就像雄鹰一样，把自己的巢穴建筑在孤独的高处。

——【德国】叔本华《人生的智慧》第五章第三部分第二十二节第163页

36. 嫉妒

嫉妒的人常自寻烦恼，这是他自己的敌人。

——【古希腊】德谟克里特《著作残篇》，引自《古希腊罗马哲学》七第110页

嫉妒是一种恨，此种恨使人对他人的幸福感到痛苦，对他人的灾殃感到快乐。

——【荷兰】斯宾诺莎《伦理学》第三部分第156页

嫉妒真是万恶的根源，美德的蠹贼！……一切罪恶都带着些莫名其妙的快乐，可是嫉妒只包含厌恨和怨毒。

——【西班牙】塞万提斯《堂吉诃德》(下)第八章第58页

您要留心嫉妒啊；那是一个绿眼的妖魔，谁做了它的牺牲，就要受它的玩弄。

——【英国】莎士比亚《奥瑟罗》第三幕第三场第382页

有嫉妒心的人自己不能完成伟大事业，便尽量去低估他人的伟大，贬抑他人的伟大性使之与他本人相齐。

——【德国】黑格尔《小逻辑》第二篇第293页

心中充满妒火的人就象蝎子一样，最后会将毒刺转向自己。

——【德国】尼采《查拉图斯特拉如是说》卷一第34页

像空气一样轻的小事，对于一个嫉妒的人，也会变成天书一样坚强的确证；也许这就可以引起一场是非。

——【英国】莎士比亚《奥瑟罗》第三幕第三场，《莎士比亚全集》(9)第342页

嫉妒的人死去不止一次，他的对手得到几次欢呼，就死过几次。遭人嫉妒的人声名久长，便是对嫉妒之人永恒的惩罚。

——【西班牙】格拉西安《处世的艺术》162第109页

嫉妒总是离不开人的相互攀比，没有攀比就没有嫉妒。

——【英国】培根《谈嫉妒》，《培根随笔全集》第33页

很多人不知道如何享受自己的幸福生活，却会为别人的运气和成功而感到嫉妒。

——【西班牙】格拉西安《千年智慧书》209第233页

嫉妒是一种消极的情绪，它驱使你离开自我，阻止你达到高尚、完美的自我。确实，嫉妒能使人变得卑下、猥琐，甚至不再模仿他人。

——【美国】马克斯威尔·马尔兹《论嫉妒》，《人生的支柱》第96页

乞丐不嫉妒百万富翁，虽然他们一定嫉妒比自己收获更多的别的乞丐。

——【英国】罗素《论嫉妒》，《罗素论幸福》第97页

不管在嫉妒和竞争之间有多么密切的关系，他们之间就像恶行和德行一样相距遥远。

——【法国】拉布吕耶尔《论人》，《品格论》(下)第370页

嫉妒仍然可以算是一种人类的情操。不，恐怕没有一个人能够完全避免嫉妒。

——【德国】叔本华《人生的智慧》第六章第154页

忌妒我的人在不知不觉之中颂扬了我。

——【黎巴嫩】纪伯伦《拔锚起航》，《先知·沙与沫》第128页

我宁愿做个被人嫉妒的人，而不做嫉妒别人的人。

——【法国】司汤达《红与白》第五章第33页

37. 自私

利己的人最先灭亡。他自己活着，并且为自己而生活。如果他的这个“我”被损坏了，那他就无法生存了。

——【苏联】奥斯特洛夫斯基《我的幻想》，《奥斯特洛夫斯基两卷集》第2卷第808页

那些除自己之外谁也不爱的人，到头来往往都可叹可悲；尽管他们总是为自己而牺牲他人，并自以为已用其聪明缚住了命运的翅翼，但他们终归也会变成无常命运的祭品。

——【英国】培根《谈利己之聪明》，《培根随笔集》第76页

如果一个人仅仅想到自己，那么他的一生里，伤心的事情一定比快乐的事情来得多。

——【俄国】马明—西比利亚克《普里瓦洛夫的百万家私》第五章十八第505页

谁若自顾快走，你别和他结伴同走；谁若对你薄情，你别把他当作朋友。

——【波斯】萨迪《蔷薇园》第二卷第88页

一切利己的生活，都是非理性的、动物的生活。

——【俄国】列夫·托尔斯泰《托尔斯泰最后的日记》（一九一〇年八月五日）第161页

在一切使人格堕落的不道德的行为之中，自私是最可恨最可耻的。

——【英国】萨克雷《名利场》（上）第五十八章第741页

只为家庭活着，这是禽兽的私心；只为一个人活着，这是卑鄙；只为自己活着，这是耻辱。

——【苏联】奥斯特洛夫斯基《书信·给李和维奇》，《奥斯特洛夫斯基两卷集》第2卷第858页

一个人要是只考虑自己，一切为自己打算，是不可能生活得幸福的。你想为自己活着，就该为别人活着。

——【古罗马】塞涅卡《幸福而短促的人生——塞涅卡道德书简》第四十八封信第99～100页

敌人只有一个，便是贪图享乐的自私自利，是它把生命的泉源吸干了，搅溷了。

——【法国】罗曼·罗兰《约翰·克利斯朵夫》（3）卷七第二部第238页

一切不公道的事情通常都是因为我们太爱自己，太不知道爱人之故。

——【英国】约翰·洛克《教育漫话》第141页

如果一个人只为自己劳动，他也许

能够成为著名学者、大哲人、卓越诗人，然而他永远不能成为完美无疵的伟大人物。

——【德国】马克思《青年在选择职业时的考虑》，《马克思恩格斯论教育》(下)第316页

心中装满自己的人，正是最为空虚的人。

——【俄国】莱蒙托夫《讽喻短诗》，引自《外国哲理诗》第103页

38. 毁谤

卑劣的人比不上别人的品德，便会对那人竭力诽谤。忌妒的小人背后诽谤别人的优点，来到那人面前，又会哑口无言。

——【波斯】萨迪《蔷薇园》第八卷第183页

几个苍蝇咬几口，决不能羁留一匹英勇的奔马。

——【法国】伏尔泰，引自《贝多芬传》第105页

男人，女人都不总是很坚强，都不总是能够忍受不公平的意见、中伤的话。即使出自一个傻瓜之口的诽谤，有时候也会突然刺伤一个没有防备的人的感情。

——【英国】夏洛蒂·勃朗特《谢利》第三十一章第585页

天才与美女，都注定要放出灿烂的光芒，引人注目，惹人妒羡，招人毁谤的。

——【法国】巴尔扎克《奥诺丽纳》，《人间喜剧》第三卷第546页

要伤透你的心，那就需要你的仇人和你的朋友合作才行：一个对你进行诽谤，另一个把消息告诉你。

——【美国】马克·吐温《赤道环游记》下卷第九章第346页

一篇美好的言辞并不能抹煞一件坏的行为，而一件好的行为也不能为诽谤所玷污。

——【古希腊】德谟克里特《著作残篇》，引自《古希腊罗马哲学》七第113页

一切真正的天才，都能够蔑视毁谤；他们天生的特长，使批评家不能信口开河。害怕大雨的，只不过是假花而已。

——【俄国】克雷洛夫《花》，《克雷洛夫寓言》第85页

有一些责难是赞扬，有一些赞扬是诽谤。

——【法国】拉罗什福科《道德箴言录》148第23页

遭到了诽谤，还大事张扬，那是不聪明的，除非张扬起来能得到什么很大的好处。诽谤很少能经得住沉默的磨损的。

——【美国】马克·吐温《马克·吐温自传》第十章第57页

不要听信搬弄是非的人或毁谤者的话，因为他不会是出诸善意告诉你的，他既会揭发别人的隐私，当然也会同样地对待你。

——【古希腊】苏格拉底，引自《卡耐基读书笔记》第七章第243页

人的舌头既软又没骨，可用它却能把人的脊梁骨敲断。

——【美国】本杰明·富兰克林《严谨人生》50，《穷理查历书》第120页

充耳不闻是平息庸碌之辈的谣言的好办法。

——【西班牙】格拉西安《处世的艺术》205 第 139 页

39. 怯懦

懦夫在未死以前，就已经死过好多次；勇士一生只死一次。

——【英国】莎士比亚《裘力斯·凯撒》第二幕第二场，《莎士比亚全集》(8) 第 242 页

软弱甚至比恶行更有害于德性。

——【法国】拉罗什福科《道德箴言录》445 第 67 页

谁在一瞬间发抖了，也许就会丧失命运之神恰好送来的机会。

——【法国】大仲马《三个火枪手》(上) 第一章第 3 页

这个世界上最恶劣的坏事并不是由邪恶和残暴所造成，而几乎总是因为软弱而产生的。

——【奥地利】茨威格《爱与同情》二十六第 213 页

最大的骄傲与最大的自卑都表示心灵的最软弱无力。

——【荷兰】斯宾诺莎《伦理学》第四部分命题五十六第 212 页

软弱的心灵比软弱的身体更加有百害而无一益。

——【西班牙】格拉西安《处世的艺术》54 第 37 页

弱者因为原谅自己的软弱才成为弱者。

——【法国】阿兰《宿命》，《论幸福——幸福的艺术》第 61 页

胆怯是巨大的障碍，往往还是唯一的障碍。

——【法国】阿兰《认识你自己》，《论幸福——幸福的艺术》第 182 页

懦弱会蒙蔽我们的双眼，令我们无法看到那广阔的天空；懦弱会封闭我们的思想，令我们的热情冻结。

——【美国】爱默生《论勇气》，《爱默生随笔》第 108 页

懦夫——在危难之际用双脚思索的人。

——【美国】安·比尔斯《魔鬼辞典》第 32 页

因为缺乏那么一点勇气，人类损失了许多可贵的才情，懦弱的人因怯于采取第一步行动而虚度人生。

——【英国】西德尼·史密斯，引自《卡耐基读书笔记》第九章第 270 页

如果背向敌人，反而给敌人造成有利条件，敌人可以毫不费事地用短矛把他刺穿。

——【英国】约翰·班扬《天路历程》第一部第 63 页

退避对于我不仅是耻辱，而且是毁灭。

——【德国】斯威布《俄狄浦斯的故事》，《希腊的神话和传说》(上) 第 234 页

侮辱那些无法要你道歉的人，本身就是怯懦的表现。

——【匈牙利】米克沙特·卡尔曼《圣彼得的伞》第二部，引自《圣彼得的伞》第 429 页

五、情感情绪篇

40. 情感

成功人士与普通人士的最大区别在于前者用行为控制情感后者用情感控制行为。

——【美国】戴尔·卡耐基《人性的优点全集》第四章第 127 页

同样价值的东西，往往因为主人的喜恶而分别高下。

——【英国】莎士比亚《雅典的泰门》第一幕第一场，《莎士比亚全集》（8）第 125 页

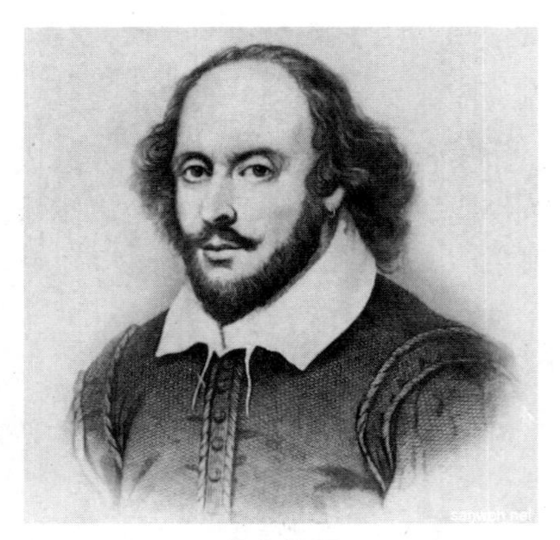

莎士比亚

我把人在控制和克制情感上的软弱无力称为奴役。因为一个人为情感所支配，行为便没有自主之权，而受命运的宰割。

——【荷兰】斯宾诺莎《伦理学》第四部分第 166 页

我们的心有如一座情感的矿山，爱是黄金，恨是铁。

——【法国】巴尔扎克《贝姨》，《人间喜剧》第十三卷第 176 页

我们对于情感的理解愈多，则我们愈能控制情感，而心灵感受情感的痛苦也愈少。

——【荷兰】斯宾诺莎《伦理学》第五部分命题三第 241 页

人抛弃理智就要受感情的支配，脆弱的感情泛滥不可收拾，象一只船不小心地驶入深海，找不着碇泊处。

——【古罗马】西塞罗，引自《镀金时代》第四十四章第 389 页

只受感情支配的人无异于精神上的幼儿。

——【日本】池田大作《女性箴言》第二章第 12 页

不能使感情与理智分离，否则你的生活就会变成一连串不可思议的偶然现象。

——【苏联】高尔基《克里姆·萨姆金的一生》（四）第十五章三，《高尔基文集》（20）第 314 页

一个人在情感强烈时，是不会太机灵的。

——【法国】罗曼·罗兰《母与子》（上）第一卷第一部第 48 页

人的情感，也是因境而变的。今天所求的，又是明天所避的；今日所爱的，常常是明天所恨的；今天所向往的东西，到了明天，不仅使人害怕，甚至使人瑟瑟发抖。

——【英国】丹尼尔·笛福《鲁滨逊飘流记》第 109 页

情感有着理性无法领会的理由。

——【法国】帕斯卡尔《思想录》第四卷，引自《月亮和六便士》第十五章第 67 页

41．猜疑

猜疑之心犹如蝙蝠，它总是在黑暗中起飞。这种心情是迷陷人的，又是乱人心智的。它能使你陷入迷惘，混淆敌友，从而破坏人的事业。

——【英国】培根《论猜疑》，《培根论人生》第 109 ～ 110 页

猜忌是所有恶中最大的，它对引起猜忌的人给予的怜悯最少。

——【法国】拉罗什福科《道德箴言录》503 第 76 页

如果开始丢失了东西，却又找不到什么痕迹，不要把你跟前的人见一个骂一个，也不要不分青红皂白的统统加以处罚。这样的做法，贼骨头不会歇手不偷，也不会改过自新，只不过闹一个众叛亲离，反而由小不幸变为大灾难。

——【俄国】克雷洛夫《主人和老鼠》，《克雷洛夫寓言》第 53 页

使我们昧于认识明天的唯一障碍，就是今天所抱的疑虑。

——【美国】富兰克林·罗斯福《哲佛孙纪念会讲词》（一九四五年四月十一日），《罗斯福总统言论集》第 124 页

我宁愿被一个虚伪的朋友欺弄而不愿猜疑一个真正的朋友。

——【法国】安德烈·莫洛亚《论友谊》，《人生五大问题》第 74 页

一个人孤陋寡闻就会疑神疑鬼，因此人们应当用博闻广见来根治猜疑，千万不可将它闷在心里。

——【英国】培根《谈猜疑》，《培根随笔全集》第 132 页

顾虑好象一个面对权杖而没有胳膊的残废人，一个面对着结婚幸福的阉人。

——【法国】雨果《笑面人》第二部第一卷第一章第 205 页

人尤其要警惕由别人流传来的猜疑，因为这很可能是一根有毒的挑拨之刺。

——【英国】培根《论猜疑》，《培根论人生》第 110 页

人们因为一时的猜疑而引起的恐惧，往往会由于忧虑愈形增长，先不过是害怕可能发生的祸害，跟着就会苦苦谋求防止的对策。

——【英国】莎士比亚《泰尔亲王配力克里斯》第一幕第二场，《莎士比亚全集》（10）第 279 页

自我怀疑几乎总是把怀疑变为现实。

——【美国】塞缪尔·施赖纳《最佳竞技状态》，引自《美国人谈生活的艺术》第 44 页

怀疑主义一向以一事无成和无能为力为其特色。

——【俄国】屠格涅夫《罗亭》三第 33 页

42. 恐惧

恐惧永远起因于蒙昧无知。

——【美国】爱默生《美国的学者》三，《美的透视》第 72 页

奶奶发明了妖怪来吓唬小孩，也发明了耶和华来吓唬大人。

——【法国】雨果《悲惨世界》（上）第一部第一卷第 32 页

征服畏惧、建立自信最快、最确实的方法，就是去做你害怕的事，直到你获得成功的经验。

——【美国】亚瑟·裴尔《积极的人生》，引自《积极的人生　智慧的锦囊》第 37 页

害怕自己会受苦的人，已经遭受他所害怕的痛苦。

——【法国】蒙田《在痛苦与愉悦间自我节制》，《人生随笔》第 83 页

我们的恐惧总较我们的危险为多。

——【古罗马】塞涅卡，引自《智慧的锦囊》第 9 页

我们唯一需要害怕的就是害怕本身。

——【美国】富兰克林·罗斯福《我们唯一害怕的就是害怕本身》，引自《世界上最伟大的演说辞》第 152 页

人在满心惊恐的时候往往会做出可笑至极的决定，理性为了他们的生存而提供的方便之道，等恐惧一来，会被抢掠一空的。

——【英国】丹尼尔·笛福《鲁滨逊飘流记》第 111 ～ 112 页

畏惧是残忍而平庸的，它会使人变得疯狂和病态。它还会曲解人类的理想，使他们颠倒对于善恶的评价标准。

——【美国】爱默生《论勇气》，《爱默生随笔》第 108 页

怕什么就会想到什么，信什么就会听到什么。让我们恐惧的不是外面的世界，而是我们的内心。

——【美国】拿破仑·希尔《正能量：正向心态带来非凡的成功》第 1 章第 4 页

世间之恶的四分之三，皆出自恐惧。恐惧让你为经历的事苦恼，为未曾经历的事害怕。

——【德国】尼采《曙光》，《不疯魔，不尼采》第 11 页

落在猫脚爪里的夜莺是唱不出歌来的。

——【俄国】克雷洛夫《猫和夜莺》，《克雷洛夫寓言》第 162 页

想像中的恐怖远过于实际上的恐怖。

——【英国】莎士比亚《麦克白》第一幕第三场，《莎士比亚全集》（8）第 317 页

恐惧心理比任何东西更不利于创造力的发挥。

——【法国】司汤达《红与白》第二十四章第 146 页

等待苦难比感受苦难还要让我难受百倍。对我来说，威胁比打击更可怕。

——【法国】卢梭《一个孤独散步者的遐想》散步一第 9 页

我们应该摆脱畏惧，只有摆脱畏惧，我们才能行动。在没有把畏惧踩在脚下之前，一个人的行动是奴性的。

——【英国】托马斯·卡莱尔《英雄和英雄崇拜——卡莱尔讲演集》第一讲第 51 页

你最怕的东西将会折磨你最多。怕将会像磁铁般把它吸到你身上。

——【美国】尼尔·唐纳德·沃尔什《与神对话》第一卷第 69 页

对看不见摸不着的事物的恐惧，对于人特别是对于人群，为害最烈；贬抑人格，莫此为甚。

——【奥地利】茨威格《一个政治家的肖像　约瑟夫·富歇传》第三章第 54 页

43. 愤怒

愤怒是一种极具毁灭力量的情绪，它不仅能够摧毁你的健康，而且可以扰乱你的思考，给你的工作和事业带来不良的影响。

——【美国】戴尔·卡耐基《人性的优点全集》第四章第 114 页

脾气暴躁是人类较为卑劣的天性之一，人要是发脾气就等于在人类进步的阶梯上倒退了一步。

——【英国】达尔文，引自詹姆士·邦廷《达尔文》第 104 页

人生中最重要的行动往往就从盛怒中萌芽、产生。

——【法国】巴尔扎克《十三人故事·行会头子费拉居斯》，《人间喜剧》第十卷第 59 页

如果你的心是一座火山的话，你怎能指望会从你的手里开出花朵来呢？

——【黎巴嫩】纪伯伦《拔锚起航》，《先知·沙与沫》第 104 页

一个发怒的人，总是疏于自卫的。

——【英国】莎士比亚《安东尼与克莉奥佩特拉》第四幕第一场，《莎士比亚全集》（10）第 87 页

易怒是一种卑贱的素质，受它摆布的往往是生活中的弱者。

——【英国】培根《论怒气》，《培根随笔选》第 82 页

凡事以愤怒开始，必以耻辱告终。

——【美国】本杰明·富兰克林《严谨人生》3，《穷理查历书》第 104 页

谁要失去耐心，谁就会失去理智。而人不可学蜜蜂，“为了那愤怒的一螫而断送自己的生命”。

——【英国】培根《谈愤怒》，《培根随笔集》第 183 页

没有确凿的证据时，不可轻信浮言；没有洞悉原委时不可随意下手，千万不可凭空怀疑，不加思索，而泄一时之愤。呀，许多人都因暴怒而闯了大祸，以致无法收拾。

——【英国】乔叟《乔叟文集》（下）第 723 页

愤怒总是有自己的理由，但很少有正确的理由。

——【美国】本杰明·富兰克林《人生秩序》67，《穷理查历书》第 214 页

虽然有怒便发比积怨不发要好得多，但根本不动怒才是最为可取的。

——【美国】韦恩·W. 戴埃《你的误区》第十一章第 223 页

不管你怎样表现愤怒，都不要做出无可挽回的事情。

——【英国】培根《谈愤怒》，《培根随笔集》第 184 页

有血性不是什么坏事，但是最终

在地球上取得胜利的不是动辄发怒的动物，而是有理智的、把激情用在合适时机的人。

——【法国】阿兰《耐心》，《论幸福——幸福的艺术》第 192 页

当你听到一个发怒的人仅为一点小事而大发雷霆时，你就可以大胆肯定，这个人不是聪明而是骄傲。

——【德国】格里美豪森《痴儿西木传》第三卷第二十三章第 343 ～ 344 页

44. 怨恨

愤恨是毒化精神的毒剂，它使人得不到快乐，并且把争取成功的巨大能量消耗殆尽。

——【美国】马克斯威尔 · 马尔兹《你的潜能》第九章第 115 页

别人可能恨你，可是那些恨你的人是不会胜利的，除非你也恨他们，而那样，你也毁了你自己。

——【美国】尼克松《尼克松回忆录》(下)第 431 页

不要因为你自己没有胃口，而去责备你的食物。

——【印度】泰戈尔《飞鸟集》四〇第 9 页

当我们的恨太活跃时，它就把我们降低到我们所恨的人之下。

——【法国】拉罗什福科《道德箴言录》338 第 52 ～ 53 页

愤恨不平即使有真正的不公平和错误为基础，也不是取得胜利的方法。

——【美国】马克斯威尔 · 马尔兹《你的潜能》第九章第 115 页

怨恨可以为仁爱或度量宽宏所征服，而不是用怨恨去报复所能征服。

——【荷兰】斯宾诺莎《伦理学》第五部分命题十第 246 页

痛恨别人，就象把自己的房子烧掉，来赶走一只老鼠。

——【美国】哈里 · 爱默生 · 福斯迪克，引自《智慧的锦囊》第 50 页

心灵一旦被仇恨的乌云所遮盖，就会一团漆黑。

——【奥地利】茨威格《异端的权利》第八章第 215 页

抱怨是在讲述你不要的东西，而不是你要的东西。

——【美国】威尔 · 鲍温《不抱怨的世界》前言第 24 页

当我们恨我们的仇人时，就等于给了他们制胜的力量。那种力量可以使我们难以安眠、倒我们的胃口、升高我们的血压、危害我们的健康和吓跑我们的欢乐。

——【美国】戴尔 · 卡耐基《人性的弱点全集》（达夫编译）第十二章第 382 页

如果我们的仇人知道他们怎样令我们担心，令我们苦恼，令我们一心报复的话，他们肯定会兴奋得跳起舞来。我们心中的恨意完全不能伤害到他们，却使我们的生活变得像地狱一般。

——【美国】戴尔 · 卡耐基《人性的弱点全集》（达夫编译）第十二章第 382 页

什么也不要埋怨。您的牢骚所能给您的惟一东西只是精神贫乏者的怜悯和

施舍。

——【苏联】高尔基《时钟》五，《高尔基文集》（3）第119页

发出抱怨的人，原来不过想得到一些安慰和帮助而已，而听到他的抱怨的人却只是感到满足和轻蔑。

——【西班牙】格拉西安《千年智慧书》129第143页

45. 痛苦

除了身体的痛苦和良心的责备以外，我们的一切痛苦都是想象的。

——【法国】卢梭《爱弥儿》（上）第二卷第75页

痛苦源自你对事物作出的判断。移除判断，痛苦消失。

——【美国】尼尔·唐纳德·沃尔什《与神对话》第一卷第47页

人和人之间，最可痛心的事莫过于在你认为理应获得善意和友谊的地方，却遭受了烦扰和损害。

——【法国】拉伯雷《巨人传》第三十一章第96页

有了精神上的痛苦，肉体的痛苦变得不足道了；但因为精神的痛苦是肉眼看不见的，倒反不容易得到人家同情。

——【法国】巴尔扎克《夏倍上校》，《人间喜剧》第五卷第298页

我们的担心带来的痛苦不亚于灾祸本身造成的痛苦。

——【法国】阿兰《预言》，《论幸福——幸福的艺术》第70页

痛苦的成因不在于缺乏什么东西，而在于对那些东西感到需要。

——【法国】卢梭《爱弥儿》（上）第二卷第75页

适当的悲哀可以表示感情的深切，过度的伤心却可以证明智慧的欠缺。

——【英国】莎士比亚《罗密欧与朱丽叶》第三幕第五场，《莎士比亚全集》（8）第79页

我们的痛苦正是产生于我们的愿望和能力的不相称。

——【法国】卢梭《爱弥儿》（上）第二卷第74页

一个人如果从来没有参观过痛苦的展览所，那么他只看见过半个宇宙。

——【美国】爱默生《悲剧性》，《爱默森文选》第122页

痛苦也有它的庄严，能够使俗人脱胎换骨。

——【法国】巴尔扎克《赛查·皮罗托盛衰记》，《人间喜剧》第十一卷第276页

人们最动人心弦的作品，总是痛苦的产物。

——【法国】纪德《背德者》第一部第九章，《背德者·窄门》第61页

思想，任何一种真正的劳动，最高的美德，难道不是痛苦的女儿吗？

——【英国】托马斯·卡莱尔《英雄和英雄崇拜——卡莱尔讲演集》第三讲第149页

没有什么事物本身是痛苦的。痛苦是错误思维的结果。

——【美国】尼尔·唐纳德·沃尔什《与神对话》第一卷第47页

扭曲的思想差不多是使你感受到痛

苦的唯一原因。

——【美国】大卫·伯恩斯，引自爱德华·齐格勒《抑郁症的认识疗法》，见《美国人谈生活的艺术》第233页

无论多么强烈的痛苦，对于任何一个能够看出这痛苦给人带来非同一般的裨益的人，都会丧失效力。

——【法国】卢梭《一个孤独的散步者的遐想》散步之三第49页

要成为伟人仅靠忍受痛苦是不够的，还必须战胜痛苦。

——【奥地利】茨威格《罗曼·罗兰传》第三章2第124页

46. 报复

对任何人都不要藐视，因为不可能有人如此懦弱，以至于受了侮辱也不会为自己进行报复。

——【古希腊】伊索《鹰和屎壳郎》，《伊索寓言》第2～3页

念念不忘复仇者只会使自己的创伤新鲜如初，而那创伤本来是可以愈合的。

——【英国】培根《论复仇》，《培根随笔集》第13页

报复的快乐常常转化为折磨，伤害别人的满足常常转化为痛苦。

——【西班牙】格拉西安《处世的艺术》217第146页

不要用你们的悲哀使冷酷的命运在暗中窃笑；我们应该用处之泰然的态度，报复命运加于我们的凌辱。

——【英国】莎士比亚《安东尼与克莉奥佩特拉》第四幕第十二场，《莎士比亚全集》（10）第108页

以美德和智慧征服嫉妒，再没有比这种报复更加具有英雄气概的。

——【西班牙】格拉西安《处世的艺术》162第109页

最高尚的报复方式是不要变成你的敌人那样的人。

——【古罗马】马可·奥勒留《沉思录》6·6第59页

蔑视也是最严厉的报复。

——【西班牙】格拉西安《千年智慧书》205第227页

我们永远不要去试图报复我们的仇敌，如果我们那样做的话，我们将会深深地伤害自己。不要把时间浪费在去想那些我们不喜欢的人。

——【美国】戴尔·卡耐基《人性的弱点全集》（刘祜编译）第二篇第59页

若一个人对其仇敌施加报复，那他与被报复者不过是半斤八两；而若是他不念旧恶，宽大为怀，那他就比对手高出一等，因高抬贵手乃贵人之举。

——【英国】培根《论复仇》，《培根随笔集》第12页

你的每一次成功都是对那些希望你倒霉的人的沉重打击。你的荣誉成为折磨他们的炼狱。让自己取得更多的成绩，这是对那些对你怀有敌意和嫉妒的人的最好的惩罚。

——【西班牙】格拉西安《千年智慧书》162第182页

有的人只采用光明正大的方式报复敌人，这是可敬佩的。因为报复的动机不仅是为了让对方受苦，更是为了让他悔罪。

——【英国】培根《报复》，引自《哲理小品　外国卷》第28页

47. 空虚

生活只有在平淡无味的人看来才是空虚而平淡无味的。

——【俄国】车尔尼雪夫斯基《艺术中的美与现实中的美的比较》，《生活与美学》第 46 页

没有希望的人生不算人生，没有未来的人生最空虚。

——【日本】池田大作《青春寄语》第 135 页

没有什么事儿比“无聊”更教那些自由却无所事事的人痛苦。

——【美国】拉尔夫·巴顿·佩里，引自《智慧的锦囊》第 147 页

人没有操心的事就跟狗没有了主人一样。

——【苏联】高尔基《阿尔塔莫诺夫家的事业》二，《高尔基文集》(16) 第 334 页

无聊是心灵上一种不愉快的“平静”。

——【德国】尼采《快乐的科学》卷一第 66 页

那些以自己的衣着而感到自豪的人肯定空虚无能。

——【美国】本杰明·富兰克林《人生之旅》12，《穷理查历书》第 222 页

无聊当然是散布诽谤和流言的主要因素。

——【美国】房龙《宽容》第二十八章第 393 页

什么也不做的人什么也不爱。你给他端上现成的幸福，他会象没有食欲的病人一样掉头不理。

——【法国】阿兰《国王的厌倦》，《论幸福——幸福的艺术》第 127 页

感到自己在这个世界上是件多余的装饰品，那是很难堪的。活着而又没有目标是可怕的。

——【俄国】契诃夫《游猎惨剧》，《契诃夫文集》(3) 第 148 页

不工作，生命就会变得空虚，就会变得毫无意义，也不会有乐趣。没有人游手好闲却能感受到真正的快乐。

——【德国】俾斯麦，引自《人性的弱点全集》(达夫编译) 第七章第 187 页

无所事事对于一个有火一样热情的年青人来说，是巨大的灾难。

——【俄国】车尔尼雪夫斯基《序幕》(上卷) 第七章第 266 页

希望能给我们带来崭新的生活，而饱食终日、无所追求会让人的生命萎缩。

——【西班牙】格拉西安《千年智慧书》200 第 222 页

一个人如若不劳动，如若没有合法的、正常的财产，他就不能够生存，他就要腐化堕落，变成兽类。

——【俄国】陀思妥耶夫斯基《死屋手记》第一部第一章第 22 页

文明的社会容不下无所事事的人，任何人都没有权利不劳而获。

——【美国】亨利·福特《向前进——亨利·福特自传》第 14 页

绝对的休息产生忧郁。

——【法国】巴尔扎克《风雅生活论》第一编第一章第一节，《人间喜剧》第二十四卷第 8 页

六、欲望自制篇

48．欲望

欲望是生命力的流露，它可以使人类兴旺，也可以毁灭一切。

——【日本】松下幸之助《成功者的信念》，《我的人生理念》第 29 页

人必须在某方面有点满足才能活。一个毫无嗜好、完全合乎中庸之道的人，简直是妖魔，是没有翅膀的半吊子天使。

——【法国】巴尔扎克《邦斯舅舅》，《人间喜剧》第十四卷第 17 页

没有任何需要的人是不可能对什么东西表示喜爱的：我想象不出对什么都不喜爱的人怎么能过幸福愉快的生活。

——【法国】卢梭《爱弥儿》（上）第四卷第 303 页

没有意念，生命不过是麻木之物；但如果意念不均衡或过于激烈，生命就会被惊醒。

——【法国】卢梭《一个孤独散步者的遐想》散步五第 72 页

我们的欲念是我们保持生存的主要工具。

——【法国】卢梭《爱弥儿》（上）第四卷第 288 页

人的本性我们应当尊重，因为我们的冲动与欲望是创造我们幸福的要素。

——【英国】罗素《我的信仰》，《真与爱——罗素散文集》第 45 页

欲望是开拓命运的力量，有了强烈的欲望，就容易成功。因为成功是努力的结果，而努力又大都产生于强烈的愿望。

——【美国】拿破仑·希尔《正能量：正向心态带来非凡的成功》第 6 章第 54 页

欲望的力量就在于，使人在强烈的欲望冲动下，把那些不可能的事变成可能，把“自己不行”的卑微感彻底抛开，昂首阔步地走向成功。

——【美国】拿破仑·希尔《正能量：正向心态带来非凡的成功》第 6 章第 54 页

对一种特定对象的强烈欲望，使灵魂看不见其余一切。

——【古希腊】德谟克里特《著作残篇》，引自《古希腊罗马哲学》七第 109 页

当一个人在某一方面匮乏时，他往往产生相应的强烈欲求，而欲望往往能够套牢一个人。有些人因为自己的欲望而成为别人手中的棋子。

——【西班牙】格拉西安《千年智慧书》189 第 210 页

欲望，这株老树以快乐为营养，你却让你的树皮变得又硬又粗，你的树枝想要更近地看看太阳！

——【法国】波德莱尔《远行》，《恶

之花·死亡》第 186 页

强烈的欲望如同斑斓的鞭子。

——【苏联】高尔基《俄罗斯童话》二，《高尔基文集》（14）第 179 页

任何的敌人，你若对他好，都有可能成为朋友，唯独你自己的情欲，你愈待它宽厚，它愈和你为敌。

——【波斯】萨迪《蔷薇园》第七卷第 158 页

我们人类在各种年龄阶段有各种不同的欲望，这不是我们的错处；我们的错处是在不能使得我们的欲望接受理智的规范与约束。

——【英国】约翰·洛克《教育漫话》第 44 页

一个聪明人最难摆脱的便是名利欲。

——【古罗马】塔西佗，引自叔本华《人生的智慧》第四章第 66 页

假如我们完全弄清了我们的欲望是什么，我们大概就不会那样热烈地欲求那些东西了。

——【法国】拉罗什福科《道德箴言录》439 第 67 页

谁需要的越小，他的幸福就越大；谁希望的越多，他的自由就越少。

——【苏联】高尔基《我的大学》，《高尔基文集》（16）第 41 页

49. 诱惑

世界上的事安排得真叫人纳闷：凡是见不得人的事反而都是甜蜜的。

——【苏联】高尔基《玛莉娃》，《高尔基文集》（4）第 28 页

禁食的果实，吃起来要加倍的香甜呢。

——【俄国】陀思妥耶夫斯基《死屋手记》第一卷第一章第 23 页

我们不得不饮食、睡眠、游惰、恋爱，也就是说，我们不得不接触生活中最甜蜜的事情；不过我们不能屈服。

——【法国】皮埃尔·居里，引自《居里夫人传》第十章第 139 页

一切诱惑都是恶魔的化身。

——【德国】叔本华《痛苦的解脱》，《爱与生的苦恼》第 43 页

恶魔往往用神圣的外表，引诱世人干最恶的罪行。

——【英国】莎士比亚《奥瑟罗》第二幕第三场第 372 页

有德行的人之所以有德行，只不过受到的引诱不足而已；而不是因为他们生活单调刻板，就是因为他们专心一意奔向一个目标而无暇旁顾。

——【美国】伊莎多拉·邓肯《邓肯自传》前言第 5 页

诱惑的力量是一个人无法抵挡的，也同样是全人类的弱点所无法抗拒的。人类如果没有弱点，诱惑这种力量就不可能起作用。

——【法国】卢梭《一个孤独散步者的遐想》散步六第 87 页

许多人在诱惑之下，会去买那些奇特而华美的鞋子，但我们真正需要的是舒适、合脚、耐穿的那种。

——【古罗马】爱比克泰德《沉思录Ⅱ》卷二第 31 页

男人们只有在不被诱惑勾引的时候，才算是硬汉子；但只要诱惑力一大，就没有一个不俯首贴耳的。男人就象根绳子，拉到一定限度总会断的。

——【英国】赖德·哈格德《她》第十八章第 207 页

正直的人必须和正直的人为伍，因为谁是那样刚强，能够不受诱惑呢？

——【英国】莎士比亚《裘力斯·凯撒》第一幕第二场，《莎士比亚全集》（8）第 224 页

顶不住眼前的诱惑，便失掉了未来的幸福。

——【印度】泰戈尔《戈拉》第四十三章第 272 页

抗拒诱惑，你才有更多的机会做出高尚的行为来。

——【俄国】车尔尼雪夫斯基《怎么办？》第三章 17 第 252 页

50. 贪婪

贪欲是一切恶德的根源。

——【德国】叔本华《人生的智慧》第六章第 144 页

我所知道的宇宙中的唯一恶习就是贪欲；所有其他恶习，不管怎么称呼它们，都只不过是这种恶习的变种和不同表现而已。

——【法国】摩莱里《自然法典》第一篇第 26 页

贪心好比一个套结，把人的心越套越紧，结果把理智闭塞了。

——【法国】巴尔扎克《邦斯舅舅》，《人间喜剧》第十四卷第 209 页

财富好比海水，喝得愈多，愈是口渴，声名也是如此。

——【德国】叔本华《人生的智慧》第三章第 48 页

黄金的枷锁是最重的。

——【法国】巴尔扎克《高老头·初见世面》，《人间喜剧》第五卷第 135 页

鸟翼上系上了黄金，这鸟便永不能再在天上翱翔了。

——【印度】泰戈尔《飞鸟集》二三一第 48 页

如果你一直觉得不满，那么即使你拥有了整个世界，也会觉得伤心。

——【古罗马】塞涅卡，引自《人性的优点全集》第五章第 150 页

贪心的人想把什么都弄到手，结果什么都失掉了。

——【俄国】克雷洛夫《贪心的人和母鸡》，《克雷洛夫寓言》第 122 页

不要企图无所不知，否则你将一无所知。

——【古希腊】德谟克里特《著作残篇》，引自《古希腊罗马哲学》七第 113 页

我们向往而得不到的东西，比我们已经得到的东西总要宝贵些。

——【黎巴嫩】纪伯伦《拔锚起航》，《先知·沙与沫》第 133 页

正如叔本华说的：“我们很少想到我们已经拥有的，而总是想到我们所没有的。”这正是世界上最大的悲剧，它所造成的痛苦可能比历史上所有的战争和疾病都要多。

——【美国】戴尔·卡耐基《人性的弱点全集》（刘祜编译）第二篇第 65 页

自然的欲望是有限的，由错误观念激发起来的欲望则永无止境，因为错误是没有终点的。

——【古罗马】塞涅卡《幸福而短促的人生——塞涅卡道德书简》第十六封信第 50 页

恐惧时，你知道终会一死；贪求时，你似乎长生不老。

——【古罗马】塞涅卡《论生命之短暂》，《论生命之短暂》第 4 页

扩大自己的欲望，无异于将悬崖下的深谷挖得更深。

——【法国】巴尔扎克《两个新嫁娘》，《人间喜剧》第二卷第 140 页

再多的钱财也填不满贪婪的眼睛，再多的露水也填不满一口水井。

——【波斯】萨迪《蔷薇园》第七卷第 163 页

一个面包可把饥饿的肚子填满，天下的财富满足不了贪婪的双眼。

——【波斯】萨迪《蔷薇园》第八卷第 177 页

贫穷者所缺甚多，而贪婪者缺少一切。

——【古罗马】塞涅卡《幸福而短促的人生——塞涅卡道德书简》第一百零八封信第 252 页

贫穷只需要一点儿东西，奢侈却需要许多东西，而贪婪则需要所有的东西。

——【美国】本杰明·富兰克林《财富之悟》10，《穷理查历书》第 92 页

如果谁欲求他没有能力占有的东西，他永恒的命运必然是绝望。

——【英国】威廉·布莱克《没有一种自然宗教》，《天堂与地狱的婚姻：布莱克诗选》第 7 页

在追求物质的过程中，我们的双脚总是走得太快，以至于把灵魂远远地落在了后面。

——【美国】安娜·昆德兰《不曾走过，怎会懂得》1 第 10 页

51. 奢侈

奢侈只是从他人的劳动中获取安乐而已。

——【法国】孟德斯鸠《论法的精神》(上)第一卷第七章第一节第 96 页

多少聪明伶俐、才貌双全的角色，都以纸醉金迷的生活开场，以穷途潦倒下场。

——【法国】巴尔扎克《贝姨》，《人间喜剧》第十三卷第 161 页

奢侈总是跟随着淫乱，淫乱总是跟随着奢侈。

——【法国】孟德斯鸠《论法的精神》(上)第一卷第七章第十四节第 109 页

奢侈会破坏人们的心灵纯质，因为不幸的是，你获得愈多，就愈贪婪，而且确实总感到不能满足自己。

——【法国】安格尔《安格尔谈自己》，《安格尔论艺术》第 3 页

谁在平日节衣缩食，在穷困时就容易度过难关；谁在富足时豪华奢侈，在穷困时就会死于饥寒。

——【波斯】萨迪《蔷薇园》第三卷第 96 页

大部分的奢侈品，大部分的所谓生活的舒适，非但没有必要，而且对人类进步大有妨碍。

——【美国】梭罗《经济篇》，《瓦尔登湖》第 12 页

奢侈起先是追求无关紧要的东西，后来则是有害的东西，最终它会使人把头脑交给躯体，命令头脑成为躯体暴戾恣睢、寻欢作乐的彻头彻尾的奴隶。

——【古罗马】塞涅卡《幸福而短促的人生——塞涅卡道德书简》第九十封信第 203 页

最能充分享受奢侈品的人，也就是最不需要奢侈品的人；凡是自然的东西，都是最容易得到的，只有无用的东西才不容易到手。

——【古希腊】伊壁鸠鲁《致美诺寇的信》，引自《古希腊罗马哲学》十三第 368 页

浪费时间是最大的奢侈。

——【美国】本杰明·富兰克林《人生秩序》4，《穷理查历书》第 190 页

忧虑和悔恨——极大的精力浪费。

——【美国】韦恩·W. 戴埃《你的误区》第五章第 85 页

你自己和你所有的一切，倘不拿出来贡献于人世，仅仅一个人独善其身，那实在是一种浪费。

——【英国】莎士比亚《一报还一报》第一幕第一场，《莎士比亚全集》（1）第 286 页

52. 自制

所谓的自制，就是要与心中的欲望争斗，控制自我，做自己行为的主人。

——【德国】尼采《漂泊者及其影子》，《不疯魔，不尼采》第 6 页

节制使快乐增加并使享受更加强。

——【古希腊】德谟克里特《著作残篇》，引自《古希腊罗马哲学》七第 116 页

一旦你学会依照自己的选择控制情感，你就踏上了一条“智慧”之路。

——【美国】韦恩·W. 戴埃《你的误区》第一章第 4 页

既然无法满足随之而来的种种要求，不如简单地克制住第一个欲望。

——【美国】本杰明·富兰克林《严谨人生》15，《穷理查历书》第 108 页

人之所以能够独立自由，不是由于他的臂力而是由于他的心灵的节制。

——【法国】卢梭《爱弥儿》（上）第四卷第 327 页

抵御腐败最坚实的围墙，是自制这种美德。

——【美国】本杰明·富兰克林《严谨人生》12，《穷理查历书》第 107 页

如果你所欲不多，则很少的一点对你也就显得很多了，因为有节制的欲望使得贫穷也和富足一样有力量。

——【古希腊】德谟克里特《著作残篇》，引自《古希腊罗马哲学》七第 123 ~ 124 页

别被自己的欲望左右——自制是最高贵的品质。

——【西班牙】格拉西安《千年智慧书》8 第 9 页

能够自制的人是生活的强者。

——【西班牙】格拉西安《千年智慧书》

55 第 66 页

不能自制就不能忍饥、耐渴、克制情欲、忍受瞌睡，而这一切正是吃、喝、性交、休息、睡眠之所以有乐趣的原因；在经过了一段期待和克制之后，这些事才能给人以最大的快乐。

——【古希腊】苏格拉底，引自《回忆苏格拉底》第四卷第五章第 172 页

只有出自衷心的羞耻心和不愿见恶于人的畏惧心，才是一种真正的约束。

——【英国】约翰·洛克《教育漫话》第 58 页

要是人没有了恐惧心，就一切全完了！一切全毁了！一切全垮了！据说，世界就是靠人们的恐惧心来维持的啊！

——【苏联】高尔基《夏天》，《高尔基文集》（11）第 483 页

必须相当严格地控制肉体欲望，以免它背逆精神的要求。

——【古罗马】塞涅卡《幸福而短促的人生——塞涅卡道德书简》第八封信第 20 页

不节制是肉体享乐的大敌；节制却不是享乐的灾根，倒是它的调料。

——【法国】蒙田《追求心灵之宁静》，《人生随笔》第 52 页

人在失去理智和不能自我控制时，会作出最丑恶的表现。

——【法国】蒙田《蒙田随笔全集》（2）第二章第 10 页

幸运供给我们一桌豪奢的筵席，而节制则供给我们一桌餍足的筵席。

——【古希腊】德谟克里特《著作残篇》，引自《古希腊罗马哲学》七第 116 页

一个人得到的首要的和最大的胜利就是战胜他自己。

——【古希腊】柏拉图《法律篇》第一卷第 4 页

任何幸福都是意志控制性情的结果。

——【法国】阿兰《应该起誓》，《幸福散论》第 222 页

53. 理智

只有理性才能教导我们认识善和恶。使我们喜善恨恶的良心，尽管它不依存于理性，但没有理性，良心就不能得到发展。

——【法国】卢梭《爱弥儿》（上）第一卷第 56 页

如果本能为引擎的话，理性则是它的“舵”。

——【日本】松下幸之助《成功者的信念》，《我的人生理念》第 28 页

理性——智力最可爱的女儿。

——【比利时】梅特林克《智慧与命运》33，《谦卑者的财富　智慧与命运》第 124 页

不被情感所控制的心灵，有如一个坚强的堡垒，一个人没有比这个更为易守难攻的堡垒去藏身的了。

——【古罗马】马可·奥勒留《沉思录》卷八 48 第 140 页

一个人的理性的增长同他的智力活跃程度和对他欲望的支配情况成正比。

——【英国】罗素《人是有理性的吗？》，《真与爱——罗素散文集》第 171 页

理智是一切力量中最强大的力量，是世界上惟一的自觉活动着的力量。

——【苏联】高尔基《意大利童话》八，《高尔基文集》（14）第 36 页

当剧院失火时，理智的人和惊慌失措的人都同样清楚地预见到了灾祸，不过，理智的人采取可能减小灾祸的行动，而惊慌失措的人反而使灾祸扩大。

——【英国】罗素《我的信仰》，《真与爱——罗素散文集》第 38 页

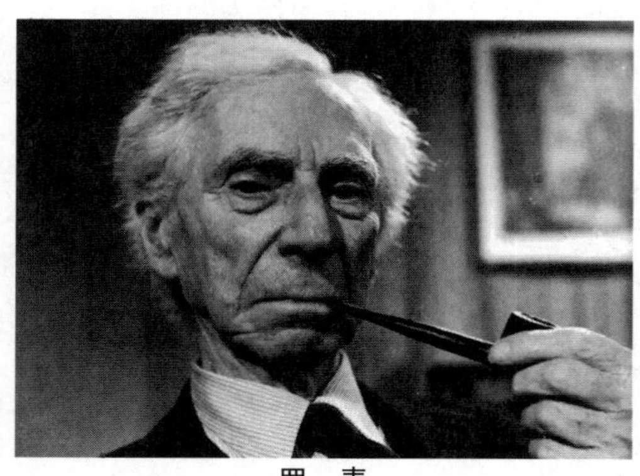

罗　素

贤哲的人只是受到运气的微小的帮助，而他的理性则给他最大的福利。

——【古希腊】伊壁鸠鲁《著作残篇》15，引自《西方伦理学名著选辑》（上）第一部分第二第 94 页

感情回答的话永远是快的，理智回答的话永远是慢的。

——【苏联】费定《篝火》第一部第七章 2 第 401 页

在得失面前均能适度把握自己的人，理智总是伴随着他。

——【法国】蒙田《冷静而稳健地行事》，《人生随笔》第 88 页

一个人越是没有理性，越是察觉不出伤害了别人为什么也是伤害了自己，因为仇恨和妒忌蒙住了他的眼睛。

——【英国】罗素《人是有理性的吗？》，《真与爱——罗素散文集》第 170 页

理智的最后一步，就是要承认有无限的事物是超乎理智之外的。

——【法国】帕斯卡尔《思想录》第四编第 127 页

一个堂堂男子，要是让他的脑中塞满了理智，就会变成一个胆小怕事的懦夫，汩没了他的英勇的气概。

——【英国】莎士比亚《特洛伊罗斯与克瑞西达》第二幕第二场，《莎士比亚全集》（7）第 156 页

谁要是总是只按理智行事，谁就太不理智了。

——【瑞士】阿尔弗雷德·莫勒《玩世箴言——德语非典型谚语》第 107 页

54. 简朴

养成简单朴素的生活习惯，是增进健康的一大因素。

——【古希腊】伊壁鸠鲁《致美诺寇的信》，引自《古希腊罗马哲学》十三第 368 页

健康的简朴的物质生活，能生成最崇高的精神生活。

——【日本】武者小路实笃《有人类的地方，便生机盎然》，《人生论》第 135 页

简单淳朴的生活，无论在身体上还是在精神上，对每个人都是有益的。

——【美国】爱因斯坦《我的世界观》，《爱因斯坦文集》（3）第 42 页

那穿起王子的衣袍和挂起珠宝项链

的孩子，在游戏中他失去了一切的快乐；他的衣服绊着他的步履。

——【印度】泰戈尔《吉檀迦利》8，《泰戈尔诗选》第 315 ～ 316 页

最朴素的往往最华丽，最简单的往往最时髦，素装淡抹常常胜过浓装艳服。

——【法国】安德烈·莫洛亚《生活的艺术》第二章第 50 页

从奢侈和舒适角度来说，最有智慧的人的生活总是比穷人还要简朴。

——【美国】梭罗《经济篇》，《瓦尔登湖》第 14 页

简朴并不是要人脱离世间的欢乐，而是摆脱那些仅仅是投合我们的虚荣心及欲望，实际上一点用处也没有的东西。

——【印度】泰戈尔，引自《泰戈尔评传》第八章第 231 页

人生中最美好的东西是不要钱的。

——【美国】奥德茨《失去的天堂》第一幕，《奥德茨剧作选》第 250 页

多余的财富只可以购买多余的东西。灵魂的必需品是金钱根本无法买到的。

——【美国】梭罗《瓦尔登湖》结束语第 301 页

我强烈地向往着俭朴的生活。并且时常为发觉自己占用了同胞的过多劳动而难以忍受。

——【美国】爱因斯坦《我的世界观》，《爱因斯坦文集》（3）第 42 页

凡是真的、善的和美的事物，不管它们外表如何，都是简单的，并且还总是相似的。

——【德国】歌德《歌德的格言和感想集》468 第 88 页

生活并不复杂，复杂的是我们人自己。生活是单纯的，单纯的才是正确的。

——【英国】奥斯卡·王尔德《致罗伯特·洛士》，《狱中记》第 223 页

一切好的和使人感到舒适的事物，都是简单而自然的。

——【法国】罗曼·罗兰《母与子》（上）第一卷第二部第 90 页

一切真正的和伟大的东西，都是纯朴而谦虚的。

——【俄国】别林斯基，引自《别林斯基论教育》第 75 页

55. 知足

你若寻求财富，不如寻求满足，满足才是最好的财富。

——【波斯】萨迪《蔷薇园》第二卷第 76 页

就个人而言，积攒的大量金钱毫无意义。人人都一样，不管他财产状况如何，只能在食物中吸取同样的养分，在厚重的衣物里取得同样的热量。每个人卧居的地方也不过是方寸之地。

——【美国】亨利·福特《向前进——亨利·福特自传》19 第 310 页

世界上最幸福的人看来是那种从很少的东西中得到满足的人。那些大人物和有野心者在这一点上看是最悲惨的，因为他们要积聚起无数的东西才能使自己幸福。

——【法国】拉罗什福科《道德箴言录》522 第 83 页

我很少见到幸福的人，也许一个也

没见过，但我却常常见到一些心满意足的人。

——【法国】卢梭《一个孤独散步者的遐想》散步九第124页

幸福已然存在，你们只需静心享受；只要你们能够满足于自己的幸福，你们便能够获得至高无上的幸福。

——【法国】卢梭《论人类不平等的起源和基础·致辞：献给日内瓦共和国》第7页

知足不是给火添薪，而是抽薪；不是增加财富，而是克制人欲。

——【英国】托·富勒《神圣》，引自《卡耐基读书笔记》第二章第56页

富贵不可强求，知足才能常乐。

——【波斯】萨迪《蔷薇园》第三卷第109页

我们应该满足于自己所拥有的东西，并且记住，贪图无益的东西往往会使现有的东西失掉。

——【古希腊】伊索《穴鸟和鸽子》，《伊索寓言》第75页

人间的所有好东西，假如对我们无用，则算不得好；纵使我们家财万贯，可我们能享用的，也不过是对我们有用的那点，绝不要去贪心。

——【英国】丹尼尔·笛福《鲁滨逊飘流记》第90页

我们在活着的时候所得到的东西还少吗？我们应当，而且必须对此生感到满意。

——【丹麦】安徒生《沙丘的故事》，《安徒生童话全集》（中）第207页

一个人只能有什么爱什么，应当知足！

——【法国】罗曼·罗兰《约翰·克利斯朵夫》（4）卷十第一部第207页

要是没有贪心的话，大家就会样样都齐全了。

——【苏联】高尔基《阿尔塔莫诺夫家的事业》二，《高尔基文集》（16）第313页

贫穷并非罪恶，任何一个人，只要还没到贪婪、奢侈到疯狂的地步，就会认同这一点。贪婪和奢侈会毁掉一切。维持一个人的生活需要多么微不足道的一点点！

——【古罗马】塞涅卡《致赫尔维亚的告慰书》，《论生命之短暂》第36页

我不需要的东西有这么多呀！

——【古希腊】苏格拉底，引自《名哲言行录》（上）第二卷第五章第100页

我闷闷不乐，因为我少了一双鞋，直到我在街上，见到有人缺了两条腿。

——【美国】哈洛·阿伯特，引自《卡耐基人际关系手册》第五章第34页

幸福属于那些容易感到满足的人。

——【古希腊】亚里士多德，引自《人生的智慧》第五章第二部分第九节第130页

从满足的大脑通向平静安宁的心灵，道路十分漫长，只有这种幸福才会滋养灵魂，抵御冬天的暴风雪。

——【比利时】梅特林克《智慧与命运》53，《谦卑者的财富　智慧与命运》第143页

只有智者才满足他们已有之物，对自身不满足是一切蠢才的负担。

——【古罗马】塞涅卡《幸福而短促的人生——塞涅卡道德书简》第九封信第32页

七、道德品格篇

56. 道德

在任何地方，美德与过恶，道德上的善与恶，都是对社会有利或有害的行为；在任何地点，任何时代，为公益作出最大牺牲的人，都是人们会称为最道德的人。

——【法国】伏尔泰《形而上学论》，引自《十八世纪法国哲学》第 84 页

凡是那不论公私都以道德为上、一心要做出高贵的事来的人，方可算得最可尊崇的人。

——【英国】乔叟《乔叟文集》（下）第 469 页

假如你的品德十分高尚，莫为出身低微而悲伤，蔷薇常在荆棘中生长。

——【波斯】萨迪《蔷薇园》第八卷第 186 页

道德有它的权威性，遵循其命令的人会感到人生是认真严肃的。

——【日本】武者小路实笃《道德最具有支配力》，《人生论》第 20 页

想要诱惑性地支配我们，最有效的手段可能是金钱和美女。而如果要用理性的、提高人的价值的方法支配我们，唯有道德的力量。

——【日本】武者小路实笃《道德最具有支配力》，《人生论》第 21 页

人们可以通过聪明才智获得成就与金钱。可是如果你要寻求心理上的解脱，你就必须求助于高尚的品格。

——【英国】塞缪尔 · 斯迈尔斯《品格的力量》第一章第 3 页

道德并不导向幸福，正如犯罪未必引到灾祸。

——【法国】雨果《海上劳工》第三部第三章二第 409 页

“知识就是力量”与“品德就是力量”相比，远没有后者更具权威。失去同情心、仁慈与品格的聪明才智所具有的也只是破坏性的力量。

——【英国】塞缪尔 · 斯迈尔斯《品格的力量》第一章第 7 页

德行愈高的人，其他一切成就的获得也愈容易。因为凡是能够尊重德行的人，对于一切合于自己的事是不会采取一种执拗或倔强的态度的。

——【英国】约翰 · 洛克《教育漫话》第 72 页

应该热心地致力于照道德行事，而不要空谈道德。

——【古希腊】德谟克里特《著作残篇》，引自《古希腊罗马哲学》七第 108 页

57. 美德

真正的美德是以公众的利益为旨归的。一个做事只为自己着想的人是不道德的。

——【美国】爱默生《论美德》，《爱默生随笔》第 28 页

在我看来，常常辛辛苦苦地做有利于他人的事的习惯才能称为美德。

——【法国】司汤达《爱情论》第五十九章第 207 页

我在人世间就找不到任何东西象宁静、善良、大公无私、正义和真理那样使人愉快、动心、可爱和合乎希望；我觉得，如果人们在自己身上珍惜地保存着如此可爱的德行，那么，这些德行对于人们本身就应当是幸福和福利的无穷无尽的泉源。

——【法国】梅叶《遗书》，引自《十八世纪法国哲学》第 666 页

什么是一种人物的崇高品格呢？就是他时时刻刻都为了一个理想而付出他的全部生命，去争取更高的生命。

——【德国】台尔曼《台尔曼狱中遗书》第 38 页

美德好比宝石，它在朴素背景的衬托下反而更美丽。同样，一个打扮并不华贵却端庄严肃而有美德的人是令人肃然起敬的。

——【英国】培根《论美》，《培根随笔选》第 1 页

美德有如名香，经燃烧或压榨而其香愈烈，盖幸运最能显露恶德而厄运最能显露美德也。

——【英国】培根《论困厄》，《培根论说文集》第 16 页

美德是我们这个小小世界的太阳，其疆域就是良心。

——【西班牙】格拉西安《处世的艺术》300 第 200 页

一切美德最终都依赖于正直：正直可以使个人的才能相形见绌。

——【美国】爱默生《爱默生文集　生活的准则》第二篇第七章第 228 页

一清如水的生活，诚实不欺的性格，在无论哪个阶层里，即使心术最坏的人也会对之肃然起敬。

——【法国】巴尔扎克《邦斯舅舅》，《人间喜剧》第十四卷第 27 页

在一切美德中，正义是最有助于人类的共同福利的。

——【法国】卢梭《爱弥儿》（上）第四卷第 356 页

狮子虽然饿死在洞里，也不吃野狗剩下的唾余。

——【波斯】萨迪《蔷薇园》第三卷第 100 页

从外貌看来，人最高贵，狗最低贱。但圣人一致认为：重义的狗胜于不义的人。

——【波斯】萨迪《蔷薇园》第八卷第 195 页

我可以把我的肉体交付给你；可是灵魂，——决不出卖！

——【俄国】迦尔洵《红花》，《迦尔洵小说集》第 272 页

美德也不意味着你在世间定会幸福，会活得长久，虽然它会使你完全有资格

这样以为。

——【美国】爱默生《爱默生文集 生活的准则》第一篇第二章第 39 页

人是应当被超越的，所以你必须珍惜你的美德——因为你会因它们而大死一番。

——【德国】尼采《查拉图斯特拉如是说》卷一第 34 页

慷慨不是你把我比你更需要的东西给我，而是你把你比我更需要的东西也给了我。

——【黎巴嫩】纪伯伦《拔锚起航》，《先知·沙与沫》第 103 页

无私是稀有的道德，因为从它身上是无利可图的。

——【德国】布莱希特《大胆妈妈和她的孩子们》9 第 131 页

58. 善良

感人肺腑的人类善良的暖流，能医治心灵和肉体的创伤。

——【苏联】罗佐夫《四滴水·节日》，《罗佐夫戏剧选》第 702 页

慈善的行为比金钱更能解除别人的痛苦：你爱别人，别人就会爱你；你帮助别人，别人就会帮助你；你待他情同手足，他对你就会亲如父子。

——【法国】卢梭《爱弥儿》（上）第二卷第 99 页

对于心地善良的人来说，付出代价必须得到酬报这种想法本身就是一种侮辱。美德不是装饰品，而是美好心灵的表现形式。

——【法国】纪德《窄门》第八章，《背德者·窄门》第 299 页

善良既是历史中稀有的珍珠，善良的人便几乎优于伟大的人。

——【法国】雨果《悲惨世界》（中）第四部第一卷第 839 页

善是精神世界的太阳。

——【法国】雨果《笑面人》第二部第二卷第三章第 300 页

在一切道德品质之中，善良的本性在世界上是最需要的。

——【英国】罗素《闲散颂》，《真与爱——罗素散文集》第 78 页

在人类高尚美好的品性中，善乃至高至美。

——【英国】培根《论善与性善》，《培根随笔集》第 37 页

富人自可以广施善财，而心灵高贵者，纵使贫无立锥，也绝不会找不见施善的门径。

——【英国】托马斯·布朗《医生的宗教》第二部 13，《瓮葬》第 140 页

当你施与的时候你当然是慈善的，在授与的时候要把脸转过一边，这样就可以不看那受者的羞赧。

——【黎巴嫩】纪伯伦《拔锚起航》，《先知·沙与沫》第 103 页

善心深深地根植于人性之中，以致善若不施于人类，也会施于其他生物。

——【英国】培根《论善与性善》，《培根随笔集》第 37 页

要是善有原因，它就不是善；要是

善有结果——奖赏，它也不是善。因此善是超越因果关系的。

——【俄国】列夫·托尔斯泰《安娜·卡列尼娜》第八部十二第 695 页

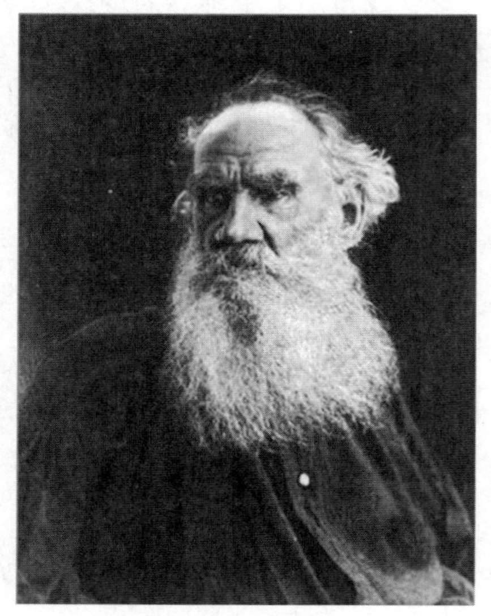

列夫·托尔斯泰

在人类的一切发明之中，最美妙的发明是善良的上帝！

——【法国】罗曼·罗兰《母与子》（中）第三卷第一部第 49 页

信任别人的善良实在是自己的善良的明证。

——【法国】蒙田《论善恶之辨大抵系于我们的意识》，《蒙田随笔》第 56 页

凡合乎理想和道德的善举，其直径总是与智慧的口径符合。

——【法国】雨果《莎士比亚论》，《雨果论文学》第 126 页

59. 良心

白日精心于事务，但勿作有愧于良心之事，俾夜间能坦然就寝。

——【德国】托马斯·曼《布登勃洛克一家》（上）第四部第一章第 173 页

当一个人看清自己的航行路线是多么迂回曲折时，他最好依靠自己的良心作为领航员。

——【英国】司各特《中洛辛郡的心脏》第四十二章第 514 页

高尚的人无论走向何处，身边总有一个坚强的捍卫者——那就是，良心。

——【英国】弥尔顿《科末斯》，引自司各特《中洛辛郡的心脏》第 345 页

极端公正和善良的心是不属于庸俗的人的。良心的觉醒就是灵魂的伟大。

——【法国】雨果《悲惨世界》（下）第五部第七卷第 1386 页

良心从来没有欺骗过我们，它是人类真正的向导。

——【法国】卢梭《爱弥儿》（下）第四卷第 411 页

良知是心灵的卫兵，它守护着各种社会赖以存续的规则。它是驻扎在每个人心里的警察，监督我们不要为非作歹。它是安插在自我意识最深处的间谍。

——【英国】毛姆《月亮和六便士》第十四章第 62 页

人们的良心是不打盹的哨兵。

——【利比亚】阿里·米斯拉提《人生絮语》，引自《世界经典散文新编：非洲卷　思想的金字塔》第 282 页

清白的良心是一个温柔的枕头。

——【丹麦】安徒生《沙丘的故事》，《安徒生童话全集》（中）第 221 页

谁能使一个人开脱自己的良心责备呢？

——【哥伦比亚】里维拉《旋涡》第二部第 152 页

一个人首先应该避免良心的谴责；其次是避免公众的指责。如果有公众的指责而无良心的谴责，不妨置之不顾；而如果受到良心的谴责，即使有公众的支持，一个诚实的心灵也不可能得到安宁。

——【英国】约瑟夫·艾迪生《罗哲爵士在乡邻中间》，引自《英国十八世纪散文选》第 49 ～ 50 页

良心负疚的人往往会向无言的衾枕泄漏他们的秘密。

——【英国】莎士比亚《麦克白》第五幕第一场，《莎士比亚全集》（8）第 380 页

使人做自己举止行为的最严厉的评判者的力量是什么？是良心，它成为行为和理智的捍卫者。

——【苏联】苏霍姆林斯基《要认识自己》，《家长教育学》第 244 页

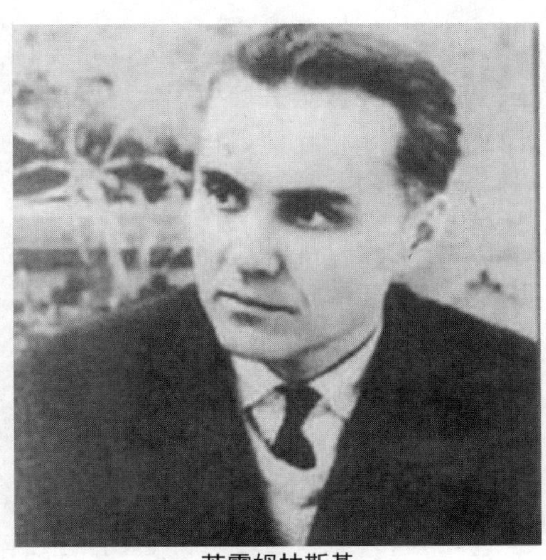

苏霍姆林斯基

没有一名罪人在自我判决中得到赦免，这才是主要的惩罚。

——【古罗马】朱维纳利斯，引自《蒙田随笔全集》（2）第五章第 34 ～ 35 页

荣誉是外界的良心，良心是内在的荣誉。

——【德国】叔本华《处世智慧》第二章第 62 页

60. 卑劣

出卖亲属者不仅会受到被害者的憎恨，而且也会受到他们所投靠的人们的厌恶。

——【古希腊】伊索《捕鸟人和山鸡》，《伊索寓言》第 117 页

骄傲，嫉妒，贪婪是三个火星，他们使人心爆炸。

——【意大利】但丁《地狱》第六篇，《神曲》第 28 页

贪财、权欲和虚荣心，弄得人痛苦不堪，这是大众意识的三根台柱，无论何时何地，它们都支撑着毫不动摇的庸人世界。

——【苏联】艾特玛托夫《断头台》第一部六第 140 页

刻薄的人将是最为不幸：在困难中没有朋友可寻。

——【波斯】萨迪《蔷薇园》第八卷第 178 页

人们所努力追求的庸俗的目标——财产、虚荣、奢侈的生活——我总觉得都是可鄙的。

——【美国】爱因斯坦《我的世界观》，《爱因斯坦文集》（3）第 43 页

有懒惰的地方就有丑恶现象，有奢侈的地方就有丑恶现象！避开吧，避开吧！

——【俄国】车尔尼雪夫斯基《怎么办？》第一章6第45页

罪孽并非是因为受到禁止才是有害的，恰恰相反，罪孽是因为有害才被禁止的。

——【美国】本杰明·富兰克林《人生美德》79，《穷理查历书》第152页

一面享受一切，一面又否认一切。这真是卑鄙无耻的行为！

——【苏联】高尔基《马特维·科热米亚金的一生》第三部，《高尔基文集》(13)第322页

一个人对青年所做的最大坏事，无过于使他习于轻佻，轻佻产生出那种引人作恶的欲望。

——【古希腊】德谟克里特《著作残篇》，引自《古希腊罗马哲学》七第114页

一个不知道知恩图报的人是一切需要帮助的人的共同敌人。

——【古罗马】西塞罗《论义务》，《西塞罗散文》第119页

害人即是害己；对人不义，即是对己不义，因为他也让自己变坏了。

——【古罗马】马可·奥勒留《沉思录》9·4第114页

行不义的人比遭受这不义行为的人更不幸。

——【古希腊】德谟克里特《著作残篇》，引自《古希腊罗马哲学》七第108页

别以为叛徒的春风得意是长久的！当时需要他因而无耻地利用他的人，也就是将来最瞧不起他最糟蹋他的人。发现自己指望错了的，首先就是叛徒。

——【俄国】克雷洛夫《孩子和蛀虫》，《克雷洛夫寓言》第135页

在罪恶的旅程中，走的总是无可挽回的下坡路。

——【古罗马】塞涅卡，引自《镀金时代》第四十四章第389页

在一个有秩序的社会里，很难找到对别人有害而对自己有利的事情。

——【英国】罗素《人是有理性的吗？》，《真与爱——罗素散文集》第170页

61. 真诚

真诚是一种心灵的开放。

——【法国】拉罗什福科《道德箴言录》62第10页

被人揭下面具是一种失败，自己揭下面具却是一种胜利。

——【法国】雨果《海上劳工》第一部第六章六第183页

即使开始时怀有敌意的人，只要自己抱着真实和诚意去接触，就一定能换来好意。

——【日本】池田大作《青春寄语》第6页

一个人活在世上，应该时时刻刻说真话羞辱魔鬼！

——【英国】莎士比亚《亨利四世》（上篇）第三幕第一场，《莎士比亚全集》(5)第60页

真诚才是人生最高的美德。

——【英国】乔叟《乔叟文集》（下）第572页

走正直诚实的生活道路，必定会有一个问心无愧的归宿。

——【苏联】高尔基《时钟》六，《高尔基文集》（3）第 119 页

始终不渝地忠实于自己和别人，就能具备最伟大才华的最高贵品质。

——【德国】歌德《歌德的格言和感想集》337 第 60 页

永远准备说真话，这样卑鄙的人就会避开你。

——【英国】威廉·布莱克《天堂与地狱的婚姻》，《天堂与地狱的婚姻：布莱克诗选》第 18 页

朋友之间感情真诚，敌人就会无隙可乘。

——【波斯】萨迪《蔷薇园》第一卷第 23 页

当你的朋友向你倾吐胸臆的时候，你不要怕说出心中的“否”，也不要瞒住你心中的“可”。

——【黎巴嫩】纪伯伦《友谊》，《先知·沙与沫》第 49 页

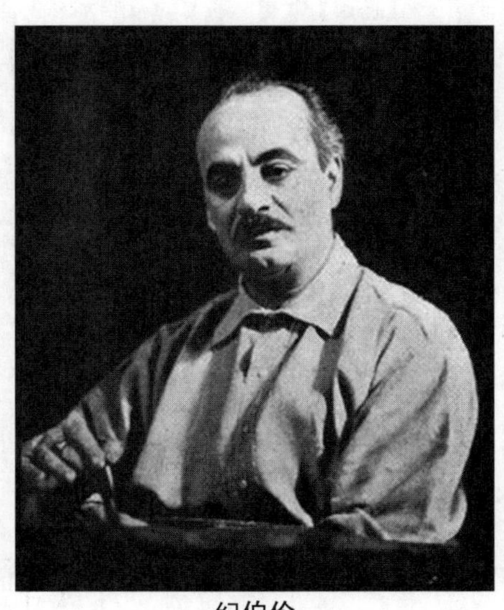

纪伯伦

一个人能给予别人的高贵礼物就是他的真诚。

——【美国】梭罗《梭罗日记》（1841 年 1 月 24 日）第 17 页

真正的朋友应该说真话，不管那话多么尖锐。

——【苏联】奥斯特洛夫斯基《给萧洛霍夫》，《奥斯特洛夫斯基两卷集》第 2 卷第 973 页

真诚，一种深刻、伟大、真正的真诚，是一切有英雄业绩的人们的首要特点。

——【英国】托马斯·卡莱尔《英雄和英雄崇拜——卡莱尔讲演集》第二讲第 73 页

信用是难得易失的。费十年功夫积累的信用，往往由于一时一事的言行而失掉。

——【日本】池田大作《青春寄语》第 4 页

一个人所说的都应该是实话；可没必要把所有的实话都说出来。

——【瑞士】阿尔弗雷德·莫勒《玩世箴言——冷嘲热讽妙语连珠》第 108 页

62. 虚伪

虚伪不可能创造任何东西，因为虚伪本身什么也不是。

——【苏联】格拉宁《一幅画》第九章第 155 页

虚伪的心不会有坚硬的腿。

——【英国】莎士比亚《雅典的泰门》第一幕第二场，《莎士比亚全集》（8）第 139 页

凡是拿虚伪做武器的，在没有损害

别人之前，先要损害自己。

——【法国】罗曼·罗兰《约翰·克利斯朵夫》(4) 卷十第一部第 218 页

虚伪永远不能凭借它生长在权力中而变成真实。

——【印度】泰戈尔《飞鸟集》二五八第 53 ～ 54 页

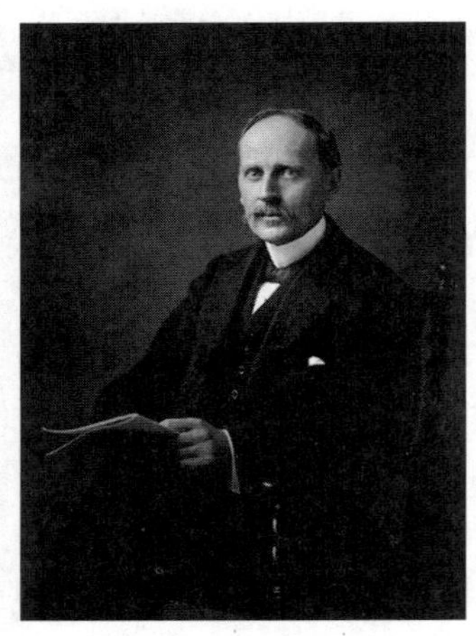

罗曼·罗兰

不管人们多么凶恶，他们都不敢公开表现出自己是德性的敌人，当他们想要迫害德性时，他们就假装认为它是虚假的，或者设想它是恶。

——【法国】拉罗什福科《道德箴言录》489 第 73 页

邪恶进攻正直的心灵，从来不是那么大张旗鼓的，它总是想法子来偷袭，总是戴着某种诡辩的面具，还时常披着某种道德的外衣。

——【法国】卢梭《忏悔录》第二部第九章第 547 页

世上的暴君，若准备打一场战争，不到万事俱备，总是要侈谈和平的。

——【奥地利】茨威格《拜占庭的陷落》，《茨威格传奇作品集》第 5 页

伪善是邪恶向德性所致的一种敬意。

——【法国】拉罗什福科《道德箴言录》218 第 34 页

我们太习惯于向别人伪装自己，以致最后我们向自己伪装自己。

——【法国】拉罗什福科《道德箴言录》119 第 19 页

蚜虫吃青草，锈吃铁，虚伪吃灵魂。

——【俄国】契诃夫《补遗》，《契诃夫手记》第 179 页

如果天下平静无事，到处都是溢美和逢迎，那么，无耻、欺诈和愚昧更将有滋长的余地了：没有人再揭发，没有人再说苛酷的真话！

——【俄国】别林斯基《文学的幻想》，《别林斯基选集》第一卷第 77 页

63. 欺诈

感官并不欺骗人；欺骗人的是判断力。

——【德国】歌德《歌德的格言和感想集》346 第 62 页

世界上最恶劣的谎言，欺骗自己的谎言。

——【俄国】迦尔洵《黑夜》，《迦尔洵短篇小说集》第 132 页

喜欢说假话的人会得到这样的结果：当他说真话的时候，也没有人相信他。

——【古希腊】伊索《好开玩笑的牧人》，《伊索寓言》第 126 页

虽然受欺者的心中感到深刻的剧痛，

可是欺诈的人也逃不了更痛苦的良心的谴责。

——【英国】莎士比亚《辛白林》第三幕第四场，《莎士比亚全集》（10）第 194 页

选择朋友一定要谨慎！地道的自私自利，会戴上友谊的假面具，却又设好陷阱来坑你。

——【俄国】克雷洛夫《小树林和火》，《克雷洛夫寓言》第 12 页

有某些眼泪在欺骗了别人之后，常常接着欺骗我们自己。

——【法国】拉罗什福科《道德箴言录》373 第 57 页

过去的所有不愉快绝不会因为自欺欺人地捂上自己的眼睛，就可以“我看不见你，你就看不见我了”。

——【美国】戴尔·卡耐基《人性的弱点全集》（达夫编译）第十二章第 369 页

猫和谎话之间的主要区别就是猫只有九条命。

——【美国】马克·吐温《赤道环游记》下卷第二十七章第 530 页

生命不可能从谎言中开出灿烂的鲜花，上帝也不可能通过魔鬼得到拯救。

——【德国】海涅《论浪漫派》第二卷第三章，《海涅选集》第 111 页

最危险的谎言，是略加歪曲的真理。

——【德国】利希滕贝格《格言集》第 71 页

欺骗有时成功，但它往往自杀。

——【黎巴嫩】纪伯伦《拔锚起航》，《先知·沙与沫》第 104 页

欺骗里是既没有安宁，也没有快乐的。一时炽热的欢乐，紧接下去总是烦扰的悔恨。

——【美国】德莱塞《“天才”》（下）第二部第二十六章第 498 页

不论在什么场合，装腔作势也许能欺骗最精明老练的大人，但你即使掩饰得再巧妙，也仍然骗不过一个最迟钝的孩子。

——【俄国】列夫·托尔斯泰《安娜·卡列尼娜》第三部九第 240 页

64. 奉承

谄媚从来不会出自伟大的心灵，而是小人的伎俩，他们卑躬屈膝，把自己尽量的缩小，以便钻进他们趋附的人物的生活核心。

——【法国】巴尔扎克《欧也妮·葛朗台》，《人间喜剧》第六卷第 181 页

奉承是一枚依靠我们的虚荣才得以流通的伪币。

——【法国】拉罗什福科《道德箴言录》158 第 25 页

人们阿谀奉承的目的，就是要装出温顺的外貌来支配别人。

——【俄国】车尔尼雪夫斯基《怎么办？》第二章 18 第 138 页

奉承者总是靠听他的话的人来养活自己的。

——【法国】拉·封登《乌鸦和狐狸》，《拉·封登寓言选》第 2 页

关于阿谀拍马的卑鄙和恶劣，不知告诫过我们多少遍了，然而总是没有

用处，拍马屁的人总会在我们的心里找到空子。

——【俄国】克雷洛夫《乌鸦和狐狸》，《克雷洛夫寓言》第 2 页

有理性的人当然憎恨一般的奉承，因为他们觉得自己受到侮辱：蠢人居然认定他们会轻信。所以他们憎恨普通的奉承只是因为这种奉承丝毫不能使他们的虚荣心得到满足。

——【德国】利希滕贝格《格言集》第 151 页

假如这是一个高超的献谄者，那么他必定会使用最好的献谄术，即恭维一个人心中最自鸣得意的事情。

——【英国】培根《论称赞》，《培根随笔选》第 55 页

如果谀谄之术施用得巧妙，而又正中一个人之所长，那就没有任何一个具有洞察能力的人，能够坚决抗拒得住。

——【英国】曼德威尔《蜜蜂寓言集·道德起源论》，引自《西方伦理学名著选辑》（上）第四部分第七第 754 页

奉承一个人比憎恨一个人更加恶毒。

——【西班牙】格拉西安《千年智慧书》84 第 98 页

在世上所有的手法里面，奉承是最巧妙、最狡猾的一种。

——【法国】巴尔扎克《乡村医生的忏悔》，《乡村医生》第 217 页

古人有一句名言：“最大的奉承，人总是留给自己的。”——只有对情人的奉承要算例外。因为甚至最骄傲的人，也甘愿在情人面前自轻自贱。所以古人说得好：“就是神在爱情中也难保持聪明。”

——【英国】培根《论爱情》，《培根随笔选》第 22 页

在成群的马屁精的包围中最大的拍马屁者不是自己吗？

——【古罗马】塞雷努斯，引自塞涅卡《论生命之短暂·论心灵之安宁》第 55 页

65. 虚荣

当虚荣心不做声时，我们的话也很少。

——【法国】拉罗什福科《道德箴言录》137 第 21 页

虚荣是不幸的根源。

——【古希腊】伊索《老鼠和黄鼠狼》，《伊索寓言》第 102 页

如果虚荣心不拉着德性一块走，德性走不了那么远。

——【法国】拉罗什福科《道德箴言录》200 第 31 页

何谓虚荣心强呢？就是当你发现，别人对你的估价高于你对自己的了解时，你非但不觉惭愧，反而自鸣得意。

——【俄国】车尔尼雪夫斯基《序幕》（下卷）七月第 368 页

我们难以忍受别人的虚荣，因为它伤害了我们的虚荣。

——【法国】拉罗什福科《道德箴言录》389 第 59 ～ 60 页

轻浮的虚荣是一个不知餍足的饕餮者，它在吞噬一切之后，结果必然牺牲

在自己的贪欲之下。

——【英国】莎士比亚《理查二世》第二幕第一场，《莎士比亚全集》(4) 第 327 页

一个人完全可以只骄傲而不虚荣。骄傲多半缘于我们自己评价自己，而虚荣则缘于我们所希望得到的别人对我们的评价。

——【英国】简·奥斯丁《傲慢与偏见》第五章第 16 页

虚荣心重的人就像吝啬鬼，热切追求手段而忘了原来的目的。

——【德国】叔本华《人生的智慧》第四章第 63 页

永远不要企图掩饰自己知识上的缺陷，即便用最大胆的推测和假设去掩饰，这也是要不得的。

——【苏联】巴甫洛夫《给青年们的一封信》，《巴甫洛夫选集》第 31 页

浮华的荣誉，正是它促使世俗人犯下那么多错误，甚至还常常犯下一些罪恶。

——【法国】司汤达《红与黑》（上卷）第二十五章第 171 页

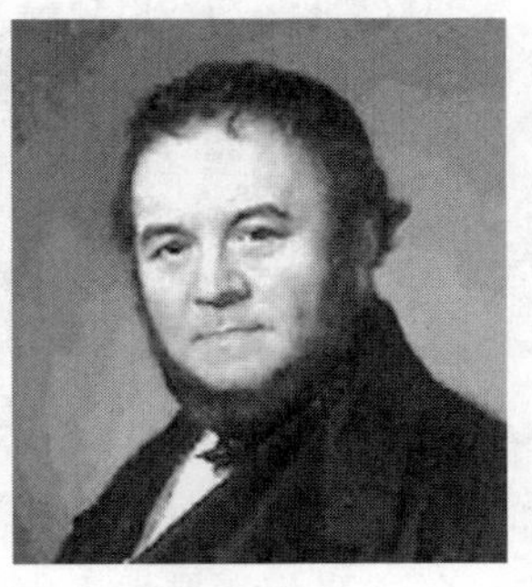

司汤达

骄傲是自己对自身在某特殊方面有卓越价值的确信，而虚荣是引起他人对自己有这种信任的欲望，通常也秘密希望自己亦终将有此确信。

——【德国】叔本华《人生的智慧》第二章第 41 页

虚荣心很难说是一种恶行，然而一切恶行都围绕虚荣心而生，都不过是满足虚荣心的手段。

——【法国】亨利·柏格森《笑——论滑稽的意义》第三章第 105 ～ 106 页

虚荣心和好奇心是我们灵魂的两条鞭子。后者驱赶我们把鼻子放在一切东西上面，前者禁止我们犯游移不决的毛病。

——【法国】蒙田《论凭我们的见识来评定真假之狂妄》，《蒙田随笔》第 162 页

无论学者，博士，圣徒，也无论圣明雄辩的人物，只要他一旦羡慕浮世的荣华，便是跌在蜜里的苍蝇，永难自拔。

——【波斯】萨迪《蔷薇园》第二卷第 81 页

越是内心里有欠缺，他越是希望在别人眼里被看作幸运儿。

——【德国】叔本华《作为意志和表象的世界》第 446 页，引自《叔本华箴言录》第 53 页

以我的真诚坦率，我只好尽量消耗掉生命的虚荣，而不把生命在虚荣中消耗。

——【墨西哥】胡安娜·伊内斯《十四行诗二首》，引自《外国哲理诗选》第 115 页

八、修养审美篇

66. 修养

良好教养的顶点与其说表现在不与人争，不如说表现在热心助人。

——【英国】理查德·斯蒂尔《绅士，好个漂亮的人物》，引自《英国十八世纪散文选》第72页

教养是有教养的人的第二个太阳。

——【古希腊】赫拉克利特《著作残篇》，引自《古希腊罗马哲学》二第31页

有教养的人的遗产，比那些无知的人的财富更有价值。

——【古希腊】德谟克里特《著作残篇》，引自《古希腊罗马哲学》七第114页

心性要锻炼得柔韧，才能与大自然圆融调和，回复人类应有的福祉。

——【日本】松下幸之助《生命的磨练》，《我的人生理念》第98页

拥有足够内在财富的人，他们向外界的寻求也就很少，甚至一无所求，这种人是何等幸福啊！

——【德国】叔本华《人生的智慧》第二章第27页

生长于良好环境里的人通常比凭运气致富的暴发户更为节省和小心盘算未来。

——【德国】叔本华《人生的智慧》第三章第51页

对人真诚非常重要，但是具有内涵更会散发出永久的魅力。

——【西班牙】格拉西安《千年智慧书》48第58页

当自我没有进入到考虑中时，就没有骄傲和谦卑的余地了。

——【英国】休谟《人性论》第二卷第一章第195页

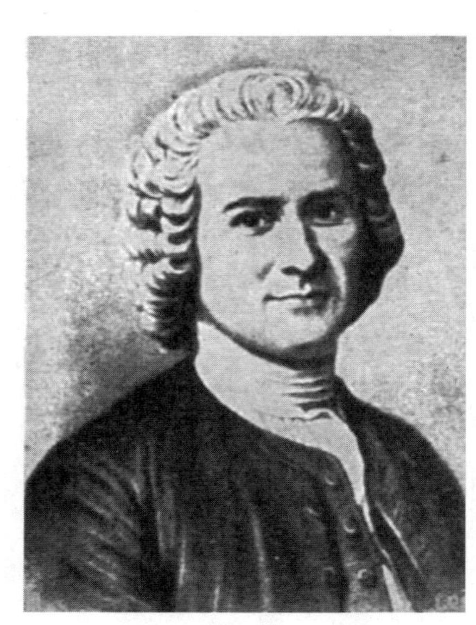

休　谟

如果你想得到艺术的享受，那你就必须是一个有艺术修养的人。

——【德国】马克思《1844年经济学哲学手稿》，《马克思恩格斯全集》第42卷第155页

别人的罪孽不能使你变成一个圣人。

——【俄国】契诃夫《题材·凝想 杂记·断片》，《契诃夫手记》第106页

67. 谦虚

成功的第一个条件是真正的虚心，对自己的一切敝帚自珍的成见，只要看出同真理冲突，都愿意放弃。

——【爱尔兰】廷德尔，引自赫伯特·斯宾塞《斯宾塞教育论著选》上编第89页

大多数的科学家，对于最高级的形容词和夸张手法都是深恶痛绝的，伟大的人物一般都是谦虚谨慎的。

——【澳大利亚】贝弗里奇《科学研究的艺术》第十章第139页

当我们是大为谦卑的时候，便是我们最近于伟大的时候。

——【印度】泰戈尔《飞鸟集》五七第12页

河床越深，水面越平静。

——【英国】莎士比亚《亨利六世》（中篇）第三幕第一场，《莎士比亚全集》(6)第149页

我好象是在海滨上玩耍，时而发现了一块光滑的石子儿，时而发现了一个美丽的贝壳而为之高兴的孩子。尽管如此，那真理的海洋还神秘地展现在我们面前。

——【英国】牛顿，引自《牛顿的故事》第120页

我们应该谦虚，因为你我都成就不了多少。我们都只是过客，一世纪以后都会完全被遗忘。生命太短促，不能老谈自己微小的成就来教人厌烦，且让我们鼓励别人多谈吧！

——【美国】戴尔·卡耐基《智慧的锦囊》第120页

无论在什么时候，永远不要以为自己已经知道了一切。不管人们把你们评价得多么高，但你们永远要有勇气对自己说：我是个毫无所知的人。

——【苏联】巴甫洛夫《给青年们的一封信》，《巴甫洛夫选集》第32页

果实的事业是尊贵的，花的事业是甜美的，但是让我做叶的事业吧，叶是谦逊地专心地垂着绿荫的。

——【印度】泰戈尔《飞鸟集》二一七第45页

对上级谦恭是职责，对平辈谦恭是礼貌，对下级谦恭是高尚。

——【美国】本杰明·富兰克林《人生美德》69，《穷理查历书》第148页

要是我能一一道出我从伟大的先行者和同代人身上得到的一切，那剩下的真就不多了。

——【德国】歌德，引自《歌德谈话录》（1825年5月12日）第91页

我只知道一件事，就是我一无所知。

——【古希腊】苏格拉底，引自《美好的人生 快乐的人生／美好的人生》第12页

谦恭是一种能转化成理解和成功的微笑。

——【美国】马克斯威尔·马尔兹《谦恭》，《人生的支柱》第12页

如果我过去看得远一些，那是由于

我站在巨人们的肩上的缘故。

——【英国】牛顿，引自《伟大科学家的生活传记》第 67 页

我们的无知是无边无际的，让我们搬掉它一立方毫米吧！当我们能够稍微不那么愚蠢的时候，又何必卖弄聪明呢！

——【意大利】伽利略，引自布莱希特《伽利略传》第 47 页

当我历数了人类在艺术上和文学上所发明的那许多神妙的创造，然后再回顾一下我的知识，我觉得自己简直是浅陋之极。

——【意大利】伽利略《关于托勒密和哥白尼两大世界体系的对话》第一天第 136 页

真正有学问的人就象麦穗一样，当它们还是空的，它们就茁长挺立，昂首睨视；但当它们臻于成熟，饱含鼓胀的麦粒时，便开始低垂下来，不露锋芒。

——【法国】蒙田《无知者最自负》，《人生随笔》第 124 页

我完全是个身材平常的人，我并不感到我的躯体里有什么伟大的地方。我也许可以承认我是一个不坏的工作者，因为我热爱自己的工作和任何一种劳动。

——【苏联】高尔基《论被捧起来的作家和“初学写作者”》，《文学论文选》第 48 页

68. 傲慢

傲慢之言，总是四面受制，不够谦虚，皆因缺乏见识。

——【美国】本杰明·富兰克林《本杰明·富兰克林自传》第 16 页

是一个傲慢的人比有傲慢的态度也许还好些；性情傲慢只是有时给人以侮辱，态度傲慢却经常侮辱人。

——【法国】狄德罗《拉摩的侄儿》第 66 页

傲慢是一种得不到支持的尊严。

——【法国】巴尔扎克《交际花盛衰记》第三部十一第 329 页

你不要将弱小的敌人傲慢地看待，骨头里都有骨髓，衣衫里都有人在。

——【波斯】萨迪《蔷薇园》第八卷第 172 页

粗暴无礼，是内心虚弱的人用来使自己显得貌似强大的手段。

——【美国】埃里克·霍弗，引自诺曼·文森特·皮尔《学会礼貌待人》，见《美国人谈生活的艺术》第 120 页

骄傲的人喜欢见依附他的人或谄媚他的人，而厌恶见高尚的人……结果这些人愚弄他，迎合他那软弱的心灵，把他由一个愚人弄成一个狂人。

——【荷兰】斯宾诺莎《伦理学》第四部分命题五十七第 213 页

切勿让骄傲支配了你们。由于骄傲，你们会在应该同意的场合固执起来，由于骄傲，你们会拒绝有益的劝告和友好的帮助，而且由于骄傲，你们会失掉了客观的标准。

——【苏联】巴甫洛夫《给青年们的一封信》，《巴甫洛夫选集》第 32 页

骄傲的人必然嫉妒，他对于那最以德性受人称赞的人便最怀忌恨。

——【荷兰】斯宾诺莎《伦理学》第四部分命题五十七第 213 页

我们的骄傲，多半都出于我们的无知。

——【德国】莱辛《莱辛寓言·鼠》，引自《阴谋与爱情》第 172 页

人的诸种恶行中，骄傲为最，它以多种多样的形式出现，而又在极其繁复的伪装下隐匿。

——【英国】塞缪尔·约翰逊《谈谈懒惰》，引自《英国十八世纪散文选》第 86 页

骄傲的方式虽然千差万别，但没有一种方式能比它隐藏在谦虚的形象下更带隐蔽性，更能欺骗人的了。

——【法国】拉罗什福科《道德箴言录》254 第 41 页

在人们与生俱来的各种习性中，实际上最难克服的毛病可能就是自负。我们尽管在藏匿它，与之斗争，把它踩在脚下，让它窒息，可是它仍然不死，一有机会就冒出头来，自我表现一番。

——【美国】本杰明·富兰克林《本杰明·富兰克林自传》第二部 3 第 101 页

自负是一扇大铁门，把崭新的知识、宽泛的可能性以及建设性的观念都阻挡在外。

——【古罗马】爱比克泰德《沉思录Ⅱ》卷四第 57 页

69. 礼貌

礼貌是人类共处的金钥匙。

——【西班牙】松苏内吉《合同子》第 338 页

所谓以礼待人，即用你喜欢别人对待你的方式去对待别人。

——【英国】切斯特菲尔德，引自《美国人谈生活的艺术》第 71 页

礼貌周全不花钱，却比什么都值钱。

——【西班牙】塞万提斯《堂吉诃德》(下)第三十六章第 269 页

礼貌使有礼貌的人喜悦，也使那些受人以礼貌相对待的人们喜悦。

——【法国】孟德斯鸠《论法的精神》(上)第一卷第四章第二节第 31 页

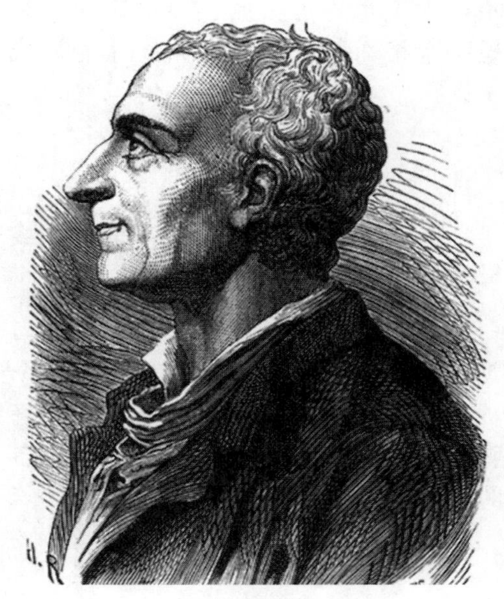

孟德斯鸠

一个人的礼貌就是一面照出他的肖像的镜子。

——【德国】歌德《歌德的格言和感想集》264 第 49 页

真正的礼貌表现在对人的善意：怀着善意的人，是不难于表达他对人的礼貌的；只有那些不怀善意的人才要在外表上强作礼貌的样子。

——【法国】卢梭《爱弥儿》(下)第四卷第 475 页

美德是精神上的一种宝藏，但是使它们生出光彩的则是良好的礼仪。

——【英国】约翰·洛克《教育漫话》第 91 页

在人和人的交往中，男人的礼貌表现在予人以帮助，而女人的礼貌则表现在对人体贴。

——【法国】卢梭《爱弥儿》（下）第五卷第 558 页

礼貌举止正好比人的穿衣——既不可太宽也不可太紧。要讲究而有余地，宽裕而不失大体，如此才能做成事业。

——【英国】培根《论礼貌》，《培根随笔选》第 42 页

礼貌是最容易做到的事，也是最珍贵的东西！

——【苏联】冈察尔《这里有广阔天地》，《小铃铛》第 313 页

礼貌是用来应付不相干的人的，好脾气或坏脾气则是为我们所爱的人准备的。

——【法国】阿兰《家庭的和平》，《论幸福——幸福的艺术》第 97 页

蜡在本质上是坚硬和易脆的，但稍加温暖就会变得柔软，人们就可以把它捏成随意喜欢的形状。同样，运用礼貌和友好，甚至使一个执拗和敌视他人的人也变得顺从和与人方便。所以，礼貌之于人就犹如温暖之于蜡。

——【德国】叔本华《人生的智慧》第五章第三部分第三十六节第 184 ～ 185 页

如果我们缺乏智慧，至少可以使自己总是彬彬有礼，可以寻找需要自己做出微笑的场合。

——【法国】阿兰《微笑》，《幸福散论》第 30 页

礼仪讲究的是距离。

——【瑞士】阿尔弗雷德·莫勒《玩世箴言——德语非典型谚语》第 161 页

礼貌只是筹码——大家公认的假钱，吝于支出是蠢笨的。

——【德国】叔本华《处世智慧》第三章第 113 页

友善不需要你付出任何代价，但是你可凭藉它得到一切。

——【英国】蒙太古夫人，引自《生命的沉思》第一章第 14 页

70. 尊重

对一个有优越才能的人来说，懂得平等待人，是最伟大、最正直的品质。

——【英国】理查德·斯蒂尔《绅士，好个漂亮的人物》，引自《英国十八世纪散文选》第 73 页

人越是能够将心比心，他就越是真正的人。

——【印度】泰戈尔《日本的民族主义》，《民族主义》第 42 页

如果成功有什么秘诀的话，那就是站在对方的立场来看问题，并满足对方的需求。

——【美国】亨利·福特，引自《人性的弱点全集》（刘祜编译）第一篇第 22 页

相互尊重，是人与人之间交往的基

础。如果你妄图通过批评对方显出你的高明和优越，你是不会受到欢迎的。

——【美国】戴尔·卡耐基《语言的突破全集》第七章，《卡耐基励志经典大全集》（四）第719页

尊重生命、尊重他人也尊重自己的生命，是生命过程本身的伴随物，也是心理健康的一个条件。

——【美国】弗洛姆《为自己的人》第四章第五节第205页

没有一对婚姻能够得到幸福，除非夫妇之间能够相互尊重对方的差异。

——【美国】戴尔·卡耐基《人性的弱点全集》（达夫编译）第八章第221页

如果说爱情使人忧心不安的话，则尊重是令人信任的；一个诚实的人是不会单单爱而不敬的，因为，我们之所以爱一个人，是由于我们认为那个人具有我们所尊重的品质。

——【法国】卢梭《爱弥儿》（下）第五卷第654页

朋友应该相互尊重彼此的空间。

——【德国】尼采《漂泊者及其影子》，《不疯魔，不尼采》第173页

礼仪不良有两种：第一种是忸怩羞怯；第二种是行为不检点和轻慢；要避免这两种情形，就只有好好地遵守下面这条规则，就是，不要看不起自己，也不要看不起别人。

——【英国】约翰·洛克《教育漫话》第142页

只有尊重自己的人，才会尊重别人。

——【美国】亨利·詹姆斯《一位女士的画像》第415页

有敬就有畏，有畏未必就有敬。

——【古希腊】柏拉图《游叙弗伦·苏格拉底的申辩·克力同》第29页，引自《古希腊三哲人名言录》第119页

人类本质中最殷切的需求是：渴望被肯定。

——【美国】威廉·詹姆斯，引自《卡耐基人际关系手册》第九章第69页

施于人，但不要使对方有受施的感觉。帮助人，但给予对方最高的尊重。这是助人的艺术，也是仁爱的情操。

——【美国】刘墉《谢谢你接受我的帮助》，《人生的真相》第一辑第82页

相当一部分人不尊重自己的工作，不把工作看成开创一番事业的必须之路和完善人格的工具，而只看作是衣食住行的供给者，把工作看成是生活的代价，是没有办法、逃避不掉的艰辛，这是多么糟糕的思想啊！

——【美国】阿尔伯特·哈伯德《哈伯德全书》第二部第37页

71. 宽容

宽宏大量，是唯一能够照亮伟大灵魂的光芒。宽宏大量，位于一切其他美德前列高举火炬。

——【法国】雨果《巴黎圣母院》第十卷五第449页

人的心小得虽只有拳头这么大，但一个好人的心却能容得下全世界的人。

——【意大利】詹尼·罗大里《“三颗纽扣”的房子》，《罗大里童话选》第38页

如果他能原谅宽容别人的冒犯，就证明他的心灵乃是超越于一切伤害之上的。

——【英国】培根《论善与性善》，《培根论人生》第 35 页

谁若想在困厄时得到援助，就应在平日待人以宽。

——【波斯】萨迪《蔷薇园》第一卷第 24 页

一个伟大的人有两颗心：一颗心流血，另一颗心宽容。

——【黎巴嫩】纪伯伦《拔锚起航》，《先知·沙与沫》第 131 页

一味的端正是不够的，还得考虑温厚的宽恕才是。

——【英国】乔叟《乔叟文集》（下）第 395 页

我们在这个世界上想有所成就的话，我们需要的是豁达大度，心胸开阔。我一向主张做人要宽宏大量，通情达理。

——【美国】辛克莱·刘易斯《巴比特》第二十六章第 354 页

人是一条不洁的河。我们必须成为大海，方能容纳一条不洁的河而不致自污。

——【德国】尼采《查拉图斯特拉之序白》，《查拉图斯特拉如是说》第 5 页

不论你是一个男子还是一个女人，待人温和宽大才配得上人的名称。

——【波斯】萨迪《蔷薇园》第二卷第 87 页

在人的德性中最崇高的可以说是宽容了。

——【西班牙】格拉西安《千年智慧书》127 第 141 页

宽恕人家所不能宽恕的，是一种多么高贵的行为。

——【英国】莎士比亚《科利奥兰纳斯》第五幕第一场，《莎士比亚全集》（7）第 358 页

谅解犹如一支火把，能照亮由焦躁、怨恨和复仇心理铺就的道路，使人心平气和地消灾避难，使理智占上风，使盛怒平息，使难题迎刃而解。

——【科威特】穆尼尔·纳素夫《社会》，《愿你生活更美好》第 221 页

“恕”字在我看来是人类语言中最美的一个字。……如果一个人不能够宽恕，那么胜利也就不值得争取了。

——【法国】雨果《九三年》第三部第二卷七第 274 页

一个生活过来的人，如果他对别人不宽容，那他自己也不配受到宽容。而谁又能说他不需要宽容呢？

——【俄国】屠格涅夫《罗亭》尾声第 157 页

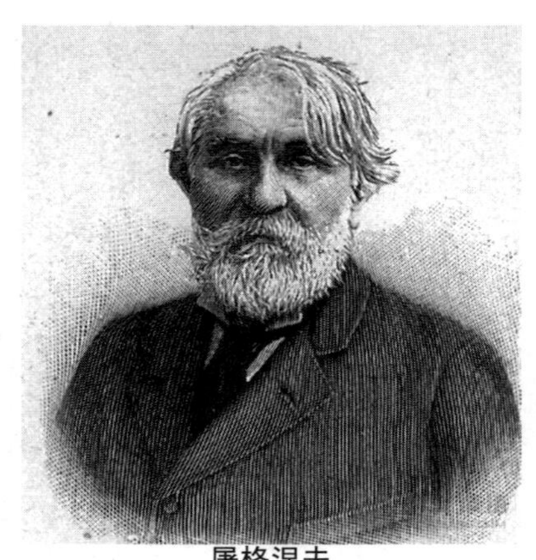

屠格涅夫

慈悲宽纵的裁判，只能够哺育不义。

——【英国】莎士比亚《鲁克丽丝受辱记》，《莎士比亚全集》（11）第 147 页

72. 平和

成熟的人具有沉静的外表，这是它发自内心的光辉。成熟的沉静来自高贵的平和，它具备权威的力量。

——【西班牙】格拉西安《千年智慧书》293 第 321 页

善意以平和为本，体面以宽容为本。

——【西班牙】格拉西安《处世的艺术》114 第 77 页

繁荣，不仅要求物质富裕，还期待内心丰盛；和平，不只是没有纷争，还要心境平和。

——【日本】松下幸之助《生活的沉思》，《我的人生理念》第 496 页

幸福的生活，大半有赖于恬静，因为惟有在恬静的空气中，真正的快乐才能常住。

——【英国】罗素《论烦闷与兴奋》，《罗素论幸福》第 70 页

那种真正的心境平静，内心的完全安谧，是尘世中仅次于健康所能给予我们的最高祝福。

——【德国】叔本华《处世智慧》第二章第 19 页

获得宁静的路只有一条：不要去渴望得到自己意志可控范围外的事物；把所有一切都视为身外之物。

——【古罗马】爱比克泰德《沉思录Ⅱ》卷十二第 213 页

心态平和宽容可以延年益寿。

——【西班牙】格拉西安《千年智慧书》192 第 213 页

在顺境中不飘飘然的人在形势发生变化时就不会崩溃。

——【古罗马】塞涅卡《致赫尔维亚的告慰书》，《论生命之短暂》第 30 页

讲话气势汹汹，未必就是言之有理。

——【波斯】萨迪《蔷薇园》第八卷第 181 页

不能用温情征服对方的人，用殴打也征服不了对方。

——【俄国】契诃夫《手记》，《契诃夫手记》第 20 页

除非一切办法用完，最后才可使用刀剑。

——【波斯】萨迪《蔷薇园》第八卷第 172 页

是和蔼的人，不是易于发怒和易于抱怨的人，秉赋有力量、胆量与勇气。一个人越近于宁静，越近于强有力。

——【古罗马】马可·奥勒留《沉思录》卷十一 18 第 193 页

适宜的态度是：尽心尽力，而将结局留给命运。

——【英国】罗素《走向幸福》下篇第十六章第 240 页

和平是忍耐。它是不要发脾气，超越琐屑的恼怒之上。它是要先从一数到十，然后再开口，避免做出急促而冲动

的决定。

——【美国】威尔弗雷德·A.彼得森《和平的艺术》，《生活的艺术》第39页

“理直气壮”不如“理直气和”，后者更见涵养、更有风度！

——【美国】刘墉《理直气和》，《人生的真相》第一辑第104页

总是抱怨的人在社会上是没有立足之地的，烦躁是心灵的杀手。缺少正常的心态，如同收紧了身上枷锁，将自己紧紧固定在黑暗里。

——【美国】阿尔伯特·哈伯德《哈伯德全书》第二部第66页

一个人不应当将他心境的宁静寄托在外界的事物上，应当尽可能把缰绳握在自己手里，轻易不容许自己感到喜悦与悲伤的极端的感情。

——【美国】爱默生《悲剧性》，《爱默森文选》第126～127页

73. 审美

美丽是一封比任何介绍信都更有作用的推荐书。

——【古希腊】亚里士多德，引自《名哲言行录》（上）第五卷第一章第278页

即使明智的男人，在婚姻问题上，也会认为美貌大大地增加了美德。

——【英国】莫尔《乌托邦》第二部第88页

不要太过草率地追求着美貌；外表虽然能获得你的欢心，可是温柔却比美貌更加重要。

——【德国】弗格尔外德《我心爱的少女》，引自《德国诗选》第7页

论起美来，状貌之美胜于颜色之美，而适宜并优雅的动作之美又胜于状貌之美。

——【英国】培根《论美》，《培根论说文集》第144页

并不是每一个外表美好的人都有完美的心灵；因为品德在于内心，不在于外表。

——【波斯】萨迪《蔷薇园》第八卷第181～182页

身体的美，若不与聪明才智相结合，是某种动物性的东西。

——【古希腊】德谟克里特《著作残篇》，引自《古希腊罗马哲学》七第111页

把美的形貌与美的德行结合起来吧。只有这样，美才会放射出真正的光辉。

——【英国】培根《论美》，《培根随笔选》第2页

年轻人身上有一种跃动的美，精神方面的乐观健康也是美。

——【日本】池田大作《女性箴言》第八章第89页

青年人朝着某一目标而努力的姿态，是最有力、最清新、最美丽的。世界上再找不到比青年的苦斗更美丽的东西了。

——【日本】池田大作《青春寄语》第5页

朝着既定目标以忘我必胜的信心发愤图强的形象，在别人的眼目中看来就是最美的。

——【日本】大松博文《妈妈排球队》，《“魔鬼”大松的自述》第103页

很多健康的人并不美，但是没有一

个美的人是不健康的。

——【意大利】洛伦佐·巴拉，引自瓦西列夫《情爱论》4 第 193 页

美貌取决于我们所有人都能获取的资质：会使你外表得到改善的魅力、热情、学识、智慧和想象力。

——【意大利】索菲娅·罗兰《〈女性与美〉前言》，《女性与美》第 3 页

凡是美的都是和谐的和比例合度的，凡是和谐的和比例合度的就是真的，凡是既美而又真的也就在结果上是愉快的和善的。

——【英国】夏夫兹博里《杂想录》第三部分第二章，引自《西方美学家论美和美感》第 94 页

美在想望它的人的心里比在看到它的人的眼里，放出更明亮的光彩。

——【黎巴嫩】纪伯伦《拔锚起航》，《先知·沙与沫》第 124 页

幸福的双眸，凡汝所见者，不论是什么，一切都很美！

——【德国】歌德《守塔人之歌》，《歌德抒情诗选》第 179 页

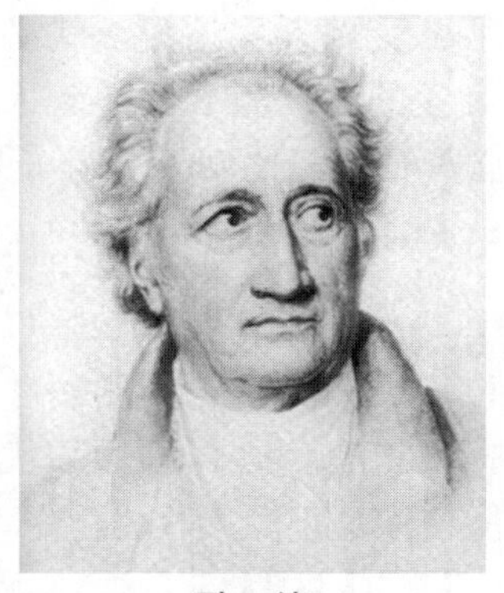
歌 德

啊！欢乐和幸福会把一个人变得多么美丽！

——【俄国】陀思妥耶夫斯基《白夜》第三夜第 47 页

我们的生活样式，就象一幅油画，从近看，看不出所以然来，要欣赏它的美，就非站远一点不可。

——【德国】叔本华《生存空虚说》七第 93 页

玫瑰是美的，不过我们认为使它更美的是它包含的香味。

——【英国】莎士比亚《十四行诗》第 54 首，引自《西方古典作家谈文艺创作》第 79 页

审美并不一定要用眼睛去看，相反，那样可能会被表面的现象迷惑了双眼。审美需要用心感悟，用灵魂的眼睛去发掘，去窥探。

——【美国】海伦·凯勒《假如给我三天光明：海伦·凯勒自传》第三篇第 148 页

要评判美，就要有一个有修养的心灵。

——【德国】康德，引自黑格尔《美学》第一卷全书序论三第 73 页

74. 优雅

温雅的风度是不象姿色那样很快就消失的，它是有生命的，它可以不断地得到更新；一个风度温雅的女人在结婚三十年之后，仍能象新婚那天一样使她的丈夫感到喜悦。

——【法国】卢梭《爱弥儿》（下）第五卷第 618 页

潇洒的风度和优雅的谈吐是与生俱来的，或者是从摇篮时期起就开始教育培养出来的。

——【法国】巴尔扎克《猫打球商店》，《人间喜剧》第一卷第 48 ～ 49 页

美丽使你引起别人的注意，睿智使你得到别人的赏识，而魅力，却使你难以被人忘怀。

——【意大利】索菲娅·罗兰《女人的魅力》第 160 页

丽质只可以自己欣赏；优美才使人无法抵抗。

——【德国】歌德《浮士德》（下）第二部第二幕第三场第 464 页

精神的高雅在于思考那些善良和优美的事物。

——【法国】拉罗什福科《道德箴言录》99 第 16 页

高雅是含而不露的一种气度。它更多地体现为协调和谐。

——【意大利】索菲娅·罗兰《对美的追求》，《女性与美》第 68 页

始终都要做一个儒雅有风度的人，你的人生就不会变得窘迫。

——【西班牙】格拉西安《千年智慧书》33 第 40 页

魅力是美的“无形”的组合部分。

——【意大利】索菲娅·罗兰《美的奥秘》，《女性与美》第 116 页

魅力魔术般的力量能使一个相貌平平的女人具有独特的吸引力，魅力能掩盖天生的身体缺陷。

——【意大利】索菲娅·罗兰《女人的魅力》第 160 页

优雅的风度要比美更为美丽。

——【美国】爱默生《论风度》，《爱默生随笔》第 13 页

风雅的人是真正的生活之王。

——【苏联】阿·托尔斯泰《彼得大帝》（下）第二卷第三章第 722 页

绅士和淑女在外表上必定是脱俗的人。

——【美国】本杰明·富兰克林《人生之旅》18，《穷理查历书》第 224 页

朴素才是优雅的真谛。

——【意大利】索菲娅·罗兰《对美的追求》，《女性与美》第 64 页

性情优雅之人拥有极大的力量，他们时刻都在向周围的人们传播着欢乐与笑声，使周围处处散发着迷人的芬芳。

——【美国】奥里森·马登《一生的资本——奥里森·马登成功学大全集》第二章第 34 页

75. 可爱

为了要受到人家的爱，就必须使自己成为可爱的人；为了要得到人家的偏爱，就必须使自己比别人更为可爱。

——【法国】卢梭《爱弥儿》（上）第四卷第 292 页

也许你会因为自己的聪明才智而受人羡慕；而惟有伴之以理智和优秀的品质，才能使你真正受人喜爱。

——【英国】切斯特菲尔德《第 55 封信》，《一生的忠告》第 162 页

在生活交往中，我们更经常地是由于我们的缺点而不是由于我们的优点讨人喜欢。

——【法国】拉罗什福科《道德箴言录》90 第 15 页

如果你性格开朗，而且也不乏睿智，那么你就会获得大家的喜爱，因为你看上去神采飞扬，让人觉得赏心悦目。

——【西班牙】格拉西安《千年智慧书》79 第 93 页

让人喜欢的最简单、最容易理解的方法，就是记住对方的名字，让对方有种被重视的感觉。

——【美国】戴尔·卡耐基《人性的弱点全集》（达夫编译）第二章第 46 页

如果你能赢得整个世界的赞美，这的确是人生的成功，但是更重要的是应该获得别人的真诚和爱心，获得大家的喜爱和照顾。

——【西班牙】格拉西安《千年智慧书》40 第 48 页

温和友善总是受人喜欢、受人欢迎的。

——【美国】基尔·凯丝勒《如何找个好丈夫》第一章第二招第 12 页

大智若愚更受欢迎，也更会被帮助，这样比看似聪明更优惠。

——【德国】尼采《玩笑、欺骗与复仇》，《不疯魔，不尼采》第 99 页

最好的好人，都是犯过错误的过来人；一个人往往因为有一点小小的缺点，更显出他的可爱。

——【英国】莎士比亚《量罪记》第五幕第一场第 123 页

一个女子最能使人心醉的迷人之处，莫过于在一个男子汉大丈夫的胸怀前表现出来的娇弱。

——【英国】查尔斯·里德《患难与忠诚》（上）第十七章第 117 页

美人并不个个可爱；有些只是悦目而不醉心。

——【西班牙】塞万提斯《堂吉诃德》（上）第十四章第 102 页

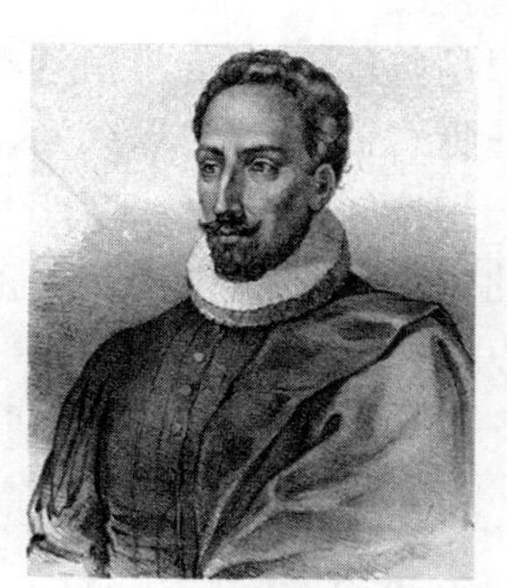
塞万提斯

人并不是因为美丽才可爱，而是因为可爱才美丽。

——【俄国】列夫·托尔斯泰，引自穆尼尔·纳素夫《愿你一生更幸福》第一辑第 17 页

大家都喜欢那些乐观积极、充满活力的人，他们阳光灿烂的笑容是忙碌的生活和拥挤的人潮中最亮丽的一道风景。

——【美国】奥里森·马登《一生的资本——奥里森·马登成功学大全集》第二章第 56 ～ 57 页

性情友善、笑容明朗的人注定会成功，因为他们无论走到哪儿都是最受欢迎的。

——【美国】奥里森·马登《一生的资本——奥里森·马登成功学大全集》第二章第 57 页

九、梦想希望篇

76. 梦想

梦想是热能与力量、朝气与生机之源，是升腾智慧之剑的导火索，是洞穿生活中一切磨难的激光。梦想是点燃生命之灯的火花，是引领夜航船的灯塔，是激励心志的精神家园。

——【美国】拿破仑·希尔《正能量：正向心态带来非凡的成功》第6章第58页

梦带给我们在实际生活中寻不到的空灵虚玄之美，也让我们看到永远有希望在前面招手。梦点缀了人生，也诗化了人生。

——【瑞士】赵淑侠《翡翠色的梦》，《翡翠色的梦》第3页

让我们为自己寻找一个梦想，树立一个目标吧，因为——人生因梦想而伟大！

——【美国】戴尔·卡耐基《人性的优点全集》第六章第179页

人类所具有的种种力量中，最神奇的莫过于有梦想的能力。如果我们相信明天会更好，就不必计较今天所受的痛苦。有伟大梦想的人，即使千难万险，也不能挡住他前进的脚步。

——【美国】拿破仑·希尔《正能量：正向心态带来非凡的成功》第6章第59页

人生下来不是为了拖着锁链，而是为了展开双翼。

——【法国】雨果《九三年》第三部第七卷五第442页

鸟有翅膀能飞到天空，人没有翅膀，但凭着智慧和肌肉的力量也能飞到天上去。

——【俄国】茹可夫斯基，引自曹方《和青年谈读书》第1～2页

我宁愿做人类中有梦想和有完成梦想的愿望的、最渺小的人，而不愿做一个最伟大的、无梦想、无愿望的人。

——【黎巴嫩】纪伯伦《拔锚起航》，《先知·沙与沫》第112页

目标是信念、志向的具体化，奋斗者一定要有梦想，并敢于做“大梦”，梦想正是步入成功殿堂的动力源。

——【美国】戴尔·卡耐基《人性的弱点全集》（达夫编译）第五章第133页

许多精英俊杰都是出色的梦想者，他们无一不是笃信大梦能成真的。

——【美国】戴尔·卡耐基《人性的弱点全集》（达夫编译）第五章第133页

生活不可能浑浑噩噩，假如你心里有个美好的梦。

——【英国】佩欣斯·斯特朗《憧憬》，引自《金果小枝》第294页

人类也需要梦想者，这种人醉心于一种事业的大公无私的发展，因而不能注意自身的物质利益。

——【法国】居里夫人，引自《居里夫人传》第二十三章第 355 页

谁不在梦的舞台上度日，他就是岁月的奴隶！

——【黎巴嫩】纪伯伦《幻想女王》，《泪与笑》第 72 页

梦想只要能持久，就能成为现实。我们不就是生活在梦想中的吗？

——【英国】丁尼生，引自《假如给我三天光明：海伦·凯勒自传》第三篇第 103 页

现在的一切不过是过去各个时代梦想的总和，不过是过去各个时代梦想的现实化。

——【美国】拿破仑·希尔《正能量：正向心态带来非凡的成功》第 6 章第 58 页

我认为再没有比那些只顾自己鼻尖底下一点事情的人更可悲的了。

——【英国】卢瑟福，引自《科学家成功的奥秘》第 142 页

没有任何一颗心在追求梦想的时候感到痛苦，因为追寻过程的每一刻，都与上帝和永恒同在。

——【巴西】保罗·柯艾略《牧羊少年奇幻之旅》第 173 页

只有梦想而不去努力，徒有愿望而不能拿出力量来实现愿望，那是不能成事的。只有那实际的梦想——梦想加上坚韧的工作，才有用处，才能开花结果。

——【美国】罗杰·马尔腾《梦想者》，《处世的艺术》第 6 页

伟大的生命诞生于伟大的梦想。

——【奥地利】茨威格《罗曼·罗兰传》第一章 2 第 15 页

世界就是由梦想和梦想所带来的美合成的。

——【美国】德莱塞《“天才”》（上）第二部第五章第 305 页

77. 理想

当大自然剥夺了人类用四肢走路的本领时，它就授予他一根拐杖，那就是理想！

——【苏联】高尔基《时钟》五，《高尔基文集》第 132 页

理想就是进步在不断前进中所追求的坚定不移的范本。

——【法国】雨果《莎士比亚论》，《雨果论文学》第 182 页

每一代的人都得有一种美妙的理想让他们风魔。

——【法国】罗曼·罗兰《约翰·克利斯朵夫》（4）卷九第一部第 11 页

不要陷入眼前的琐碎事务而不能自拔，而要在自己心中培养对未来的理想，因为理想是一种特殊的阳光，没有阳光的赋予生命的作用，地球会变成石头。

——【俄国】谢德林《波谢洪尼耶遗风》六第 86 页

生活好比旅行，理想是旅行的路线，失去了路线，只好停止前进了。生活既然没有目的，精力也就枯竭了。

——【法国】雨果《海上劳工》第三部第一章一第 369 页

如果一个人的头上缺少一颗指路明星——理想，那他的生活将是醉生梦死的。

——【苏联】苏霍姆林斯基《给儿子的信》四第 18 页

伟大的理想只有经过忘我的斗争和牺牲才能胜利地实现。

——【意大利】乔万尼奥里《斯巴达克思》二二第 542 页

照亮我的道路，并且不断地给我新的勇气去愉快地正视生活的理想，是善、美和真。

——【美国】爱因斯坦《我的世界观》，《爱因斯坦文集》（3）第 43 页

真理想绝非某种高居于个人之上的神秘力量，而是充分肯定自我的一种有力表现。任何与此种自我肯定相悖的理想，都被证明并不是理想，而只是一种病态的目标。

——【美国】弗洛姆《逃避自由》第七章第 191 页

人有了物质才能生存；人有了理想才谈得上生活。你要了解生存与生活的不同吗？动物生存，而人则生活。

——【法国】雨果《莎士比亚论》，《雨果论文学》第 169 页

我认为我们应该在一种理想主义中去寻找精神力量，这种理想主义使我们不骄傲，而能使我们把我们的希望和梦想达到高尚的境界。

——【法国】居里夫人，引自《居里夫人传》第二十五章第 377 页

成功不在于有无天资，而在于有无理想。

——【日本】德田虎雄《产生奇迹的行动哲学》第一章二第 39 页

我们把真理想定义为所有促进自我的成长、自由及幸福的目标。

——【美国】弗洛姆《逃避自由》第七章第 191 页

暂时的是现实，永生的是理想。

——【法国】罗曼·罗兰《爱与死的搏斗》第 159 页

让整个一生都在追求中度过吧，那么在这一生里必定会有许多顶顶美好的时刻。

——【苏联】高尔基《时钟》五，《高尔基文集》（3）第 119 页

雄心壮志是鼓舞人创立丰功伟业的最大的刺激剂。

——【古希腊】苏格拉底，引自《回忆苏格拉底》第三卷第三章第 92 页

志向是天才的幼苗，经过热爱劳动的双手培育，在肥田沃土里将成长为粗壮的大树。

——【苏联】苏霍姆林斯基《给儿子的信》五第 19 页

人的可贵是两脚踏实地站在地上，一颗脑袋却经常仰望青天。

——【日本】松下幸之助《成功者的信念》，《我的人生理念》第 28 页

78. 信仰

所谓信仰就是人类全部生活都建立在上面的精神立脚点。

——【俄国】列夫·托尔斯泰《托尔斯泰最后的日记》（一九一〇年三月二十七日）第 60 页

信仰，是内心的灯光，它照彻了一个人的人生之路。没有信仰的人，犹如在黑夜中前行，不辨方向，没有目标，随波逐流。

——【美国】阿尔伯特·哈伯德《哈伯德全书》第三部第118页

信仰是精神上的能力；动物是没有信仰的，野蛮人和没有开化的人有的只是恐怖和疑惑。只有高度发达的生物才能有信仰。

——【俄国】契诃夫《手记》，《契诃夫手记》第31页

每个人总不免有所迷恋，每个人总不免犯些错误，不过在进退失据，周围的一切开始动摇的时候，信仰就能拯救一个人。

——【俄国】马明—西比利亚克《普里瓦洛夫的百万家私》第四章十三第373页

没有信仰，则没有名符其实的品行和生命，没有信仰，则没有名符其实的国土。

——【美国】惠特曼《从巴门诺克开始》7，《草叶集选》第17页

没有理解，信仰易流于迷信；没有信仰，则精神柔弱昏迷。

——【日本】松下幸之助《圆融的意念》，《我的人生理念》第206页

如果没有一种多少带有宗教成份的信仰，那么幸福是不可能的。

——【英国】罗素《走向幸福》下篇第十七章第245页

信仰，为人所必须。什么也不信的人不会有幸福。

——【法国】雨果《悲惨世界》（中）第二部第七卷第513页

信仰是去相信我们所未看见的；而这种信仰的回报，是看见我们所相信的。

——【古罗马】奥古斯丁，引自《智慧的锦囊》第91页

信仰是心中的绿洲，思想的骆驼队是永远走不到的。

——【黎巴嫩】纪伯伦《拔锚起航》，《先知·沙与沫》第127页

一个人理应是有信仰的、或者正在寻找信仰的人。人没有信仰，就成了行尸走肉。

——【俄国】契诃夫《补遗》，《契诃夫手记》第232页

整个人生是一幕信仰之剧。没有信仰，生命顿时就毁灭了。

——【法国】罗曼·罗兰《罗曼·罗兰回忆录》第三部分第237页

智慧是做事用的，对于灵魂说来，靠的是信仰！

——【苏联】高尔基《在人间》十二，《高尔基文集》（15）第441页

伟大的时代都是信仰的时代。

——【美国】爱默生《爱默生文集　生活的准则》第二篇第六章第209页

我们最需要的是力量，这样才能应付面临的命运的突然袭击。居于这些力量之首的，成为所有一切的源泉的是：信仰。

——【法国】罗曼·罗兰《罗曼·罗兰回忆录》第三部分第217页

信仰令人强壮，疑虑削弱精力。因为信仰本身就是力量。

——【英国】弗雷德里克·罗伯逊，引自《卡

耐基读书笔记》第九章第 277 页

信仰是一种伟大的情感，一种创造力量。

——【苏联】高尔基《忏悔》，《高尔基文集》（12）第 377 ～ 378 页

我们若凭信仰而战斗，就有双重的武装。

——【古希腊】柏拉图，引自《智慧的锦囊》第 91 页

世界上即使没有上帝，我也要创造一个上帝。

——【法国】伏尔泰《致“三个骗子手”一书作者的信》，引自《西方伦理思想史》第五编第一章第 378 页

79. 目标

目标能唤醒人，能调动人，能塑造人，目标的力量是难以估量的。有了目标，内心的力量才会找到归宿。

——【美国】戴尔·卡耐基《人性的优点全集》第六章第 179 页

一个人能否成功，确定目标是首要的战略问题。目标能够指引人生，规范人生，是人成功的第一要义。

——【美国】戴尔·卡耐基《人性的弱点全集》（达夫编译）第五章第 133 页

生命里最重要的事情是要有个远大的目标，并借才能与坚毅来达成它。

——【德国】歌德，引自《世界 49 位名人的青年时代》第 201 页

大目标使人的生活是干事业，小目标使人的生活仅是过日子。

——【美国】戴尔·卡耐基《人性的优点全集》第六章第 181 页

那些出类拔萃的人正是在生活的早期就清楚地辨明了自己的方向，并且始终如一地把他的能力对准这一目标的人。

——【英国】布尔沃·利顿，引自阿里·基夫《人生的战略》，见《美国人谈生活的艺术》第 72 页

一个人追求的目标越高，他的才力就发展得越快，对社会就越有益。

——【苏联】高尔基《和青年作家谈话》，《论文学》第 340 页

自我完善的目标越远大，成功的美酒越醇厚。

——【美国】马克斯威尔·马尔兹《目的》，《人生的支柱》第 29 页

要有远大的目标，哪怕现在你从事着卑微的工作，你也不要舍弃了宽广的心胸。瞄得更远的人，他的箭也将射得更远。

——【英国】乔治·赫伯特，引自《品格的力量》第一章第 8 ～ 9 页

不要为自己设立不可能实现的目标。人总是希望自己有所进步的，但亦不能要求过高以免达不到而挫伤信心。目标要实际，但更要不惜一切地去实现目标。

——【美国】戴维·坎贝尔《人生道路的选择》第一章第 24 页

人生的精彩来自于目标的精彩。

——【美国】戴尔·卡耐基《人性的优点全集》第六章第 181 页

一个心怀伟大目标的人安详工作着的那一天，永远是属于他的。

——【美国】爱默生《美国的学者》三，《美的透视》第 74 页

我们企望达到的一个个目的如同永无止境的自我完善道路上的一个个客栈。

——【美国】马克斯威尔·马尔兹《目的》，《人生的支柱》第 29 页

任何人都是目标的追求者，一旦达到目的，第二天就必须为第二个目标动身起程了。

——【美国】马克斯威尔·马尔兹《目的》，《人生的支柱》第 28 页

世上最重要的事，不在于我们在何处，而在我们朝着什么方向走。

——【美国】奥利弗·温德尔·霍姆斯，引自《智慧的锦囊》第 192 页

要是一个人能充满信心地朝他理想的方向去做，下定决心过他所想过的生活，他就一定会得到意外的成功。

——【美国】梭罗《狱卒》，引自《人性的优点全集》第 5 页

一个人如果不知道自己的船在驶向哪个港口，那么，对他来说，也就无所谓顺风不顺风的了。

——【古罗马】塞涅卡《致鲁西流书信集》，引自《卡耐基读书笔记》第五章第 122 页

一个人如果是依循着某条轨道前进，那总会在某处有个终点；若是到处漫游，则绝无尽头。所以不能作无目标、无意义的旅行。

——【古罗马】塞涅卡《幸福而短促的人生——塞涅卡道德书简》第十六封信第 50 页

目标的坚定是性格中最必要的力量泉源之一，也是成功的利器之一。没有它，天才也会在矛盾无定的迷径中，徒劳无功。

——【英国】切斯特菲尔德，引自《智慧的锦囊》第 14 页

明确的目标是所有成功的起点。任何个人成功都始于有明确的目标以及为达到这个目标而设定的具体计划。没有目标，没有计划，人的一生只能是漫无目的地随波逐流。

——【美国】拿破仑·希尔《拿破仑·希尔成功学 17 法则》第 1 课第 20 页

80. 希望

希望是一种对于未来光荣的预期。

——【意大利】但丁《天堂》第二十五篇，《神曲》第 499 页

希望是热情之母，它孕育着荣誉，孕育着力量，孕育着生命。一句话，希望是世间万物的主宰。

——【印度】普列姆昌德《半斤小麦》四，《普列姆昌德短篇小说选》第 125 页

希望的灯一旦熄灭，生活刹那变成了一片黑暗。

——【印度】普列姆昌德《咒语》一，《普列姆昌德短篇小说选》第 137 页

人必须像天上的星星，永远很清楚地看出一切希望和愿望的火光，在地上永不熄灭、熊熊燃烧着的火光。

——【苏联】高尔基《马特维·科热米亚金的一生》第一部，《高尔基文集》(13) 第 150 ～ 151 页

感觉不到自己心里有愿望存在就等于没有生命。

——【苏联】高尔基《马车夫》，《高尔基文集》(2) 第 227 页

人在必然世界里有一个有限之极，在希望世界里则有一个无限之极。

——【印度】圣笈多《泰戈尔评传》第三章第 58 页

你在希望中享受到的乐趣，比你将来实际享受的乐趣要大得多。

——【法国】卢梭《爱弥儿》（下）第五卷第 684 页

人生中既有狂风暴雨，也有漫天大雪。只要在你心里的天空上，经常有一轮希望的太阳，幸福之光便会永远照耀你。

——【日本】池田大作《青春寄语》第 135 页

只有勇气而无智慧，必然无功；只有信念而无希望，必然无成；能克服不幸与邪恶的，唯希望而已。

——【德国】马丁·路德，引自《卡耐基读书笔记》第九章第 271 页

拥有希望的人才会走向成功，希望是取得伟大事业的基石。

——【英国】塞缪尔·斯迈尔斯《自己拯救自己——斯迈尔斯成功学大全集》第十一章第 217 页

在努力工作的过程中，满怀希望，就不会觉得劳累与辛苦。

——【日本】松下幸之助《生命的磨练》，《我的人生理念》第 81 页

希望从来也不抛弃弱者。

——【秘鲁】里·帕尔玛《一吻之死》，《拉丁美洲名作家短篇小说选》第 8 页

希望本身就是一种快乐，而且，也许是世界上所能求到的最高快乐。

——【英国】塞缪尔·约翰逊《致某夫人信》，引自包斯威尔《约翰逊传》第 71 页

抱有希望时要准备失望，感到失望时要看到希望。

——【古罗马】塞涅卡《幸福而短促的人生——塞涅卡道德书简》第一百零四封信第 229 页

希望虽然常受欺骗，但却非常必要，因为，希望本身就是幸福。

——【英国】塞缪尔·约翰逊《快乐的期待》，引自《英国十八世纪散文选》第 93 页

人类最可贵的宝库乃是这个“希望”，它缓和了我们的悲哀，它在我们目前所有的欢乐中描绘了将来的欢乐。

——【法国】伏尔泰《哲学通信》第二十五封信第 130 页

希望是暗夜中的白昼之光，是强者的支柱，弱者的力量。

——【苏联】库利耶夫《“盲人就希望眼睛能复明”》，引自《外国哲理诗选》第 70 页

在任何情况下都不要绝望。希望和行动便是我们在不幸中的义务。没有行动的绝望是对义务的遗忘和违犯。

——【苏联】帕斯捷尔纳克《日瓦戈医生》下卷第十五章十四第 677 页

81. 思想

人之异于动物就因为他有思维。

——【德国】黑格尔《法哲学原理》导论第 12 页

人的全部的尊严，其实就在于思想。

——【美国】阿尔伯特·哈伯德《哈伯

德全书》第三部第 134 页

人类的思想真是一根威力强大的杠杆！它是我们用以保卫和救护自己的工具，是上帝所给我们的最好的礼物。

——【法国】缪塞《一个世纪儿的忏悔》第五部第五章第 233 ～ 234 页

思想走在行动之前，就象闪电走在雷鸣之前一样。

——【德国】海涅《论德国宗教和哲学的历史》第三篇，《海涅选集》第 339 页

一个人的活动，如果不是被高尚的思想所鼓舞，那它是无益的、渺小的。

——【俄国】车尔尼雪夫斯基，引自《车尔尼雪夫斯基》第 97 页

思想是自己的主宰，可把地狱变成天堂，天堂变成地狱。

——【英国】弥尔顿，引自《智慧的锦囊》第 76 页

人不是受事物本身，而是受自己对事物的看法所困扰。

——【法国】蒙田《蒙田随笔全集》（1）第十四章第 41 页

微小的思想顺服于不幸；而伟大的思想却跃升其上。

——【美国】华盛顿·欧文，引自《智慧的锦囊》第 34 页

只有思想的光焰才能照亮他前进道路上的障碍，打开人生之谜，揭示朦胧的大自然的奥秘。

——【苏联】高尔基《人》一，《高尔基文集》（5）第 46 页

对于一个有头脑的人来说，是不存在穷乡僻壤的。

——【俄国】屠格涅夫《父与子》二十第 141 页

如果人们想使身体舒适，那么应该让思想旅行、游观。

——【法国】阿兰《向远处看》，《论幸福——幸福的艺术》第 141 页

决定你幸福与否的，不是你有什么，或你是谁，或你在什么地方，或你正在做什么，而是你怎么想。

——【美国】戴尔·卡耐基《微笑的力量》，引自《世界上最伟大的演说辞》第 87 页

人的全部的尊严就在于思想。

——【法国】帕斯卡尔《思想录》第六编第 164 页

如果你怀着下坡的思想，便无从爬上山去。

——【美国】威尔弗雷德·A. 彼得森《改变自己的艺术》，《生活的艺术》第 11 页

若是一个人的思想不能比飞鸟上升得更高，那就是一种卑微不足道的思想。

——【英国】莎士比亚《亨利六世》（中篇）第二幕第一场，《莎士比亚全集》（6）第 128 ～ 129 页

无论大地裹着多厚的云层，飞行员总能见到太阳。我不是飞行员，但是我希望，至少能使我的思想不至在地上爬行，而是在空中翱翔。

——【德国】埃尔温·斯特里马特《随想录——给艾娃》，引自《外国优秀散文选》第 20 页

82. 想象

想象的才能是人类活动最伟大的源泉，也是人类进步的主要动力。

——【英国】杜格尔德·斯特华特，引自马克斯威尔·马尔兹《你的潜能》第二章第23页

想象力——开动成功机制的第一把钥匙。

——【美国】马克斯威尔·马尔兹《你的潜能》第三章第29页

想象力比知识更重要，因为知识是有限的，而想象力概括着世界上的一切，推动着进步，并且是知识进化的源泉。

——【美国】爱因斯坦《论科学》，《爱因斯坦文集》（1）第284页

想象力是各种才能的王后。

——【法国】波德莱尔《再论埃德加·爱伦·坡》，《波德莱尔美学论文选》第200页

真实的世界是有界限的，想象的世界则没有止境。

——【法国】卢梭《爱弥儿》（上）第二卷第75页

境由心生，事情往往照人们的想象实现出来。

——【日本】松下幸之助《开创新境地》，《我的人生理念》第571页

凡现已证实的都曾是想象的。

——【英国】威廉·布莱克《天堂与地狱的婚姻》，《天堂与地狱的婚姻：布莱克诗选》第17页

今天比以往任何时候都需要幻想、梦想和预言，即对潜在的明天的想象。

——【美国】托夫勒《社会未来学的战略》，引自《未来学家谈未来》第105页

一些世界上最大、最铁石心肠、曾经是现在主义的化身的公司今天却雇佣直觉的未来学家、科幻作家和幻想家作顾问。

——【美国】托夫勒《社会未来学的战略》，引自《未来学家谈未来》第105页

如果你剥夺了一个平常人的生活幻想，那你同时就剥夺了他的幸福。

——【挪威】易卜生《野鸭》第五幕，《易卜生戏剧》第492页

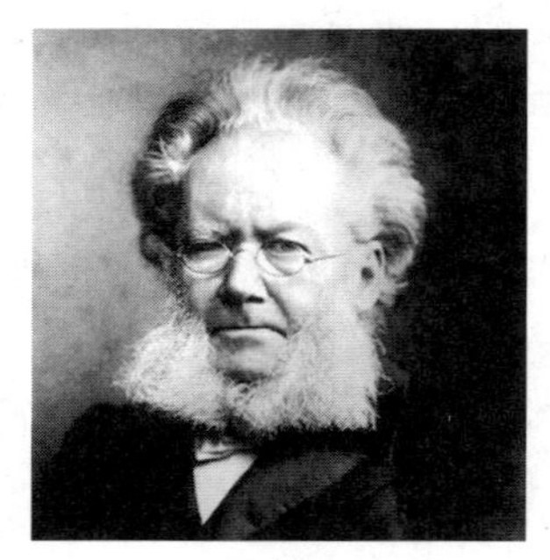

易卜生

想出新办法的人在他的办法没有成功以前，人家总说他是异想天开。

——【美国】马克·吐温《赤道环游记》上卷第三十二章第243页

异想天开给生活增加了一分不平凡的色彩，这是每一个青年和善感的人所必须的。

——【苏联】康·巴乌斯托夫斯基《一束假花》，《金蔷薇》第24页

大自然在依靠我们人类的想象来造就无与伦比的创造力。

——【意大利】皮兰德娄《六个寻找剧作家的角色》第13页

十、学习求知篇

83. 学习

学习是劳动，并且应当永远是劳动；是充满了思想的劳动。

——【俄国】乌申斯基，引自杜贺夫内伊《教学法原理》第 125 页，见曹方《和青年谈读书》第 10 页

人生最美好的主旨和人类生活最幸福的结果，无过于学习了。

——【法国】巴尔扎克《驴皮记》，《人间喜剧》第二十卷第 114 页

很显然，无论是天资比较聪明的人或是天资比较鲁钝的人，如果他们决心要得到值得称道的成就，都必须勤学苦练才行。

——【古希腊】苏格拉底，引自《回忆苏格拉底》第三卷第九章第 116 页

人的天性犹如野生的花草，求知学习好比修剪移栽。实习尝试则可检验修正知识本身的真伪。

——【英国】培根《论求知》，《培根随笔选》第 13 页

不去读书就没有真正的教养，同时也不可能有什么鉴别力。

——【俄国】赫尔岑《给儿子的信》，《赫尔岑论文学》第 35 页

重复是学习之母！

——【德国】狄慈根《论逻辑书简》第一集第九封信，《狄慈根哲学著作选集》第 136 页

史鉴使人明智，诗歌使人灵秀，数学使人缜密。自然哲学使人深刻，伦理学使人庄重，逻辑和修辞之学使人善辩。“凡有所学，皆成性格。”

——【英国】培根《论读书》，《培根论人生》第 160 页

从别人那里学习，甚至是从敌人那里学习，做个明智、真诚、谦虚，至少不那么自负的人，是永远不会太迟的。

——【法国】卢梭《一个孤独散步者的遐想》散步四第 60 页

我们从失败中学会的远多于在成功中学会的。

——【美国】亨利 · 福特《向前进——亨利 · 福特自传》17 第 285 页

举止大半是模仿得来的。我们都是一种模仿性很强的动物，是染于青则青，染于黄则黄的。

——【英国】约翰 · 洛克《教育漫话》第 66 页

没有头绪的阅读，也许会增加知识，却未必能够增添智慧。知识使人进步，而智慧使人得道。一个知识渊博的人未

必就是一个有智慧的人。

——【美国】海伦·凯勒《假如给我三天光明：海伦·凯勒自传》第三篇第 121 页

读书之用有三：一为怡神旷心，二为增趣添雅，三为长才益智。

——【英国】培根《谈读书》，《培根随笔集》第 164 页

我书读得愈多，就愈亲近世界，愈明了生活的意义，愈感觉生活的重要。

——【苏联】高尔基《我怎样读书》第 23 页

读书愈多精神就愈健壮而勇敢。

——【苏联】高尔基《我怎样读书》第 23 ～ 24 页

读书读得太多，反而会造成一些自以为是的无知的人。

——【法国】卢梭《爱弥儿》（下）第五卷第 690 页

构成我们学习最大障碍的是已知的东西，而不是未知的东西。

——【法国】贝尔纳，引自《科学研究的艺术》第一章第 3 页

有些人看书可以发现其中的至理名言，而有些人看书则只能纠正其中的印刷错误。

——【瑞士】阿尔弗雷德·莫勒《玩世箴言——德语非典型谚语》第 143 页

84. 书籍

书籍是人类进步的阶梯。

——【苏联】高尔基，引自曹方《和青年谈读书》第 4 页

书早已不是仅仅用来帮助休息和消遣的东西了。不，它是朋友，顾问，导师。

——【苏联】柳·科斯莫杰米扬斯卡娅《蔚拉·谢尔杰夫娜》，《卓娅和舒拉的故事》第 132 页

我们需要的书，应该是一把能击破我们心中冰海的利斧。

——【奥地利】卡夫卡《卡夫卡寓言与格言》第 1 页

有些书可浅尝辄止，有些书可囫囵吞枣，但有少量书则须细细咀嚼，慢慢消化。

——【英国】培根《谈读书》，《培根随笔集》第 164 页

书籍使用得当，它就是最好的东西。将它滥用，它就成了最坏的东西。

——【美国】爱默生《美国学者》，《爱默生演讲录》第 121 页

生活，这是一切书籍中第一本重要的书。谁要是不念这本生活之书，随他便。

——【法国】罗曼·罗兰《母与子》（上）第一卷第一部第 61 页

我最初的故乡是书本。

——【法国】玛格丽特·尤瑟纳尔《宁静而恍惚的心灵》，《一个罗马皇帝的临终遗言》第 42 页

当书本给我讲到闻所未闻，见所未见的人物、感情、思想和态度时，似乎是每一本书都在我面前打开了一扇窗户，让我看到一个不可思议的新世界。

——【苏联】高尔基《我是怎样学习的》，引自《高尔基论青年》3 第 243 页

要热爱书，它会使你的生活轻松；它会友爱地来帮助你了解纷繁复杂的思

想、情感和事件；它会教导你尊重别人和你自己；它以热爱世界、热爱人类的情感来鼓舞智慧和心灵。

——【苏联】高尔基《我是怎样学习的》，引自《高尔基论青年》3 第 251 页

热爱书籍吧！书籍是知识的源泉，只有知识才能解救人类，只有知识才能使我们变成精神上坚强的、正直的、有理性的人。

——【苏联】高尔基《我怎样读书》，《高尔基文集》（7）第 163 页

光书本是不够的，还必须有应用它们的本领……就正是这种本领，比所有的书本都更奥妙，但是，书本里关于它什么也没有写到……必须由你自己从生活中学习。

——【苏联】高尔基《福马·高尔杰耶夫》三，《高尔基文集》（9）第 182 页

85. 知识

只有知识才是有用的，只有它才能够使我们在精神上成为坚强、忠诚和有理智的人，成为能够真正爱人类、尊重人类劳动、衷心地欣赏人类那不间断的伟大劳动所产生的美好果实的人。

——【苏联】高尔基《我是怎样学习的》，引自《高尔基论青年》3 第 251 页

知识却是取之不尽的源泉，用之不竭的财富；假如有知识，即使钱财用完也不要紧，因为知识是存在头脑里的财产。

——【波斯】萨迪《蔷薇园》第七卷第 146 ～ 147 页

知识，如同光芒四射的烛光，把人生之路照得耀眼通明；来者从亮光中认识了人生的意义，去者似蜡烛燃尽，照亮了别人。

——【科威特】穆尼尔·纳素夫《社会》，《愿你生活更美好》第 249 页

知识是一切美德之母，而所有罪恶都出自无知。

——【法国】蒙田《知识乃一切美德之母》，《人生随笔》第 102 页

知识的根是苦的，而结出的果实则是甜的。

——【意大利】达·芬奇《火石和火镰》，《达·芬奇寓言故事》第 15 页

心灵中的黑暗必须用知识来驱逐。

——【古罗马】卢克莱修《物性论》第六卷第 353 页

能得到最好的回报的投资是对知识的投资。

——【美国】本杰明·富兰克林《智慧之门》5，《穷理查历书》第 177 页

知识本身并没有告诉人怎样运用它，运用的方法乃在书本之外。这是一门技艺，不经实验就不能学到。

——【英国】培根《论求知》，《培根随笔选》第 13 页

有了知识而不运用，如同一个农民耕耘而不播种。

——【波斯】萨迪《蔷薇园》第八卷第 181 页

一个没有书籍、杂志、报纸的家庭，等于一所没有窗户的房屋。

——【美国】罗杰·马尔腾《读书的习惯》，《处世的艺术》第 107 页

知识给人以爱，给人以光明，给人以智慧。

——【美国】海伦·凯勒《假如给我三天光明》第一章第 18 页

86. 科学

科学是一种在历史上起推动作用的、革命的力量。

——【德国】恩格斯《在马克思墓前的讲话》，《马克思恩格斯选集》第三卷第 575 页

能够打开世界之谜的钥匙——科学。

——【苏联】高尔基《人》一，《高尔基文集》（5）第 45 页

科学唯一目的就是减轻人类生存的苦难。

——【意大利】伽利略，引自布莱希特《伽利略传》第 122 页

科学是一种强大的智慧力量，它致力于破除禁锢着我的神秘的桎梏。

——【苏联】高尔基《瓦莲卡·奥列索娃》二，《高尔基文集》（10）第 43 页

科学是一种强有力的工具。怎样用它，究竟是给人带来幸福还是带来灾难，全取决于人自己，而不取决于工具。

——【美国】爱因斯坦《科学与战争的关系》，《爱因斯坦文集》（3）第 56 页

只要人类能明智地利用科学，在创造完美世界的道路上，可能做到的事情看来几乎是永无止境的。

——【英国】罗素《我的信仰》，《真与爱——罗素散文集》第 42 页

在科学上没有平坦的大道，只有不畏劳苦沿着陡峭山路攀登的人，才有希望达到光辉的顶点。

——【德国】马克思《〈资本论〉法文版序言》，《马克思恩格斯全集》第 23 卷第 26 页

任何科学上的雏形，都有它双重的形象：胚胎时的丑恶，萌芽时的美丽。

——【法国】雨果《海上劳工》第一部第三章四第 54 页

科学是将帅，实践是士兵。

——【意大利】达·芬奇《笔记》，引自《西方哲学原著选读》（上）28 第 311 页

天生的能力必须借助于系统的知识。直觉能作的事很多，但是作不了一切。只有天才和科学结了婚才能得到最好的结果。

——【英国】赫伯特·斯宾塞《斯宾塞教育论著选》上编第 84 页

科学没有宗教就象瘸子，宗教没有科学就象瞎子。

——【美国】爱因斯坦《科学和宗教》，《爱因斯坦文集》（3）第 182 ～ 183 页

当喉咙发干时，会有连大海也可以一饮而尽的气概——这便是信仰；一等到喝时，至多只能喝两杯——这才是科学。

——【俄国】契诃夫《手记》，《契诃夫手记》第 75 ～ 76 页

87. 榜样

榜样的力量胜过说教。

——【古希腊】伊索《螃蟹母子》，《伊索寓言（精选本）》第 56 页

最简明、最容易而又最有效的办法

是把他们应该作或是应该避免的事情的榜样放在他们的眼前。

——【英国】约翰·洛克《教育漫话》第 83 页

那种吸引或阻止他们去模仿的力量，是比任何能够给予他们的说教都大的。

——【英国】约翰·洛克《教育漫话》第 83 页

唯一有说服力的教材是榜样的教材。生活比学校更能提供这种教材。

——【法国】罗曼·罗兰《罗曼·罗兰回忆录》第三部分第 248 页

在我们的最高责任里，尽力去树立一个好榜样就是其中一条。与训导相比，榜样更具说服力，它是品格最好的创造者。

——【英国】塞缪尔·斯迈尔斯《品格的力量》第六章第 223 页

个人的亲身经历固然重要，若能找到榜样加以学习借鉴，其作用也是难以估量的。榜样能帮你指出人生河流中的湍流，为你提供从容前行的地图。

——【美国】安东尼·罗宾《唤醒心中的巨人》第二章第 28 页

勇士们的榜样带动着胆怯的人一起前进，只要一个人表现出大无畏的精神，他的榜样，就能使他周围的人们心头燃起勇敢的火炬。

——【德国】海因里希·伯尔《莱尼和他们》第四章第 126 页

具有高贵的气质和远大的抱负的人就具有了一种神秘的力量。这种力量吸引人们向他聚拢，给人们以力量和希望。

——【西班牙】格拉西安《千年智慧书》42 第 51 页

想要成功？OK！模仿一个已经成功的人，用他的思维和行动方式做事，直至复制他的成就。

——【美国】安东尼·罗宾《激发无限潜能》第二章第 35 页

模仿卓越的行为是你快速取得你所期望结果的关键。

——【美国】安东尼·罗宾《激发无限潜能》第十五章第 226 页

选择一个英雄为榜样，不是摹仿他，而是和他竞争。

——【西班牙】格拉西安《处世的艺术》75 第 52 页

学习的方法与其依从规则，不如根据榜样。

——【英国】约翰·洛克《教育漫话》第 64 页

88. 教育

左右人类命运的是教育，因此教育问题是人类的重大问题。

——【日本】木村久一《早期教育和天才》第五章第 131 页

我敢说我们日常所见的人中，他们之所以或好或坏，或有用或无用，十分之九都是他们的教育所决定的。

——【英国】约翰·洛克《教育漫话》第 24 页

人类之所以千差万别，便是由于教育之故。我们幼小时所得的印象，那怕极微极小，小到几乎觉察不出，都有极重大极长久的影响。

——【英国】约翰·洛克《教育漫话》第 24 页

我们在出生的时候所没有的东西，我们在长大的时候所需要的东西，全都要由教育赐与我们。

——【法国】卢梭《爱弥儿》（上）第一卷第7页

教育就是把儿童的最初德行本能培养成正当习惯的一种训练。

——【古希腊】柏拉图《文艺对话集》第300页，引自《古希腊三哲人名言录》第102页

教育的根基是苦的，但它的果实是甜的。

——【古希腊】亚里士多德，引自《名哲言行录》（上）第五卷第一章第278页

母亲对于孩子是第一所学校。

——【科威特】穆尼尔·纳素夫《家庭》，《愿你生活更美好》第138页

母亲对孩子的影响在不知不觉间形成了孩子生命中最深邃的部分。

——【日本】池田大作《女性箴言》第六章第65页

凡是乐观主义者，虽然经过失败与忧患，而自始至终抱着信赖人生的态度的人们，往往都是由一个温良的母亲教养起来的。

——【法国】安德烈·莫洛亚《论父母与子女》，《人生五大问题》第40～41页

学校和教师对于孩子的全部人生来说，只不过在某一领域内负有责任，而决定孩子一生道路的完整人格的基础，实际上是由母亲所进行的家庭教育来决定的。

——【日本】池田大作《女性箴言》第四章第38页

真不知道有多少父母能够认识到他们给予孩子们的所谓“教育”，只是迫使子女陷于平庸，剥夺他们创造美好事物的任何机会。

——【美国】伊莎多拉·邓肯《邓肯自传》第二章第24页

有的人的父母费了九牛二虎之力，为的是把他培养得跟他们一样。遗憾的是他们成功了。

——【瑞士】阿尔弗雷德·莫勒《玩世箴言——冷嘲热讽妙语连珠》第148页

真正负责的父母会培养孩子的独立性，而不是依赖性。

——【美国】韦恩·W. 戴埃《你的误区》第十章第196页

用鞭子教不出人来。

——【苏联】高尔基《童年》二，《高尔基文集》（15）第21页

教育不能局限于一点一滴地传授知识，而应当是使孩子能够理解、欣赏整个生活的和谐并为之作出贡献。

——【印度】圣笈多《泰戈尔评传》第八章第232页

我的目的不是教给他各种各样的知识，而是教他怎样在需要的时候取得知识，是教他准确地估计知识的价值，是教他爱真理胜于一切。

——【法国】卢梭《爱弥儿》（上）第三卷第283页

把身体上与精神上的训练相互变成一种娱乐，说不定就是教育上的最大秘诀之一。

——【英国】约翰·洛克《教育漫话》第197页

教育一个男人，是教育一个人。而

教育一个女人，是教育一个家庭，教育三代人，也就是教育一个民族。所以，教育女人，比教育男人更重要。

——【美国】李玲瑶《〈女人的成熟比成功更重要〉自序》第 3 页

89. 经验

经验是指导我前进的唯一明灯；过去是判断未来的唯一依据。

——【美国】帕特里克·亨利《不自由，毋宁死》，引自《世界上最伟大的演说辞》第 228 页

经验没有伦理上的价值。经验只不过是人们给他们的错误定的名称。

——【英国】奥斯卡·王尔德《道连·葛雷的画像》第四章第 67 页

前人的错误给我们的教益不亚于他们的积极的成就给我们的教益。

——【德国】狄慈根《论逻辑书简》第一集第二十三封信（甲），《狄慈根哲学著作选集》第 201 页

要明确地懂得理论，最好的道路就是从本身的错误中、从痛苦的经验中学习。

——【德国】恩格斯《恩格斯致弗·凯利—威士涅威茨基夫人》，《马克思恩格斯选集》第四卷第 458 页

一个人大半生的时间都在清除少年时代种在脑子里的观念。这个过程叫做取得经验。

——【法国】巴尔扎克《幻灭》第三部下编十二，《人间喜剧》第九卷第 660 页

一个人的经验是要在刻苦中得到的，也只有岁月的磨炼才能够使它成熟。

——【英国】莎士比亚《维洛那二绅士》第一幕第三场，《莎士比亚全集》(1)第 102 页

一只麻雀已落在罗网里边，另一只不会再飞来吃米；你应记取前人的痛苦经验，勿作后人取得教训的前例。

——【波斯】萨迪《蔷薇园》第八卷第 197 页

经验是从时常重复同一事物的记忆发展而成的，因为许多记忆就构成一种经验。

——【古希腊】亚里士多德《工具论》第 255 页，引自《古希腊三哲人名言录》第 102 页

人们只能在吃不明智的亏以后，才会变得明智起来。

——【法国】罗曼·罗兰《母与子》（上）第二卷第一部第 220 页

要教育年轻人，没有比让年轻人自己去干蠢事更有效了。让年轻人在荆棘丛中留下一点羽毛，是有益于健康的。

——【法国】罗曼·罗兰《母与子》（中）第三卷第二部第 102 页

头脑鲁莽，往往是年轻人的劫数，而等到幡然悔悟、自知愚蠢的时候，已是花费了大量的精力，靠时间买来的阅历，是代价不菲的。

——【英国】丹尼尔·笛福《鲁滨逊飘流记》第 137 页

一个阅世不深的人，无异于一茎弱草，任凭狂风暴雨吹刮。

——【美国】德莱塞《嘉莉妹妹》第八章第 75 页

所有的错误加在一起叫做经验。

——【瑞士】阿尔弗雷德·莫勒《玩世箴言——德语非典型谚语》第 11 页

十一、成长磨砺篇

90. 成长

一个人成长的过程，不仅是肌肉和体格的增强，而且随着身体的发展，精神和心灵也同时扩大。

——【英国】莎士比亚《哈姆莱特》第一幕第三场，《罗密欧与朱丽叶》第170页

如果说世界上存在什么真正神圣和伟大的东西，那就是不断成长着的人。

——【苏联】高尔基《守夜人》，《高尔基文集》（7）第257页

把自己培养成为人，这是头等重要的事。五年寒窗固然能培养出工程师，但学会做人，则需要一辈子。要培养自己具有人的心灵。

——【苏联】苏霍姆林斯基《给儿子的信》九第35页

在智慧和道德方面人发展得越高，他就越自由，生活给予他的欢乐也越大。

——【俄国】契诃夫《黑衣修士》七，《黑衣修士》第198页

适应环境和现实是一个人成熟的标志。

——【美国】马克斯威尔·马尔兹《我的格言》，《人生的支柱》第215页

进步，意味着目标不断前移、阶段不断更新，它的视野总是不断变化的。

——【法国】雨果《莎士比亚论》，《雨果论文学》第129页

不蜕皮的蛇只能等死。人也一样，总是抓着旧皮囊不肯更新的人，是从内部开始腐败，停止生长，然后死亡。

——【德国】尼采《曙光》，《不疯魔，不尼采》第38页

只有思想不断更新换代才能脱胎换骨地继续成长。

——【德国】尼采《曙光》，《不疯魔，不尼采》第38页

所有的成长都仰赖行动。没有什么身体上或心智上的发展是不需努力的，而努力便意味着工作。工作不是灾祸，它是智慧的特权，是通往成人及文明的唯一方法。

——【美国】柯立芝，引自《智慧的锦囊》第147页

当一个孩子意识到自己成为少年人并第一次要求在一切人类的活动中参加一份的时候，那可真是人生中美妙的时刻：活力沸腾着，心脏猛跳着，血是热的，力量是充沛的，世界也是那么地美好、新颖、光辉，充满着胜利、欢跃和生命。

——【俄国】赫尔岑《一个青年人的回忆录》二，《赫尔岑中短篇小说集》第28页

你不走错路，就不会懂得事理！你要成长，务须靠你自己。

——【德国】歌德《浮士德》（下）第二部第二幕第三场第 489 页

人生的道路从来不是谁规划出来的，也许启程时你会得到无数的指引，但一直走下去，没有谁能一路相随，你必须做出无数个选择，然后自己一步一步、一步一步地走出去。这就是成长。

——【美国】安娜·昆德兰《不曾走过，怎会懂得》2 第 84 页

成长，它意味着那些你曾经以为不能接受和无法承受的东西，而今居然都可以微笑着接受，也都可以积极地去承受了。

——【美国】安娜·昆德兰《不曾走过，怎会懂得》4 第 188 页

91. 磨砺

超越自然的奇迹，总是在对厄运的征服中出现的。

——【英国】培根《论厄运》，《培根随笔选》第 52 页

跟生活的粗暴无情打交道，碰钉子、受侮辱，自己也不得不狠下心来斗争，这是好事，使人生气勃勃的好事。

——【法国】罗曼·罗兰《母与子》（上）第二卷第二部第 344 页

没有哪一个聪明人会否定痛苦与忧愁的锻炼价值。

——【英国】托马斯·亨利·赫胥黎《进化论与伦理学》第 51 页

某种程度的艰难和困扰，这对每个人来说在任何时候都是必要的。这好象船要直行而必须有压舱物一样。

——【德国】叔本华《人生的智慧》84 页，引自《叔本华箴言录》第 37 页

磨难越大、越严峻、越繁复，对能够经受磨难的人就越有好处。任何人，只要明白痛苦能够给人带来非同一般的益处，再大的痛苦就对他不起任何作用。

——【法国】卢梭《一个孤独散步者的遐想》散步三第 38 页

修整使道路变得平直，但未加修整的曲折的道路才是天才之路。

——【英国】威廉·布莱克《天堂与地狱的婚姻》，《天堂与地狱的婚姻：布莱克诗选》第 19 页

钢是在烈火和急剧冷却里锻炼出来的。

——【苏联】奥斯特洛夫斯基《对国外朋友们讲的话》，《奥斯特洛夫斯基两卷集》第 2 卷第 771 页

一磅铁只值几文钱，可是经过了锤炼就可制成几千根钟表发条，价值累万。

——【德国】舒曼《舒曼论音乐与音乐家》第 223 页

我们今日承受的灾难，明日将会成为我们荣誉的桂冠。

——【黎巴嫩】纪伯伦《火写的字》，《泪与笑》第 29 页

艰苦的生活比舒适的生活往往会更使人养成良好的品质。

——【苏联】费定《篝火》第一部第一章 2 第 15 页

对某些人来说，任何不幸都是神圣

的，任何失败都是值得尊敬的。

——【法国】大仲马《王后的项链》（上卷）作者前言第3页

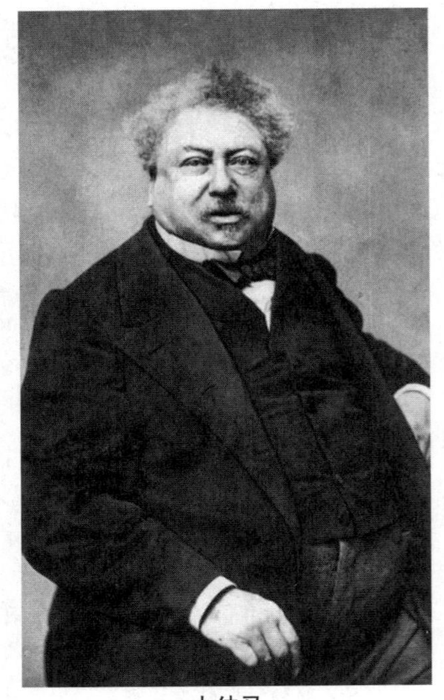

大仲马

不幸的遭遇可以增长人的见解，改善人的心地，锻炼人的体质，使一个青年能够担当起生活的责任，同时能够知道怎样享受人生，这是在富裕的环境中所受的教育万万不能达到的。

——【英国】斯末莱特《蓝登传》卷二第三十章第514页

在所有方面，我们都是“因受难而完善起来的”。

——【英国】托马斯·卡莱尔《英雄和英雄崇拜——卡莱尔讲演集》第三讲第149页

优秀的船员，绝不会诞生在风平浪静的港湾中。

——【美国】奥里森·马登《一生的资本——奥里森·马登成功学大全集》第五章第130页

除非历经许多大错，无人能变得伟大或优秀。

——【英国】威廉·格莱斯顿，引自《智慧的锦囊》第21页

没有战胜过困难，没有负过重荷的人，不能成为真正的人。

——【苏联】苏霍姆林斯基《给儿子的信》，《家长教育学》第252页

不识愁苦滋味的人终生是幼稚的赤子。

——【德国】托马斯·曼《布登勃洛克一家》（上）第四部第三章第180页

能力是抵抗困难而获得的。伟人都是在向困难搏斗中产生出来的。不从困难阻碍中奋斗而要想锻炼出能耐来，是不可能的。“生前没有锻炼，死时只能算作半个人。”

——【美国】罗杰·马尔腾《贫困的可贵》，《处世的艺术》第21页

92. 境遇

人在逆境里比在顺境里更能坚持不屈。遭厄运时比交好运时更容易保全心身。

——【法国】雨果《笑面人》第二部第五卷第五章第499页

人们在被命运眷宠的时候，勇、怯、强、弱、智、愚、贤、不肖，都看不出什么分别来；可是一旦为幸运所抛弃，开始涉历惊涛骇浪的时候，就好像有一把有力的大扇子，把他们扇开了，柔弱

无用的都被掮去，有毅力、有操守的却会卓立不动。

——【英国】莎士比亚《特洛伊罗斯与克瑞西达》第一幕第三场，《莎士比亚全集》（7）第 139 页

如果斗争只是在有极顺利的成功机会的条件下才着手进行，那末创造世界历史未免就太容易了。

——【德国】马克思《马克思致路·库格曼》，《马克思恩格斯选集》第四卷第 393 页

升平富足的盛世徒然养成一批懦夫，困苦永远是坚强之母。

——【英国】莎士比亚《辛白林》第三幕第六场，《莎士比亚全集》（10）第 205 页

世界上的人老爱抱怨自己境遇不好。我不信什么境遇不境遇。世界上有成就的人都是能放开眼光找他们所需要的境遇的人，要是找不着，就自己创造。

——【英国】萧伯纳《华伦夫人的职业》第二幕，《圣女贞德》（上）第 42 页

幸运是个伟大的老师，而不幸则更伟大。

——【英国】威廉·哈兹里特，引自《智慧的锦囊》第 34 页

我发现，正是在生活使我遭到最大的屈辱和痛苦的那些岁月里，正是在我经受了那么多苦难的艰辛岁月里，我渴望达到目的的勇气和顽强精神格外高涨。

——【苏联】高尔基《我怎样读书》，《高尔基文集》（7）第 156 页

非常的境遇方才可以显出非常的气节；风平浪静的海面，所有的船只都可以并驱竞胜；命运的铁拳击中要害的时候，只有大勇大智的人才能够处之泰然。

——【英国】莎士比亚《科利奥兰纳斯》第四幕第一场，《莎士比亚全集》（7）第 332 页

在顺境中找个朋友是容易的，但在逆境中则极端困难。

——【古希腊】德谟克里特《著作残篇》，引自《古希腊罗马哲学》七第 111 页

我们应该看到人生多变幻，不要总是为顺利而欣喜，应该想到晴天过后会有暴风雨。

——【古希腊】伊索《渔夫们》，《伊索寓言》第 9 页

身处顺境时要节制，身处逆境时要审慎。

——【古希腊】佩里安德，引自《名哲言行录》（上）第一卷第七章第 62 页

93. 挫折

人生在世不会总是一帆风顺和美妙动人的。

——【苏联】苏霍姆林斯基《给儿子的信》三第 14 页

许多所谓的失败其实只不过是暂时的挫折，事后往往会证明因祸得福。

——【美国】拿破仑·希尔《拿破仑·希尔成功学 17 法则》第 13 课第 92 页

挫折究竟是垫脚石还是绊脚石，完全取决于你的心态和你如何理解它。它从来都不等同于失败，除非你自己这样认为。

——【美国】拿破仑·希尔《拿破仑·希尔成功学 17 法则》第 13 课第 92 页

失败和挫折是漫长人生路上的考验，不要让它把你的勇气夺走。

——【日本】池田大作《青春寄语》第 25 页

你对挫折的心态是决定你将交好运还是交厄运的重要因素。

——【美国】拿破仑·希尔《拿破仑·希尔成功学 17 法则》第 13 课第 92 页

别忘了：值得做的事都是难做的事。

——【德国】叔本华《人生的智慧》第 40 页

我们越接近于目标，困难就会越多。

——【德国】歌德《歌德的格言和感想集》278 第 51 页

困难，只是穿上了工作服的机会。

——【美国】亨利·凯泽，引自《卡耐基读书笔记》第九章第 286 页

困难，特别吸引坚强的人。因为他只有在拥抱困难时，才会真正认识自己。

——【法国】戴高乐，引自《人性的优点全集》第四章第 116 页

流水在碰到抵触的地方，才把它的活力解放。

——【德国】歌德《上帝、心情和世界》，《歌德抒情诗选》第 121 页

事实上，那些卓越人士所遭遇的困境丝毫不比我们少——甚至更多。只有那些躺在坟墓里的人才不受各种困难的侵扰。

——【美国】安东尼·罗宾《激发无限潜能》第二章第 32 页

94. 逆境

逆境是达到真理的第一条道路。

——【英国】拜伦《唐璜》（下）第十二歌五十第 769 页

逆境造就英才。

——【西班牙】格拉西安《千年智慧书》265 第 292 页

每一次遭遇逆境，都会给你带来同等甚至更大的收益。

——【美国】拿破仑·希尔《拿破仑·希尔成功学 17 法则》第 13 课第 91 页

人们最出色的工作往往在处于逆境的情况下做出。思想上的压力，甚至肉体上的痛苦都可能成为精神上的兴奋剂。

——【澳大利亚】贝弗里奇《科学研究的艺术》第十一章第 146 ～ 147 页

如果奇迹就是超乎寻常，那么它常常是在对逆境的征服中显现的。

——【英国】培根《论逆境》，《培根论人生》第 22 页

逆境将勇气的刀刃磨得锋利无比。

——【美国】诺曼·文森特·皮尔《困难——生活的磨刀石》，引自《美国人谈生活的艺术》第 83 页

逆境可以砥砺人们的勇气，也能成为唤醒人们潜在的高尚品质的号角。

——【美国】诺曼·文森特·皮尔《困难——生活的磨刀石》，引自《美国人谈生活的艺术》第 83 页

逆境当然是个好先生，只是付出的学费太高。

——【法国】卢梭《一个孤独散步者的遐想》散步三第 28 页

逆境要么使一个人变得更加伟大，要么使他变得非常渺小。困难从来不会让人保持原样的。

——【美国】诺曼·文森特·皮尔《困难——生活的磨刀石》，引自《美国人谈生活的艺术》第 83 页

有的逆境能够使心灵坚强，精神振作，有的却使心灵沮丧，甚至将之扼杀。

——【法国】卢梭《一个孤独散步者的遐想》散步六第 84 页

每个人都会碰到逆境，但快乐的人选择不让自己坐困愁城，很快就找到失望背后可笑的一面。

——【澳大利亚】安德鲁·马修斯《我变快乐了》第二章第 64 页

95. 危险

只有危险能将一个人的潜在力量和才能显示出来。

——【奥地利】茨威格《徒劳无益的探索》，《麦哲伦的功绩》第 127 页

当危险逼近时，善于抓住时机迎头邀击它要比犹豫躲闪更有利。因为犹豫的结果恰恰是错过了克服它的机会。

——【英国】培根《论时机》，《培根随笔选》第 47 页

一个人绝对不可在遇到危险的威胁时，背过身去试图逃避。若是这样做，只会使危险加倍。但是如果立刻面对它毫不退缩，危险便会减半。决不要逃避任何事物，决不！

——【英国】温斯顿·丘吉尔，引自《智慧的锦囊》第 3 页

有了危险便应感到危险；要有充分的恐怖心去保持我们的清醒，去激起我们的注意、用力和精力；不过不可让它扰乱我们镇静地运用理智，或者妨碍我们去做理智所吩咐的事情而已。

——【英国】约翰·洛克《教育漫话》第 118 页

真正的危险是人们头脑发热。在这个问题上，每个人都是自己的绝对主人，也有一分权力决定是否让暴风雨来临。

——【法国】阿兰《头脑发热》，《论幸福——幸福的艺术》第 175 页

贪快求捷是做事时可能出现的最大危险之一。

——【英国】培根《谈快捷》，《培根随笔全集》第 102 页

太过于注意危险通常会使自己坠入危险之中。

——【法国】拉·封登《狐狸和火鸡》，《拉·封登寓言选》第 50 页

许多人即因想象着威胁他们的危险而把整个的一生糟蹋了。

——【法国】安德烈·莫洛亚《论幸福》，《人生五大问题》第 128 页

已经知道的危险总比还不知道的危险好些。

——【英国】斯蒂文生《金银岛》第十五章第 100 页

没有危险的战斗，即便胜利也没有光荣。

——【法国】高乃依《熙德》，引自《外国剧作选》（3）第 43 页

最可怕的事莫过于无知而行动。

——【德国】歌德《歌德的格言和感想集》231 第 42 页

在紧急关头，人们往往是能够当机立断的。

——【印度】普列姆昌德《沙伦塔夫人》九，《普列姆昌德短篇小说选》第 18 页

96. 苦难

苦难是人生的老师。

——【法国】巴尔扎克《幻灭》第三部下编一，《人间喜剧》第九卷第 598 页

人生的磨难是很多的，我们不可对于每一件轻微的伤害都过于敏感。

——【英国】约翰·洛克《教育漫话》第 115 页

没有任何方式的教育比得上苦难来得更有效。

——【英国】本杰明·迪斯累里，引自《卡耐基读书笔记》第九章第 287 页

本性越伟大，就越能忍受苦难；反之，苦难越大，就越能充分体现个人的伟大本性。

——【奥地利】茨威格《罗曼·罗兰传》第三章 1 第 121 页

开发人类智力的矿藏是少不了需要由患难来促成的。

——【法国】大仲马《基度山伯爵》（一）第十七章第 192 页

磨难才使人认识自己。

——【奥地利】茨威格《命丧断头台的法国王后——玛丽·安托瓦内特》第三十章第 321 页

坚强稀有的性格便是这样创造出来的，苦难经常是后娘，但有时也是慈母，困苦能孕育灵魂和精神的力量，灾难是傲骨的奶娘，祸患是豪杰的好乳汁。

——【法国】雨果《悲惨世界》（中）第三部第五卷第 682 页

眼下的苦难，看你们怎么对待，它甚至可以是点缀你们的瑰宝。

——【日本】池田大作《青春寄语》第 2 页

苦难对于天才是一块垫脚石，对基督徒是一口受洗礼的池子，对能干的人是一笔财富，对弱者是一个万丈深渊。

——【法国】巴尔扎克《赛查·皮罗托盛衰记》，《人间喜剧》第十一卷第 22 页

我总是试图将每一次灾难转化成机会。

——【美国】洛克菲勒，引自《富爸爸穷爸爸》第八章第 153 页

人类的苦难，多半是出于不知满足，不安于上天的厚待。

——【英国】丹尼尔·笛福《鲁滨逊飘流记》第 137 页

你所遭遇的苦难，别人一定会遭遇。没有人能够随随便便成功，不要把自己看成最可怜的人。

——【美国】拿破仑·希尔《正能量：正向心态带来非凡的成功》第 9 章第 97 ~ 98 页

如果所有的人都把他们自己的灾祸带到一个共同集会的地方去，想用来和邻人的灾祸交换的话，则只要他对于别人的灾祸加以仔细的观察以后，他一定会高高兴兴地把他自己带来的灾祸仍旧带回家去的。

——【古希腊】希罗多德《历史》（下）第七卷第 525 页

人生中遇到的一切困难，都为我们提供了机会：使我们诉诸内心，并唤醒沉睡的内在资质。我们承受的磨难能够也应该让我们找到自己的力量之源。

——【古罗马】爱比克泰德《沉思录Ⅱ》卷一第 16 页

97. 敌人

一件轻易得来的战利品对高傲的人来说是不值一提的，他们认为只有精神没有崩溃的人才可能是他们的敌人。

——【德国】尼采《快乐的科学》卷一第 42 页

一位真正的敌手能灌注你无限的勇气。

——【奥地利】卡夫卡《格言》20，《卡夫卡寓言与格言》第 41 页

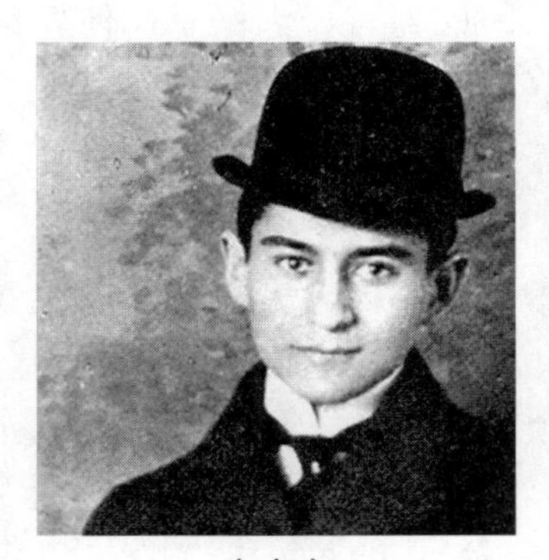

卡夫卡

一个本领超群的人，必须在一群劲敌之前，方才能够显出他的不同凡俗的身手。

——【英国】莎士比亚《泰尔亲王配力克里斯》第二幕第三场，《莎士比亚全集》(10) 第 299 ~ 300 页

你要知道，敌人、仇人都可以激发你的潜能，成为你的贵人。

——【美国】刘墉《谈报复》，《刘墉作品集》B 卷第 254 页

在斗争的事业中，敌人是一个很好的教师，虽然得到他的教训是要花很高代价的。而且，把敌人看得比实际更强得多，总是特别有益的。

——【苏联】高尔基《一个读者的札记》，《文学论文选》第 15 页

要能随时保持有一个秘密的敌人——这是最高尚的人之道德也很少能提供的一种奢侈。

——【德国】尼采《快乐的科学》卷三第 167 页

每个人在这个世界上最大的敌人是他自己。

——【法国】阿兰《坏脾气》,《论幸福——幸福的艺术》第 55 页

一个人的敌人主要是他自己。由于他的错误判断、无谓的恐惧和他对自己说的泄气话，他成了自己最大的敌人。

——【法国】阿兰《认识你自己》，《论幸福——幸福的艺术》第 183 ~ 184 页

如果一个人进入了对手控制的领域，他就会变得非常小心谨慎。

——【西班牙】格拉西安《千年智慧书》84 第 98 页

且让我站在仇人面前，他对我的缺点决不隐讳。

——【波斯】萨迪《蔷薇园》第四卷第 126 页

我们的敌手对我们所作的判断，比我们自己对自己的判断更接近真实。

——【法国】拉罗什福科《道德箴言录》

458 第 69 页

一个人如果能发现他的对手的长处，那就会给他带来不可估量的巨大益处。因为这肯定会使他超过他的对手。

——【德国】歌德《歌德的格言和感想集》583 第 113 页

98. 竞争

尽管许多形式的竞争引起了强烈的反对，我认为它们在促进必要的努力方面却起到了一种必不可少的作用，并在一些领域中，为如果得不到宣泄便可能导致战争的那种冲动提供了一个相对无害的出路。

——【英国】罗素《权威与个人》第四章第 58 ～ 59 页

我并不认为如果没有竞争，一般人就能幸福，因为竞争一直是，甚至从人类起源起就是对大部分激烈活动的刺激物。因而，我们不应试图取消竞争；而只应努力使它采取各种并非过于伤害的形式。

——【英国】罗素《权威与个人》第一章第 11 页

在人类生活中，竞争心是具有重大意义的东西。一个人即使是老了，但只要他有竞争心，他就会变得年青；一个人即使很年青，但如果他没有竞争心，没有羞耻心，他就会变成一具僵尸。

——【印度】普列姆昌德《虔诚的教徒苏姜》五，《普列姆昌德短篇小说选》第 220 页

只在你被追逐的时候，你才快跑。

——【黎巴嫩】纪伯伦《拔锚起航》，《先知 · 沙与沫》第 106 页

假如人没有竞争心，人类的历史也就改写了。竞争是希望更佳的状态，也是进步的意欲，与向上的热情息息相关。

——【日本】诧摩武俊《嫉妒心理学》第 86 页

在这个一切都基于竞争和角逐的世界上，是没有童话般的幻想和多愁善感存在余地的。

——【苏联】高尔基《克里姆 · 萨姆金的一生》（二）第十三章三，《高尔基文集》（18）第 301 页

我们一出世就进了竞技场，至死方才出场。

——【法国】卢梭《一个孤独散步者的遐想》散步三第 29 页

人生的每一天都在胜负中度过。一切都以竞争形式出现。每天都是为在竞争中取胜，或者至少不败给对方而进行奋斗。因此若有一天懈怠，便要落后，要失败。人生就是这样严峻。

——【日本】大松博文《人生就是竞争》，《“魔鬼”大松的自述》第 35 页

事无大小，人无高低，均在竞争中生存。当没有对立面时，人们甚至会造出一个对立面来与之竞争。

——【日本】大松博文《人生就是竞争》，《“魔鬼”大松的自述》第 35 页

大自然永远在狩猎。而每一个生物，在规定给它的时间内，不是猎人，就是猎物。

——【法国】罗曼 · 罗兰《母与子》（上）第二卷第一部第 229 页

十二、坚忍励志篇

99. 坚忍

坚韧性就是对行动目的的坚持性，就是在目的实现之前始终不屈不挠英勇奋斗的顽强性。

——【美国】拿破仑·希尔《正能量：正向心态带来非凡的成功》第9章第96页

坚忍是成功的一大因素。只要在门上敲得够久、够大声，终必会把人唤醒的。

——【美国】朗费罗，引自《智慧的锦囊》第157页

你如果愿意有所作为，就必须有始有终。

——【墨西哥】利萨尔迪《堂卡特林》第二章第14页

假如你愿意等待、怀抱着信念，你将得到应有的回答，给生活以时间，纺出你看不见的命运之线。

——【英国】佩欣斯·斯特朗《给生活以时间》，引自《金果小枝》第295页

事业常成于坚忍，毁于急躁。我在沙漠中曾亲眼看见匆忙的旅人落在从容的后边；疾驰的骏马落在后头，缓步的骆驼继续向前。

——【波斯】萨迪《蔷薇园》第八卷第179页

所有坚韧不拔的努力迟早会取得报酬的。

——【法国】安格尔《安格尔谈自己》，《安格尔论艺术》第2页

要看日出的人必须守到拂晓。

——【英国】司各特《一个医生的女儿》第十三章第186页

任何情况下都不应该泄气，虽说不能事事都逢凶化吉，但是任何毁灭都是从自暴自弃开始的。

——【苏联】列·列昂诺夫《俄罗斯森林》（下）第十三章四第649页

幸运所需要的美德是节制，而面对逆境所需要的美德是坚韧，从道德修养而论，后者比前者更为难能。

——【英国】培根《论逆境》，《培根论人生》第22页

如果你陷入艰难的境地，一切都同你作对，你似乎再也撑不下一分钟，千万不可放弃，因为那正是时势扭转的关键时刻与境地。

——【美国】哈里特·比彻·斯陀，引自《智慧的锦囊》第20页

坚忍是别种德行的保障与支柱。

——【英国】约翰·洛克《教育漫话》第117页

我以为真正的坚忍是当一个人无论遇到什么灾祸或危险的时候，他都能够

镇静自处，尽责不辍之谓。

——【英国】约翰·洛克《教育漫话》第118页

一个人是可以做到他想做的一切的，需要的只是坚韧不拔的毅力和持久不懈的努力。

——【苏联】高尔基《致A.B.鲁姆麦尔》，《高尔基论报刊》第293页

能完成丰功伟业的人，多半是那些在看来毫无希望的处境下仍努力不懈的人。

——【美国】戴尔·卡耐基，引自《卡耐基读书笔记》第九章第305页

单调的攀登动作会感到厌倦，但每一步都更接近顶峰。

——【苏联】苏霍姆林斯基《给儿子的信》，《家长教育学》第251页

伟大工作的完成，不靠气力，而靠坚忍。如有人每天生龙活虎地走上三小时，七年后，他走过的地方可与地球的圆周相等。

——【英国】塞缪尔·约翰逊，引自《智慧的锦囊》第162页

100. 执著

告诉你使我达到目标的奥秘吧。我唯一的力量就是我的坚持精神。

——【法国】巴斯德，引自《科学研究的艺术》第十一章第144页

一个人的成功，在很大程度上取决于他的信念程度。成功者只是多了一份坚持。

——【美国】戴尔·卡耐基《语言的突破全集》第一章，《卡耐基励志经典大全集》（三）第502页

贵在坚持，难在坚持，成在坚持。

——【瑞典】诺贝尔，引自《世界49位名人的青年时代》第141页

意志的忍耐，能发出多么神奇的功效！不后退，不放弃，在别种能力都已屈服败走的时候，它还坚持着，甚至当“希望”离开了战场时，它也还能打许多胜仗呢。

——【美国】罗杰·马尔腾《忍耐的奇迹》，《处世的艺术》第50页

世界上的一切大事业的成就，都是假手于那些别人放弃，而自己还是坚持的人。

——【美国】罗杰·马尔腾《坚忍》，《处世的艺术》第41页

在你立足处深挖下去！就会有泉水涌出！

——【德国】尼采《不灰心》，引自《外国哲理诗选》第37页

前途并不属于那些犹豫不决的人，而是属于那些一旦决定之后，就不屈不挠不达目的誓不罢休的人。

——【法国】罗曼·罗兰《罗曼·罗兰回忆录》第三部分第286页

我们经常会陷入一个误区，总是认为那些取得巨大成就的人身上有着特殊的天赋，认为他们的成功是上天赐予的结果。但倘若你仔细观察过这些人，你就会发现，这些人最大的天赋就是他们可以执著地将想法付诸实践。

——【美国】安东尼·罗宾《激发无限潜能》第一章第17页

一个人倘若能够持之以恒，十年如一日地专心致志，必成大器。

——【日本】武者小路实笃《努力不懈

是值得称颂的》，《人生论》第 40 页

人生中最宝贵的东西是什么？自己认准的路，不管谁说什么，都要挺起胸膛走到底。

——【日本】池田大作《青春寄语》第 134 页

世界向来都只奖赏有幸把伟大事业进行到底的人，而把那些用自己的精神和鲜血使这种业绩成为可能和可意料的人忘得干干净净。

——【奥地利】茨威格《麦哲伦的功绩》第 243 页

事情是很简单的，全部秘诀只有两句话：不屈不挠，坚持到底。

——【俄国】陀思妥耶夫斯基《少年》第五章第 97 页

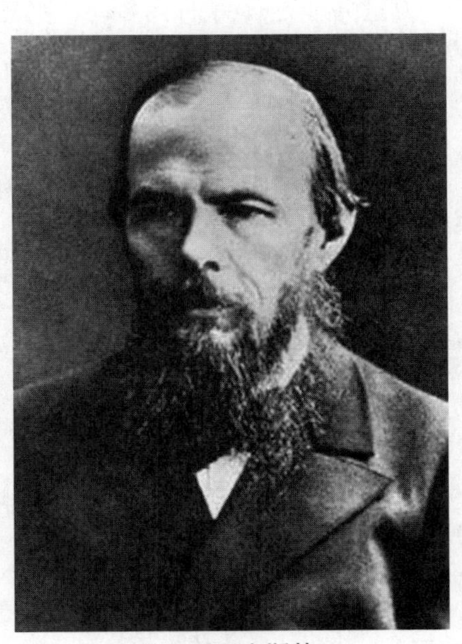

陀思妥耶夫斯基

毅力是无法取代的美德。才气无法取代毅力，世上到处可见才气纵横的失败者。天分无法取代毅力，无成就的天分如同笑柄。教育无法取代毅力，街上多的是受过教育的无业游民。

——【美国】柯立芝，引自《卡耐基读书笔记》第九章第 305 页

若想到达终点，不要拚命奔跑；你应坚持！并听取我的忠告：疾驰的快马往往只跑两个驿亭，从容的驴子才能日夜前进。

——【波斯】萨迪《蔷薇园》第六卷第 143 页

主意打定之前仔细考虑，主意打定之后坚决不移。

——【古罗马】马可·奥勒留《沉思录》卷一 16 第 8 页

假使一个人坚定不移地按照自己本心行事，世界会转过来迁就他的。

——【美国】爱默生，引自《伟大科学家的生活传记》第 309 页

101. 信念

信念是为人生赋予意义或指引方向的原则、格言、信仰或激情，是理解一切事物的指导思想。信念决定了我们对世界的认知，就如同大脑的指挥官。当我们坚信某一事物为真时，就会向大脑不停地传递这种事物必将发生的心理暗示。

——【美国】安东尼·罗宾《激发无限潜能》第四章第 54 ～ 55 页

信念就是通过行动实现信仰的艺术。

——【美国】拿破仑·希尔《拿破仑·希尔成功学 17 法则》第 3 课第 32 页

信念是由一种愿望产生的，因为愿意相信才会相信，希望相信才会相信，有一种利益所在才会相信。

——【瑞典】斯特林堡《女仆的儿子》第四部十第 676 页

信念是鸟，它在黎明仍然黑暗之际，感觉到了光明，唱出了歌。

——【印度】泰戈尔《流萤集》一九二第 96 页

信念是灵魂的防腐剂。

——【美国】惠特曼《〈草叶集〉第一版前言》，《草叶集》第 5 页

决定人生境况和未来的从来不是周遭的环境，也不是往日的机遇，而是个人对遭遇的阐释、对生活的理解。是信念造就了英雄人物，也是信念让很多人归于平凡。

——【美国】安东尼·罗宾《唤醒心中的巨人》目录第 2 页

喷泉的高度不会超过它的源头；一个人的事业也是这样，他的成就决不会超过自己的信念。

——【美国】林肯，引自《世界 49 位名人的青年时代》第 58 页

无论你坚信自己终将成功还是失败，结果总是和你的信念不谋而合——成功或失败的信念都有着巨大的功效。

——【美国】安东尼·罗宾《激发无限潜能》第四章第 56 页

信念只有在积极的行动之中才能够生存，才能够得到加强和磨砺。

——【苏联】苏霍姆林斯基《教育的艺术》第 241 页

如果你有伟大的信念，你就能创造出自己的奇迹。

——【意大利】索菲娅·罗兰《美的奥秘》，《女性与美》第 174 页

如果信念的热力不能使心灵感到温暖，那还谈得上什么幸福！

——【俄国】冈察洛夫《平凡的故事》第二部六第 363 页

102. 意志

由百折不挠的信念所支持的人的意志，比那些似乎是无敌的物质力量有更强大的威力。

——【美国】爱因斯坦《为制造原子弹给日本〈改造〉杂志的声明》，《爱因斯坦文集》（3）第 307 页

力量并非是体力的代名词，真正的力量是坚忍不拔的钢铁意志产生的。

——【巴基斯坦】阿卜杜拉·侯赛因《悲哀世代》第二卷十四第 213 页

左右人类一切的，通常都是人的意志。

——【德国】叔本华《人生的空虚与烦恼》，《爱与生的苦恼》第 117 页

坚强者能在命运风暴中奋斗。

——【美国】爱迪生，引自《世界 49 位名人的青年时代》第 150 页

将无法实现之事付诸实现正是非凡毅力的真正标志。

——【奥地利】茨威格《拜占庭的陷落》，《茨威格传奇作品集》第 14 页

意志薄弱者总是相信运气，相信他人的施舍。意志坚定者则相信事物的因果关系。

——【美国】爱默生《爱默生文集　生活的准则》第二篇第六章第 210 页

每一个人都应该用精神和意志来武装自己。只有身体深处的武器才是最锋利的。

——【美国】爱默生《爱默生文集 生活的准则》第二篇第六章第 211 页

信心只是第二种动力，意志才是第一种动力。谚语说“信心可以移山”，可是和意志所能做的事情相比较，那便算不得什么了。

——【法国】雨果《海上劳工》第二部第二章四第 274 ～ 275 页

有坚强的意志，有坚强的自信，往往使得平庸的男女也能够成就神奇的事业，成就那些虽则天分高、能力强但是多疑虑与胆小的人所不敢染指尝试的事业。

——【美国】罗杰 · 马尔腾《自信》，引自《哲理小品 外国卷》第 21 页

意志是不可战胜的，在这种意志面前，一切都得弯腰低头。

——【苏联】高尔基《意大利童话》八，《高尔基文集》（14）第 34 页

唯有人，能凭着意志的力量与天地争辉！

——【英国】雪莱《伊斯兰的起义》第八歌第 208 页

人是可以沉醉在自己的坚强的意志里的。

——【法国】雨果《海上劳工》第二部第二章四第 275 页

他们被打倒的原因并非是他们没有才智、金钱或是聪明的头脑，而是没有一种不服输的劲头和意志。

——【美国】亨利 · 福特《向前进——亨利 · 福特自传》15 第 256 页

一只牛虻有意志力就能征服一头优柔寡断的牛。

——【希腊】卡赞扎基《自由或死亡》第九章第 361 页

意志坚强者欢迎不幸，懂得逆境造就伟人。

——【美国】爱默生《爱默生文集 生活的准则》第二篇第六章第 213 页

遭遇困境的时候，再没有比有一颗坚定的心更好的伙伴了。

——【西班牙】格拉西安《处世的艺术》167 第 114 页

一个有志者是可以战胜他的环境的。

——【美国】杰克 · 伦敦《马丁 · 伊登》第八章第 84 页

人的各部分的精神能力，象军队一样，也应该信赖其主帅——意志。

——【美国】罗杰 · 马尔腾《自信的奇迹》，《处世的艺术》第 12 页

顽强精神万岁！只有意志坚强的人才能战胜。叫那些不会过有用的、愉快的和美丽的生活的人滚开吧！那些无病呻吟的人滚开吧！

——【苏联】奥斯特洛夫斯基《给妻》，《奥斯特洛夫斯基两卷集》第 2 卷第 967 页

103. 勤奋

勤勉乃幸运之母。

——【美国】本杰明 · 富兰克林《勤俭之道》36，《穷理查历书》第 63 页

在生活中，勤勉固然可以完成天才做得到的事，至于天才做不到的事，勤

勉也同样得以完成。

——【美国】亨利·华德·毕却，引自《卡耐基读书笔记》第七章第 213 页

天才的力量总比不上勤奋工作含辛茹苦的力量。才华固然是我们所渴望的，但恒心与忍耐力才能让我们获得成功。

——【美国】拿破仑·希尔《正能量：正向心态带来非凡的成功》第 9 章第 103 页

做事全力以赴的人得以成功几率大约占到成功者人群中的九成，剩下一成靠的是过人天赋。

——【美国】阿尔伯特·哈伯德《哈伯德全书》第二部第 85 页

勤则万事变易，懒则万事变难。

——【美国】本杰明·富兰克林《勤俭之道》35，《穷理查历书》第 63 页

一个人虽然能力平常，但只要尽心，他也能够胜过一个能力强而粗心的人。

——【英国】简·奥斯丁《爱玛》（上）第十三章第 144 页

伟人们所到达并保持着的高处，并不是一飞就到，而是他们在同伴们都睡着的时候，在夜里辛苦地往上攀爬。

——【美国】朗费罗，引自《智慧的锦囊》第 161 页

在聪明无法前进的地方，勤奋却能轻松地一跃而过。

——【西班牙】格拉西安《千年智慧书》53 第 63 页

每一份有迹可循的努力，都会获得丰厚的奖励。

——【美国】吉姆·罗恩，引自安东尼·罗宾《激发无限潜能》第一章第 20 页

你支付的努力如同存在银行里的款子，当你需要的时候，它随时都会为你提供服务。

——【美国】阿尔伯特·哈伯德《哈伯德全书》第二部第 58 页

如果你能具备勤奋的个性，只要你的方向正确，不论你的天资高低，最终都会取得满意的成绩。

——【西班牙】格拉西安《千年智慧书》53 第 63 页

勤恳是一个人最主要的品德，是幸福的源泉，而怠惰则是万恶之源。

——【日本】木村久一《早期教育和天才》第七章第 176 页

勤奋使开启成功宝库的钥匙光亮。

——【美国】奥里森·马登《如果我休息，我就生锈》，引自《世界上最伟大的演说辞》第 79 页

勤劳就是无价之宝。

——【古希腊】伊索《农夫和他的儿子》，《伊索寓言（精选本）》第 69 页

富人如果把金钱放在你手中，你不要对这点恩惠太看重；因为圣人曾经这样教诲：勤劳远比黄金可贵。

——【波斯】萨迪《蔷薇园》第二卷第 76 页

正像劳累的一天带来愉快的睡眠一样，勤劳的生命带来愉快的死亡。

——【意大利】达·芬奇《生与死》，引自《哲理小品　外国卷》第 125 页

生命原是一片永无休息的工场，懒汉在那儿决没有容身之地。

——【法国】罗曼·罗兰《搏斗》一第 31 页

勤勉而顽强地钻研，永远可以使你百尺竿头更进一步。

——【德国】舒曼《舒曼论音乐与音乐家》第 223 页

我从来没有听过一位早出晚归，辛勤工作，诚实正派的人抱怨运气不够好。良好的习惯与个性，努力勤勉的生活对于厄运的攻击极具免疫力。

——【英国】约瑟夫 · 艾迪生，引自《卡耐基读书笔记》第九章第 307 页

若是你们想要在健康上和钱财上都纳入正轨，那末从今天起就黎明即起。

——【英国】拜伦《唐璜》（上）第二歌一百四十第 186 页

104. 专注

如果能把所有的精力集中到一个单一的领域上，那么身上就有立等可取的巨大能力。“一心一用”犹如激光，能够排除一切障碍。如果我们在某一领域一以贯之，坚持不懈，就能在该领域卓尔不群。

——【美国】安东尼 · 罗宾《唤醒心中的巨人》第一章第 10 页

如果把心中的那些杂念一一剪掉，使生命力中的所有养料都集中到一个方面，那么他们将来一定会惊讶——自己的事业上竟然能够结出那么美丽丰硕的果实。

——【美国】戴尔 · 卡耐基《人性的弱点全集》（达夫编译）第十四章第 429 页

一个人无论多么聪明，他的思想都不可能在同一时间想一件以上的事情。

——【美国】戴尔 · 卡耐基《人性的优点全集》第三章第 69 页

贤者有言，一个人到处分心，就一处也得不到美满的结果；这样的人若遇事不顺意，岂足为怪？

——【英国】乔叟《乔叟文集》（上）第 119 页

一个人在特定的环境内，如欲有所成就，他必须专注于一事，而不可分散他的精力于多方面。

——【德国】黑格尔《小逻辑》第一部第 174 页

每一点滴的进展都是缓慢而艰苦的，一个人一次只能着手解决一项有限的目标。

——【澳大利亚】贝弗里奇《科学研究的艺术》第十章第 129 页

同时追两只兔子，会是这样的结果：这只没逮着，那只也跑掉。

——【美国】本杰明 · 富兰克林《严谨人生》7，《穷理查历书》第 106 页

无论是谁，如果不趁年富力强的黄金时代去培养自己善于集中精力的好性格，那么他以后一定不会有什么大成就。

——【美国】拿破仑 · 希尔《正能量：正向心态带来非凡的成功》第 7 章第 71 页

只有忘我才能出现奇迹。

——【日本】大松博文《忘我才能出现奇迹》，《“魔鬼”大松的自述》第 134 页

诗人不应该企图成为画家，正如他也应该让演员登台给我们表演，自己则只是满足于用语言再现世界。

——【德国】艾克曼《歌德谈话录》（1825 年 4 月 20 日）第 84 页

你想要达到什么目的，就要把所有的气力，所有的手段，所有的条件，所有的一切都花上去，要钉住不放！

——【苏联】尤·特里丰诺夫《老人》第144页

只有把整个身心全部奉献给自己的事业的人才有希望成为名符其实的大师。

——【美国】爱因斯坦，引自《爱因斯坦谈人生》第69页

105．充实

充实的人生，才是幸福本身的内涵。

——【日本】池田大作《女性箴言》第一章第5页

一个有学问的人并非在所有事情上都有学问，然而一个充实的人则是完全充实的。

——【法国】蒙田《知识乃一切美德之母》，《人生随笔》第103页

当我们以我们的充实为乐时，那末，我们便能很快乐的跟我们的果实分手了。

——【印度】泰戈尔《飞鸟集》一五九第33页

生活的美妙就在于它的丰富多彩，要使生活变得有趣，就要不断地充实它。

——【苏联】高尔基《发现》二，《高尔基文集》（2）第404页

我们要矢志不渝地相信，世上再也没有比全身心地投入到艰巨使命中更能令我们的精神满足的事情了。

——【美国】奥巴马《在这个艰难的冬天》，引自《世界上最伟大的演说辞》第38页

怠惰制造怀疑与恐惧，行动带来信心与勇气。如果你想征服恐惧，千万不要坐在家里胡思乱想，应该出去保持忙碌。

——【美国】戴尔·卡耐基，引自《卡耐基读书笔记》第九章第280页

忙碌的蜜蜂没时间悔恨。

——【英国】威廉·布莱克《天堂与地狱的婚姻》，《天堂与地狱的婚姻：布莱克诗选》第16页

工作是生命的真正精髓所在。最忙碌的人正是最快活的人。

——【英国】提奥多·马丁，引自《智慧的锦囊》第150页

工作是唯一美妙的事情，人生有了它就足够充实了。

——【法国】阿兰《亚里士多德》，《论幸福——幸福的艺术》第131页

世界上真正的实干家是没有时间议论别人的。他们总是忙于自己的实际工作。

——【美国】韦恩·W. 戴埃《你的误区》第九章第184页

只要你有一件合理的事情去做，你的生活就会显得特别美好！

——【美国】爱因斯坦，引自《世界49位名人的青年时代》第166页

什么可以缩短时间？活动频繁！什么使时间长得难堪？游手好闲！

——【德国】歌德《又五者》，引自《外国哲理诗》第6页

十三、才智能力篇

106. 才能

荣誉和财富，若没有聪明才智，是很不牢靠的财产。

——【古希腊】德谟克里特《著作残篇》，引自《古希腊罗马哲学》七第 110 页

善于巧妙地利用自己平庸秉赋的人，常常比真正的卓越者赢得更多的尊敬和名声。

——【法国】拉罗什福科《道德箴言录》162 第 25 页

一个人无论禀有着什么奇才异能，倘然不把那种才能传达到别人的身上，他就等于一无所有。

——【英国】莎士比亚《特洛伊罗斯与克瑞西达》第三幕第三场，《莎士比亚全集》(7) 第 187 页

真有才能的人总是善良的，坦白的，爽直的，决不矜持。

——【法国】巴尔扎克《幻灭》第二部五，《人间喜剧》第九卷第 214 页

最漂亮的聘礼就是才干。

——【法国】巴尔扎克《赛查·皮罗托盛衰记》，《人间喜剧》第十一卷第 230 页

俗套对于工作本身并无乐趣，只是想把工作做完。一个真正具备大才能的人会在工作过程中享受到最高境界的快乐。

——【德国】歌德，引自《歌德谈话录》(1824 年 2 月 28 日) 第 26 页

人，本来就不是完美无缺的。既有所长，也有所短。要想使每个人最大限度地发挥各自的才能，使之成为得力的合作者，就要扬其所长，避其所短，让他们在各自擅长的领域里大显身手。

——【日本】德田虎雄《产生奇迹的行动哲学》第四章二第 166 ～ 167 页

炫耀于外表的才干徒然令人赞羡，而深藏未露的才干则能带来幸运。

——【英国】培根《论幸运》，《培根随笔选》第 48 页

如果一个人能够具备正确判断和选择的能力，那么他的确应该感谢上天，这是一份让任何人都会感到羡慕的礼物。

——【西班牙】格拉西安《千年智慧书》51 第 61 页

最重要的天赋就是要迅速抓住关键。

——【西班牙】格拉西安《处世的艺术》68 第 47 ～ 48 页

几乎所有人都拥有大片未经开发而又丰饶无比的才能天地。

——【美国】马克斯威尔·马尔兹《“能源”》，《人生的支柱》第 64 页

在世界的进步中，起作用的不是我

们的才能，而是我们如何运用才能。

——【英国】布雷斯福德·罗伯逊，引自《科学研究的艺术》第十一章第 143 页

你知道才能是什么意思？那就是勇敢、开阔的思想、远大的眼光……他种下一棵树，就已经看见了千百年后的结果，已经憧憬到人类的幸福。这种人是少有的，要爱就要爱这种人。

——【俄国】契诃夫《万尼亚舅舅》第二幕第 40 页

如果你有才干，那末你获得显露一下的机会只是时间问题。

——【美国】德莱塞《“天才”》（上）第一部第十六章第 145 页

具有才华的人应该具有这样一种才能，就是要学会和才能卓异的人相处。

——【西班牙】格拉西安《千年智慧书》44 第 54 页

107. 人才

所谓人材就是具备职业所必需的资格的人。

——【日本】田崎醇之助《管理者行为的心理》第一章第一节第 6 页

人类中的每一种人才，同每一种树一样，都有它自己完全特殊的性质和果实。

——【法国】拉罗什福科《道德箴言录》594 第 98 页

如果对自己的能力充满自信，就不能等待别人来发现、来了解，应该积极地表现自己，采取主动，让人们很快知道你是具有某种能力的人。

——【日本】岛田男《胆怯者成功之路》第二章第 21 页

鹰有时候的确飞得比鸡棚还要低，可是鸡啊，却从来不以一飞冲天闻名。

——【俄国】克雷洛夫《鹰和鸡》，《克雷洛夫寓言》第 24 页

只要你曾经在一只天鹅蛋中待过，即便你是生在养鸭场里也没有什么关系。

——【丹麦】安徒生《丑小鸭》，《安徒生童话全集》（下）第 31 页

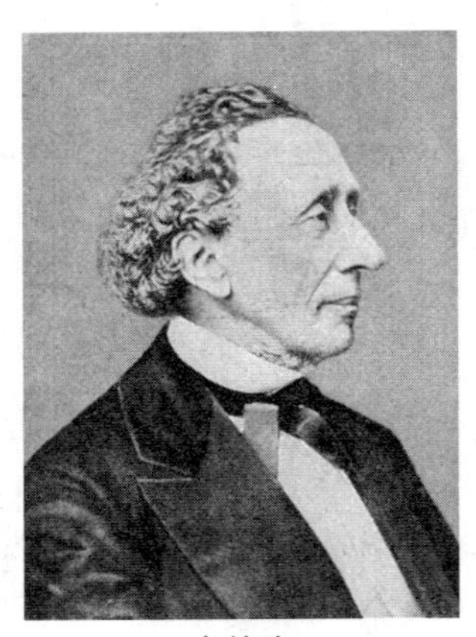

安徒生

每个人只有在自己的事情上才是能手。

——【古希腊】伊索《猎人和狼》，《伊索寓言》第 184 页

推动社会进步的是具有革新精神、敢于打破常规、改造环境的人。

——【美国】韦恩·W. 戴埃《你的误区》第七章第 153 页

自然藐视不够格的人，只委身于够格而纯真的人，并向这样的人泄漏自己的秘密。

——【德国】歌德，引自《歌德谈话录》（1829 年 2 月 13 日）第 210 页

事业的失败不在于缺少物资而在于不得其人。

——【法国】巴尔扎克《搅水女人》，《人间喜剧》第七卷第280页

一个取得最终胜利的人必是一个具有强健的工作能力及灵活的思维能力的人。

——【美国】亨利·福特《向前进——亨利·福特自传》2第49页

108. 天才

天才——首先是不知疲劳的、目标明确的劳动，在一定事物上集中注意力的能力。

——【苏联】切列巴霍夫，引自曹方《和青年谈读书》第50页

天才人物指的就是有毅力的人、勤奋的人、入迷的人和忘我的人。

——【日本】木村久一《早期教育和天才》第四章第88页

所谓天才，我认为是指好奇心非常强的人。

——【日本】箱崎总一《孤独心理学》第121页

天才就是强烈的兴趣和顽强的入迷。

——【日本】木村久一《早期教育和天才》第四章第88页

精神的浩瀚、想象的活跃、心灵的勤奋：就是天才。

——【法国】狄德罗《天才》，引自《西方古典作家谈文艺创作》第111页

天才是由于对事业的热爱感而发展起来的，简直可以说，天才——就其本质而论——只不过是对事业、对工作过程的热爱而已。

——【苏联】高尔基，引自捷普洛夫《心理学》第207页

天才的特征之一，就是把相距最远的一些才能结合在一起。

——【法国】雨果《莎士比亚论》，《雨果论文学》第152页

哪里有超乎常人的精力与工作能力，那里就有天才。

——【德国】李卜克内西《忆马克思》，引自《回忆马克思恩格斯》第49页

天才是百分之一的灵感，百分之九十九的血汗。

——【美国】爱迪生，引自《智慧的锦囊》第160页

天才也就是对自个儿有信心，对自个儿的能力有信心。

——【苏联】高尔基《在底层》第一幕，《高尔基选集　戏剧集》第163页

智力超群的人没有不带一点儿癫狂的。

——【古希腊】亚里士多德，引自塞涅卡《论生命之短暂·论心灵之安宁》第82页

人才进行工作，而天才则进行创造。

——【德国】舒曼《舒曼论音乐与音乐家》第147页

最大的天才尽管朝朝暮暮躺在青草地上，让微风吹来，眼望着天空，温柔的灵感也始终不光顾他。

——【德国】黑格尔《美学》第一卷第三章C1第364页

天才如果袖手旁观，即使他优美出众，也仍然是畸形的天才。没有爱的天才是种怪物。

——【法国】雨果《莎士比亚论》，《雨果论文学》第190页

有了天才不用，天才一定会衰退的，而且会在慢性的腐朽中归于消灭。

——【俄国】克雷洛夫《池沼和河流》，《克雷洛夫寓言》第80页

灵感全然不是漂亮地挥着手，而是如犍牛般竭尽全力工作时的心理状态。

——【俄罗斯】柴可夫斯基，引自巴乌斯托夫斯基《金蔷薇·闪电》第41页

所谓灵感，不过是“顽强地劳动而获得的奖赏”。

——【俄国】列宾，引自《外国名作家传》（上）第66页

109. 聪明

知道在适当的时候自动管制自己的人就是聪明人。

——【法国】雨果《悲惨世界》（上）第一部第三卷第140页

有些人因为他们的聪明获得了人们的赞誉，但是却也因为过于聪明失去了他们的智慧。

——【西班牙】格拉西安《千年智慧书》76第90页

聪明的人首要努力争取的无非是免于痛苦和烦恼，求得安静和闲暇，以过平静和节俭的生活。

——【德国】叔本华《人生的智慧》第二章第24页

聪明人评价智力的标准，不是看其解决问题的能力如何，而是看其保持精神愉快、保持自我价值的能力如何。

——【美国】韦恩·W. 戴埃《你的误区》第一章第3页

善于解决问题的确有助于幸福，但如果你懂得，尽管你或许不能解决某一具体困难，你仍能使自己精神愉快、或至少不使自己不愉快，那么，你就是聪明的。

——【美国】韦恩·W. 戴埃《你的误区》第一章第3页

头脑用得愈多，便有愈多的头脑可用。

——【美国】乔治·A. 杜尔西，引自《智慧的锦囊》第194页

聪明征服勇力的次数，胜过勇力征服聪明。

——【西班牙】格拉西安《处世的艺术》220第148页

你以为会讲话就算聪明？错了，聪明是藏在事业中的，此外什么地方也没有。

——【苏联】高尔基《老板》第52页

聪明人以他人邪恶的眼睛为一面镜子，帮助自己减少或者改正缺点。

——【西班牙】格拉西安《处世的艺术》84第57页

聪明人会从邻人的不幸中接受教训。

——【古希腊】伊索《蝉和狐狸》，《伊索寓言》第135页

真正聪明的人情愿让人们需要，而不是感谢他。

——【西班牙】格拉西安《处世的艺术》5 第 5 页

非常聪明的人有着公认的行动准则，那就是美德和谨慎。因为他们知道莽撞往往和厄运住在一起。

——【西班牙】格拉西安《千年智慧书》21 第 26 页

智者只为拥有而欢欣，不为匮乏而伤心。

——【古罗马】爱比克泰德，引自《卡耐基读书笔记》第一章第 29 页

最聪明的人往往最容易被别人欺骗，虽然他们满腹经纶，但是他们对日常生活几乎一无所知。对崇高事物的思考让他们远离了普通的生活。

——【西班牙】格拉西安《千年智慧书》232 第 257 页

真相有时候未必能给人以甜美的感觉，不过聪明的心理医生可以给真理添加一些东西，让它至少不那么难以下咽。

——【西班牙】格拉西安《千年智慧书》210 第 234 页

110. 智慧

从伟大的认知能力和无私的心情结合之中最易于产生出智慧来。

——【英国】罗素《“无用的”知识》，《真与爱——罗素散文集》第 186 页

人类的一切智慧是包含在这四个字里面的：“等待”和“希望”。

——【法国】大仲马《基度山伯爵》（四）第一一七章第 1569 页

知道隐藏自己的精明是一种巨大的精明。

——【法国】拉罗什福科《道德箴言录》245 第 39 页

一个人不愁他所没有的东西，而享受他所有的东西，是明智的。

——【古希腊】德谟克里特《著作残篇》，引自《古希腊罗马哲学》七第 118 页

对男人们来说，重要的不是漂亮，而是智慧。

——【俄国】契诃夫《摘自脾气暴躁的人的札记》，《契诃夫文集》（6）第 313 页

我一贯认为男人的容貌如何是无关紧要的。我更感兴趣的是一个人的头脑，而不是他的外貌。

——【英国】毛姆《冬天的航行》，《天作之合》第 414 页

衡量智力更切实的标准在于：能否每天、以至每时每刻都真正幸福地生活。

——【美国】韦恩 · W. 戴埃《你的误区》第一章第 3 页

观察和经验和谐地应用到生活上就是智慧。

——【俄国】冈察洛夫《悬崖》第 134 页

智慧是快乐的唯一可能的源泉。

——【俄国】契诃夫《第六病室》，《变色龙》第 80 页

不管怎样意气风发地不断奋进，如果失去了睿智的灯火，那只能变成黑暗中的远征。

——【日本】池田大作《女性箴言》第一章第 11 页

智慧是经验的产儿。

——【意大利】达·芬奇《笔记》，引自《西方哲学原著选读》（上）28 第 308 页

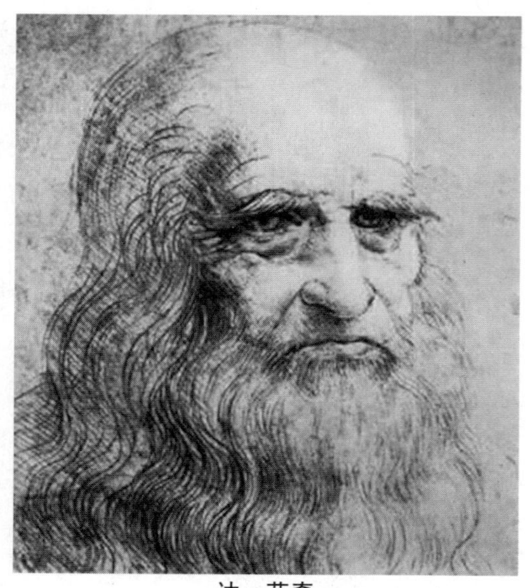

达·芬奇

一个明智人力求避免生病，而不是病后求医；总是使痛苦不生，而不是寻求减轻痛苦的药。

——【英国】莫尔《乌托邦》第二部第 79 页

我们越是明智，就越能摆脱我们的某些与生俱来的命运的控制。

——【比利时】梅特林克《智慧与命运》十二，《梅特林克散文选》第 369 页

人生中最重要的事并非由所得中获益，再笨的人也会这样做，更重要的是如何由损失中获益。这才需要真正的智慧，也是上智下愚的分野。

——【南非】威廉·勃里索，引自《卡耐基读书笔记》第九章第 287 页

智慧来自愉快的心情和勤奋的努力。

——【英国】塞缪尔·斯迈尔斯《自己拯救自己——斯迈尔斯成功学大全集》第十一章第 218 页

明智的人常常避免去侵犯别人，他们不给别人驳斥的机会，也不驳斥别人。

——【西班牙】格拉西安《千年智慧书》43 第 52 页

当智慧骄傲到不肯哭泣，庄严到不肯欢笑，自满到不肯看人的时候，就不成为智慧了。

——【黎巴嫩】纪伯伦《拔锚起航》，《先知·沙与沫》第 118 页

人生智慧的重要一点就是在关注现在和计划将来这两者之间达致恰到好处的平衡，这样，现在与将来才不至于互相干扰。

——【德国】叔本华《人生的智慧》第五章第二部分第五节第 124 页

智者并不是为不幸而生的；变得幸福并且依然明智，这是更光荣也更有人性的。

——【比利时】梅特林克《智慧与命运》55，《谦卑者的财富　智慧与命运》第 146 页

111. 愚蠢

蠢才妄自尊大：他自鸣得意的，正好是受人讥笑奚落的短处，而且往往把应该引为奇耻大辱的事，大吹大擂。

——【俄国】克雷洛夫《阿卑莱斯和年轻的驴子》，《克雷洛夫寓言》第 124 页

愚蠢的人愿意长久活着而并不享受生活的快乐。

——【古希腊】德谟克里特《著作残篇》，引自《古希腊罗马哲学》七第 116 页

贪小利是最不会打算盘的愚人，也是没有操守的小人。

——【日本】松下幸之助《开创新境地》，《我的人生理念》第 581 页

在一个一切都不断变化的世界中，急于得出结论是愚蠢的。

——【苏联】高尔基《克里姆·萨姆金的一生》（四）第六章三，《高尔基文集》（20）第 120 页

只有傻子才会对着照出他的容貌来的镜子生气。

——【德国】孚希特万格《戈雅》第三部 35 第 669 页

人类总是喜欢无视自己拥有的东西，而去觊觎一些不属于自己的东西。

——【美国】海伦·凯勒《假如给我三天光明：海伦·凯勒自传》第一篇第 5 页

你总渴望没有的东西，蔑视现成的幸福，以致对于你生命不完满而无用地过去了。

——【古罗马】卢克莱修《物性论》第三卷，引自《西方伦理学著作选辑》（上）第一部分第二第 126 页

有两类人将饮恨而死：一类是空有钱财而未受用；一类是空有知识而未实践。

——【波斯】萨迪《蔷薇园》第八卷第 202 页

漂亮的衣服可以掩饰傻瓜，但蠢话会泄露天机。

——【古希腊】伊索《披着狮子皮的驴》，《伊索寓言（精选本）》第 29 页

那些奢谈定数、命星的人，处在一个更为低下和危险的境地，而且是在招惹自己所惧怕的厄运。

——【美国】爱默生《论命运》，《爱默生随笔》第 261 页

愚蠢的人永远向往着不在眼前的东西，但却贬低眼前的东西，即使这些东西对他们比那些过去的东西更有好处。

——【古希腊】德谟克里特《著作残篇》，引自《古希腊罗马哲学》七第 116 页

许多人由于愚蠢，对与他没有任何亲属关系的人很好，对自家人却很恶劣。

——【古希腊】伊索《牧人和羊》，《伊索寓言》第 125 页

尽管很多人会因为他们愚蠢的举动和想法送命，但是却从来没有一个愚蠢的人死去过，因为愚蠢的人根本就没有真正活过。

——【西班牙】格拉西安《千年智慧书》208 第 232 页

糊涂人的一生枯燥无味，躁动不安，却将全部希望寄托于来世。

——【古罗马】塞涅卡，引自《蒙田随笔》第 245 页

聪明的蠢才就是这样的没有自知之明，自以为名满天下，恍然大悟时方才知道自己的名声仅仅限于蚁冢的范围而已。

——【俄国】克雷洛夫《蚂蚁大力士》，《克雷洛夫寓言》第 130 页

由于懊恼过去和操劳将来，我们拒绝美好的现在时光或者任意地糟蹋它，这可是彻头彻尾的愚蠢做法。

——【德国】叔本华《人生的智慧》第五章第二部分第五节第 125 页

112. 潜能

和我们所应该取得的成就相比，我们只是处于半醒的状态。现在我们只利用了我们身心资源的很小一部分。从广义上来说，人类现在还只是生活在自身潜能远远没有得到开发的狭小天地中。

——【美国】威廉·詹姆斯，引自《人性的弱点全集》（刘祜编译）前言第4页

几乎所有的人都只发挥了其能力的15%……不能发挥其余85%能力的原因在于恐惧、不安、自卑、意志薄弱及罪恶感。

——【美国】拿破仑·希尔《正能量：正向心态带来非凡的成功》第2章第21页

每人都有足够的余力去实现自己的信念。

——【德国】歌德《歌德的格言和感想集》84第17页

每一个人的内部都具有相当大的潜能。如果我们做出所有我们能做的事情，我们毫无疑问地会使我们自己大吃一惊。

——【美国】拿破仑·希尔《正能量：正向心态带来非凡的成功》第4章第36页

潜能是改变自己生活、践行自己愿景的能力，是掌控万物而非受其驱使。

——【美国】安东尼·罗宾《激发无限潜能》第一章第15页

让美梦成真的力量就在我们自己身上，就等着我们去唤醒它、释放它。

——【美国】安东尼·罗宾《唤醒心中的巨人》第一章第11页

我们的力量其实超过我们的意愿，而我们却经常自我辩解说：某些事情是不可能的。

——【法国】拉罗什福科《道德箴言录》30第6页

自然界中，蕴藏在一个人身上的力量是全新的，除了本人，谁也不知道自己能做些什么，而且，不经过尝试，甚至他本人也弄不清自己有什么本事。

——【美国】爱默生《论自立》，《爱默生随笔选》第7页

很多人因为逆境而发现自己真正的潜力。安逸时被遮掩的能力在遇到危险的时刻会被激发出来，许多人因此发现了自我，成为真正的人。

——【西班牙】格拉西安《千年智慧书》265第292页

我们拥有许多未知的潜力，我们做到的事，有时自己连作梦都想不到。当真正需要时，我们总能完成看来不可能完成的事。

——【美国】戴尔·卡耐基，引自《卡耐基读书笔记》第七章第224页

只要有信心、恒心与毅力，人类的潜能往往能达到某种我们难以想象的程度。

——【美国】海伦·凯勒《假如给我三天光明：海伦·凯勒自传》第四篇第168页

每个人对自己生命的力量，往往不能认识；大责任，大变故，或大危难的磨炼，才把它催唤出来。

——【美国】罗杰·马尔腾《生命象炸药》，《处世的艺术》第46页

113. 感知

不要抱怨现实生活没有诗意。诗人的本领就在于他有足够的智慧从司空见惯的平凡事物中发现引人入胜的某一个侧面。

——【德国】歌德，引自《歌德谈话录》（1823年9月18日）第5页

美是到处都有的。对于我们的眼睛，不是缺少美，而是缺少发现。

——【法国】罗丹《罗丹艺术论》第六章第62页

当我们闭上双眼的时候，再强的光亮也是黑暗，只有我们保持清醒，光明才会来临，才会有更多的阳光射进窗户。

——【美国】梭罗《瓦尔登湖》结束语第259页

所谓大师，就是这样的人：他们用自己的眼睛去看别人见过的东西，在别人司空见惯的东西上能够发现出美来。

——【法国】罗丹《遗嘱》，《罗丹艺术论》第5页

人与人之间之所以存在着智力上的高下之分，不过是因为人们对于事物的敏感程度不同罢了。

——【美国】爱默生《论成功》，《爱默生随笔》第246页

生命的幸福与困厄，不在于降临的事情本身是苦是乐，而应该看我们如何面对这些事情，我们的感受强度如何。

——【德国】叔本华《人生的智慧》第二章第15页

一个发烧的人会觉得糖也是苦的。

——【法国】司汤达《红与白》第三十九章第226页

能够体验更多快乐的那种生活，总是更聪明一些，因为对快乐的感觉始终是衡量快乐本身的唯一标准。

——【俄国】乌申斯基《人是教育的对象》第二卷第四十六章第425页

如果一个人具有敏锐的感知能力和深刻的洞察力，那么宇宙万物在他看来无一不使他愉悦。

——【古罗马】马可·奥勒留《沉思录》3·2第19页

草地上开满了鲜花，可牛群来到这里所发现的却只是饲料。

——【德国】埃尔温·斯特里马特《随想录——给艾娃》，引自《外国优秀散文选》第18页

不少人羡慕他人在生活中发现和遇到饶有趣味的事情，其实前者应该羡慕后者所具有的理解事物的禀赋才对。

——【德国】叔本华《人生的智慧》第一章第4页

在一个思想丰富的人看来是意味深长的事情，对于一个肤浅、头脑庸俗的人来说，却不过是平凡世界里面的乏味一幕而已。

——【德国】叔本华《人生的智慧》第一章第4页

十四、劳动事业篇

114. 劳动

劳动却是产生一切力量、一切道德和一切幸福的威力无比的源泉。

——【意大利】乔万尼奥里《斯巴达克思》四第 70 ～ 71 页

生活的花朵只有付出劳力才会绽开的。

——【法国】巴尔扎克《乡村医生的忏悔》，《乡村医生》第 210 页

在凭着良心干活的时候，累不坏。人若怕干活，活计就能使人累弯腰，如果人不吝惜力量，人就越干越强壮！

——【苏联】柳·科斯莫杰米扬斯卡娅《穿着桃红色衣裳的女孩子》，《卓娅和舒拉的故事》第 120 页

想吃核桃，就得首先咬开坚硬的果壳。

——【德国】格里美豪森《痴儿西木传》第五卷第十七章第 525 页

只有自觉的、自由的劳动才能造成人的幸福，而享乐只是随之而产生的一种现象。

——【俄国】乌申斯基《人是教育的对象》第二卷第四十九章第 454 页

劳动本身——除了它能给人带来的那些快乐和痛苦——对于人的心灵健康是必须的，正如清新的空气对于人的机体健康是必须的一样。

——【俄国】乌申斯基《人是教育的对象》第二卷第四十八章第 445 页

劳动是天然的保健医生。

——【古希腊】加龙，引自《人性的弱点全集》（达夫编译）第七章第 187 页

要是劳动成为快乐，生活才过得美！要是劳动成为负担，生活可就苦啦！

——【苏联】高尔基《在底层》第一幕，《高尔基选集　戏剧集》第 170 页

干活，比金钱更有价值，劳动的价值总是比付的工钱高。钱可以花掉，可是干的活儿却永远存在。

——【苏联】高尔基《意大利童话》七，《高尔基文集》（14）第 32 页

那些终生从事劳动的人们……一生都在装点和充实着大地。

——【苏联】高尔基《早晨》，《高尔基文集》（5）第 260 页

纯粹肉体的劳顿，只要不过度，倒多少是快乐的因子；它使人睡眠酣畅，胃口旺盛，对于假日可能有的娱乐觉得兴致勃勃。

——【英国】罗素《论疲劳》，《罗素论幸福》第 71 页

一个人的幸福，先决条件就在于他

对待他自己的劳动的态度。

——【苏联】高尔基《福马·高尔杰耶夫》十二，《高尔基文集》（9）第 406 页

人在自己的劳动中创造自己并理解劳动的美。

——【苏联】苏霍姆林斯基《要认识自己》，《家长教育学》第 241 页

没有坚持不懈的劳动，任何伟大的成就都是不可能的。

——【英国】罗素《宁静》，引自《哲理小品　外国卷》第 51 页

115. 工作

不管是体力工作还是脑力工作，都是自然赋予我们的可以不断成长而不变老的最神奇的一种力量。

——【美国】戴尔·卡耐基《人性的弱点全集》（达夫编译）第七章第 218 页

工作是生活的第一要义。

——【德国】俾斯麦，引自《人性的弱点全集》（达夫编译）第七章第 187 页

工作是眼能看见的爱。

——【黎巴嫩】纪伯伦《工作》，《先知·沙与沫》第 21 页

如果工作对于人类不是人生强索的代价，而是人生的目的，人类将是多么幸福！

——【法国】罗丹《罗丹艺术论》第十一章第 125 页

如果你总能在工作之中发掘出新奇、有趣的元素，就会使你的工作变得更有乐趣。如果你在工作岗位上度日如年、备受煎熬，仅仅把它当做养家糊口的手段，那么你的工作注定是一场折磨人的游戏。

——【美国】安东尼·罗宾《激发无限潜能》第五章第 74 页

一个人没有一定的工作，总是耐不住的。动物认为它的整个工作就是生存，而人只有在得到工作的机会时，他才认为生活是有意义的。

——【俄国】赫尔岑《谁之罪》上篇第 10 页

祝福那些找到他们心爱的工作之人，他们已无须企求其他的幸福了。

——【英国】托马斯·卡莱尔，引自《人性的优点全集》第七章第 207 页

不要把工作当作义务，要当作权利。

——【日本】池田大作《青春寄语》第 133 页

工作可以使我们免除三大害处：烦闷，纵欲，饥寒。

——【法国】伏尔泰《老实人》第三十章，《伏尔泰小说选》第 167 页

工作吸引了你的注意力，不让你陷入无妄的乱想，这是拥有工作的好处。

——【德国】尼采《人性的，太人性的》，《不疯魔，不尼采》第 38 页

当你仁爱地工作的时候，你便与自己、与人类、与上帝连系为一。

——【黎巴嫩】纪伯伦《工作》，《先知·沙与沫》第 20 页

真正意义上的工作决没有那么简单，承担的责任越大，工作就越困难。

——【美国】亨利·福特《向前进——亨利·福特自传》19 第 318 页

晨起展开工作，日落结束工作；有所期许，有所完成，挣得一夜好眠。

——【美国】朗费罗，引自《卡耐基读书笔记》第九章第 298 页

自己愿意的工作是一件乐事，更确切地说是一种幸福。拳击家不喜欢平白无故地挨揍，但是他喜欢挨到自己寻找的拳打。

——【法国】阿兰《行动》，《论幸福——幸福的艺术》第 116 页

与其做一项平易、但是听命于人的工作，任何人都更愿意去做艰难的、但是允许他随意创新和出错的工作。

——【法国】阿兰《幸福的农人》，《论幸福——幸福的艺术》第 133 页

任何工作，凡是我们本身所尊崇的，都具有无上的神圣性。凡是有利于世界人类的工作，没有一件事是卑贱的，可耻的。

——【美国】罗杰·马尔腾《生命的石像》，《处世的艺术》第 24 页

116. 事业

人生在世，至少要办一件得意的事业，如果不能这样，便不算好汉！

——【瑞士】裴斯泰洛齐《裴斯泰洛齐教育文选》第一卷（下）第三部 13 第 466 页

人生易逝，惟其事业有时得以垂诸永久。

——【苏联】高尔基《马特维·克热米亚金的一生》第一部，《高尔基文集》(13) 第 52 页

事业的一大要旨是，为了它，须不以个人的悲欢为重。

——【印度】泰戈尔《孟加拉掠影》76，《泰戈尔随笔》第 190 页

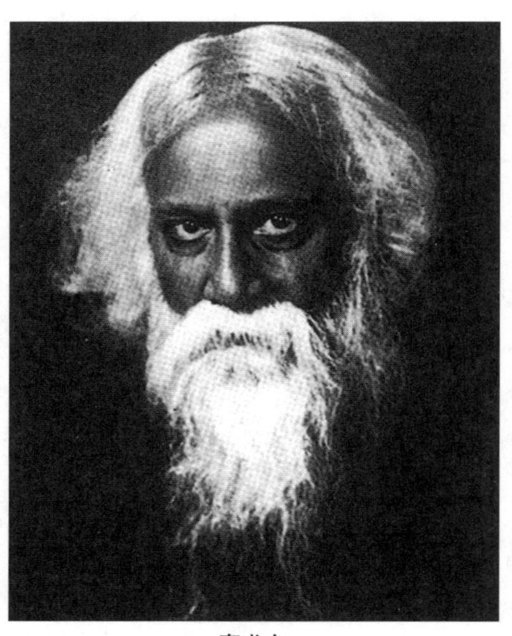

泰戈尔

事业最要紧，名誉是空言。

——【德国】歌德《浮士德》（下）第二部第四幕第一场第 628 页

为人类的幸福而劳动，这是多么壮丽的事业！这是多么宏伟的目标！

——【法国】圣西门《一个日内瓦居民给当代人的信》，《圣西门选集》第一卷第 3 页

以享乐为主是建立不了生活的，因为生活实质上就是事业。

——【苏联】高尔基《马特维·科热米亚金的一生》第三部，《高尔基文集》(13) 第 321 页

在年轻人的颈项上，没有什么东西能比事业心这颗灿烂的珠宝更迷人的了。

——【美国】爱默生《处世之道·力量》，

引自《卡耐基读书笔记》第五章第 141 页

对人来说，事业是栏杆，我们扶着它在深渊的边沿上走路。

——【苏联】高尔基《阿尔塔莫诺夫家的事业》二，《高尔基文集》（16）第 307 页

事业应当笑着乐着办起来。事业可不喜欢沉闷。

——【苏联】高尔基《阿尔塔莫诺夫家的事业》二，《高尔基文集》（16）第 253 页

人，最理想的是从事永久不灭的事业，这也是生命对人类的要求。

——【日本】武者小路实笃《人生与未来》，《人生论》第 133 页

几乎所有值得纪念的人类的事业都染满了鲜血，而只有不屈不挠的人才能完成伟大的事业。

——【奥地利】茨威格《麦哲伦的功绩》第 153 页

人必须有一个无法放弃、无法搁下的事业，才能变得无比地坚强。

——【俄国】车尔尼雪夫斯基《怎么办？》第四章 7 第 390 页

117. 热忱

热忱来自你对自己正在做的某件工作的真心喜爱。

——【美国】戴尔·卡耐基《智慧的锦囊》第 33 页

经验显示，成功多因于赤忱，而少出于能力。胜利者就是把自己、身体和灵魂都献给工作的人。

——【英国】查尔斯·巴克斯顿，引自《智慧的锦囊》第 158 页

如果两个人各方面条件都相近，那么，更热诚的那一位一定更快达到成功。一个能力平庸但是很热诚的人，往往会胜过能力杰出却缺乏热忱的人。

——【美国】弗烈得利克·威廉森，引自《人性的优点全集》第 139 页

每个天才的产生，必是热忱的产物。

——【英国】本杰明·迪斯累里，引自《智慧的锦囊》第 30 页

热忱的重要性绝不亚于卓越的能力与努力地工作。

——【美国】戴尔·卡耐基《人性的优点全集》第四章第 138 页

一个人成功的因素很多，而居于这些因素之首的就是热忱。

——【美国】亚瑟·裴尔《积极的人生》，引自《积极的人生 智慧的锦囊》第 73 页

一个人几乎可在任何他怀有无限热忱的事情上成功。

——【美国】查尔斯·史考伯，引自《智慧的锦囊》第 24 页

价值产生信心，信心产生热忱，而热忱则征服世界。

——【美国】华特·H. 柯亭姆，引自《智慧的锦囊》第 27 页

岁月悠悠，衰微只及肌肤；热忱抛却，颓废必致灵魂。

——【美国】塞缪尔·乌尔曼《青春》，引自《世界上最伟大的演说辞》第 43 页

我们表现得好似舒适与奢侈是生命中最重要的事物，然而我们真正需要而且能使自己真正快乐的，却是能使我们怀抱热忱的事情。

——【英国】查尔斯·金斯利，引自《智

慧的锦囊》第 25 ～ 26 页

必须热爱你所做的工作，那么这一种劳动，即使它是最粗笨的劳动，也可以提高到创造的境地。

——【苏联】高尔基《福马·高尔杰耶夫》十二，《高尔基文集》（9）第 406 页

热情意味着对自己充满信心，能望见遥远之巅的胜利景色。

——【美国】马克斯威尔·马尔兹《论热情》，《人生的支柱》第 83 页

热情与生活的关系，就好比是饥饿与食物的关系。

——【英国】罗素《走向幸福》下篇第十一章第 162 页

在热情的激昂中，灵魂的火焰才有足够的力量把造成天才的各种材料熔冶于一炉。

——【法国】司汤达《给路易·格劳赛的信》（1816 年 9 月 30 日），引自《西方古典作家谈文艺创作》第 283 页

有异于常人的热心，才能修炼出一眼看透机缘的洞察力。

——【日本】松下幸之助《生活的沉思》，《我的人生理念》第 446 页

用热心去弥补才能，是胜过用才能去弥补热心的。

——【法国】卢梭《爱弥儿》（上）第一卷第 26 页

在人的幻想和成就中间有一段空间，只能靠他的热望来通过。

——【黎巴嫩】纪伯伦《拔锚起航》，《先知·沙与沫》第 87 页

冷静地去做，但要热切地追求。

——【古希腊】毕阿斯，引自蒙田《人生随笔》第 86 页

要是没有热情，世界上任何伟大事业都不会成功。

——【德国】黑格尔《历史哲学讲演录》第 85 页，引自《黑格尔小传》第 119 页

一个没有受到献身的热情所鼓舞的人，永远不会做出什么伟大的事情来。

——【俄国】车尔尼雪夫斯基《论崇高与滑稽》，《车尔尼雪夫斯基论文学》（中）第 57 页

118. 勇敢

太胆小是懦弱，太胆大是鲁莽，勇敢是恰好适中。

——【西班牙】塞万提斯《堂吉诃德》（下）第四章第 35 页

勇敢是抵抗畏惧、控制畏惧的本领——毫无畏惧并不能算是勇敢。

——【美国】马克·吐温《傻瓜威尔逊》第十二章第 81 页

一个有坚强心志的人，财产可以被人掠夺，勇气却不会被人剥夺的。

——【法国】雨果《海上劳工》第一部第三章三第 52 页

勇敢里面有天才、力量和魔法。

——【德国】歌德，引自《智慧的锦囊》第 4 页

勇敢产生在斗争中，勇气是在每天每天对困难的顽强抵抗中养成的。

——【苏联】奥斯特洛夫斯基《勇气产生在斗争中》，《奥斯特洛夫斯基两卷集》

第 2 卷第 794 页

当一个青年人站起来面对这个大莽汉——这个世界——并勇敢地抓住他的胡须时，常会吃惊地发现，胡须脱落在他手上，原来它只是系上去吓唬胆怯的冒险者的。

——【美国】爱默生，引自《智慧的锦囊》第 15 页

勇气很有理由被当作人类德性之首，因为这种德性保证了所有其余的德性。

——【英国】温斯顿·丘吉尔，引自《智慧的锦囊》第 16 页

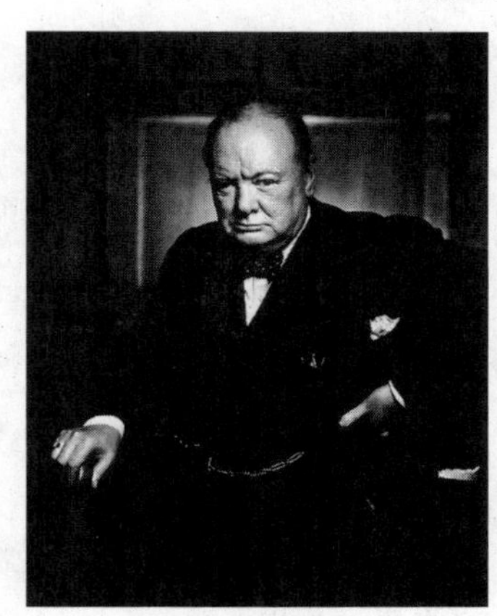

温斯顿·丘吉尔

命运女神特别厚爱那些具有勇敢精神的人。

——【西班牙】格拉西安《千年智慧书》36 第 43 页

勇敢寓于灵魂之中，而不凭一具强壮的躯体。

——【希腊】卡赞扎基《自由或死亡》第九章第 361 页

那些最具多样性和适应性的人才是最勇敢的人物。

——【法国】蒙田《世界真是个万花筒》，《人生随笔》第 98 页

你若失去了财产——你只失去了一点儿，你若丢掉了荣誉——你就丢掉了许多，你若失掉了勇敢——你就把一切都失掉了！

——【德国】歌德，引自季米特洛夫《论文学、艺术与科学·狱中书信》第 5 页

我们应该不仅把那对敌人取得胜利的人看作是勇敢的人，而且也把那对自己的欲望取得胜利的人看作是勇敢的人。

——【古希腊】德谟克里特《著作残篇》，引自《古希腊罗马哲学》七第 116 ～ 117 页

真正勇敢的人，应当能够智慧地忍受最难堪的屈辱，不以身外的荣辱介怀，用息事宁人的态度避免无谓的横祸。

——【英国】莎士比亚《雅典的泰门》第三幕第五场，《莎士比亚全集》(8) 第 163 ～ 164 页

要自由，才能有幸福；要勇敢，才能有自由。

——【古希腊】伯利克利，引自修昔底德《伯罗奔尼撒战争史》第二卷第四章，见《西方伦理学名著选辑》（上）第一部分第一第 44 页

一个成功者和一个失败者之间的区别，往往不在于能力大小或想法的好坏，而在于是否有勇气信赖自己的想法，在适当的程度上敢于冒险和行动。

——【美国】马克斯威尔·马尔兹《你的潜能》第八章第 96 页

冒险的步骤通常会有成功的结局。

——【波兰】显克微支《你往何处去》第二十一章第 217 页

冒个险吧！人生本来就是一场探险，最有成就的是那些敢于尝试的人。“安稳号”的船舶无法离岸远航。

——【美国】戴尔·卡耐基，引自《卡耐基读书笔记》第九章第269页

蔑视死亡，自是勇者之举；而在生比死更可怕的时候，真正的勇敢则是敢于活着。

——【英国】托马斯·布朗《医生的宗教》第一部44，《瓮葬》第79页

119. 行动

你的行动，也只有你的行动，才决定你的价值。

——【德国】费希特《人的使命》第三卷第79页

一步实际运动要比一打纲领更为重要。

——【德国】马克思《马克思致威·白拉克》(1875年5月5日)，《马克思恩格斯书信选集》第328页

鞋子不穿，你就不会知道它哪块儿夹脚。

——【挪威】易卜生《培尔·金特》第五幕第十场第202页

行动不一定带来快乐；但是无行动则决无快乐。

——【英国】本杰明·迪斯累里，引自《智慧的锦囊》第187页

本来无望的事，大胆尝试，往往能成功。

——【英国】莎士比亚《维纳斯与阿都尼》，《莎士比亚全集》(11)第30页

行动才是成功最不可或缺的环节，是结果的直接致因。掌握了知识但并未付诸实际，知识终究只是一个潜在的能力。

——【美国】安东尼·罗宾《激发无限潜能》第一章第17页

光有知识是不够的，我们还必须应用知识；光有意志是不够的，我们还必须见诸行动。

——【德国】歌德《歌德的格言和感想集》324第58页

毕竟在人一生的事业中，需要用智慧来解决的大事并不多，需要用行动来落实的小事却从没断过。少数人需要智慧加勤奋，更多的人还是要靠忠诚和勤奋。

——【美国】阿尔伯特·哈伯德《哈伯德全书》第二部第68页

有知识的人不实践，等于一只蜜蜂不酿蜜。

——【波斯】萨迪《蔷薇园》第八卷第191页

行动是智力用以制作自己璀璨夺目的产品的原料。

——【美国】爱默生《美国学者》，《爱默生演讲录》第125页

每个人都知道，把语言化为行动，比把行动化为语言困难得多。

——【苏联】高尔基《论剧本》，《文学论文选》第242页

语言是思维的花朵，而行为却是慎重思考结下的硕果。言辞是智慧的体现，行为是力量的体现。

——【西班牙】格拉西安《千年智慧书》202第224页

口头的推测不过是一些悬空的希望，实际的行动才能够产生决定的结果。

——【英国】莎士比亚《麦克白》第五幕第四场，《莎士比亚全集》（8）第 385 页

在危急的关头，你甚至不需要思考，只要行动就可以了，在行动中你可以发现出路。

——【西班牙】格拉西安《千年智慧书》204 第 226 页

行动是自信心的伟大的缔造者。缺少行动不仅是畏惧的结果，而且也是畏惧的原因。

——【美国】诺曼·文森特·皮尔《困难——生活的磨刀石》，引自《美国人谈生活的艺术》第 85 页

没有行动，思想永远不能成熟而化为真理。

——【美国】爱默生《美国的哲人》，《爱默森文选》第 13 页

“立即行动”是重要的，其次要紧的是“抱着必胜的信心”去行动。

——【日本】德田虎雄《产生奇迹的行动哲学》第二章二第 57 页

120. 奋斗

大海越是布满着暗礁，越是以险恶出名，我越觉得通过重重危难去寻求不朽是一件赏心乐事。

——【法国】拉美特利《〈心灵的自然史〉卷头语》，引自《十八世纪法国哲学》第 194 页

大自然既然在人间造成不同程度的强弱，也常用破釜沉舟的斗争，使弱者不亚于强者。

——【法国】孟德斯鸠《波斯人信札》信九十五第 164 页

要使理想的宫殿变为现实的宫殿，必须通过埋头苦干、不声不响的劳动一砖一瓦地去建造。

——【苏联】高尔基《忏悔》，《高尔基文集》（12）第 414 页

人们奋斗的任何业绩都不能只归功于大自然的慈悲和恩赐，而是奋斗者们付出巨大的牺牲和代价换来的。

——【美国】爱默生《爱默生文集　生活的准则》第二篇第四章第 159 页

除非每日至少完成一桩不可能，否则休想走远。

——【美国】阿尔伯特·哈伯德，引自《智慧的锦囊》第 5 页

获得我们所需要的幸福的最好方法，在于自己的争取而不只在于祈求。

——【法国】卢梭《忏悔录》第一部第六章第 294 页

不劳而获之物决非真正的获得；必须付出牺牲取得的东西才真正属自己所有。

——【印度】泰戈尔《沉船》第四十一章第 186 页

伟大从来都不是靠别人赠予的，而是要靠自己努力争取。我们的征途从来没有捷径可走，也从不属于那些胆怯、好逸恶劳或追名逐利的人，它只属于那些冒险家、实干家和制造者。

——【美国】奥巴马《在这个艰难的冬天》，引自《世界上最伟大的演说辞》第 35 页

无中不能生有，无缝的石头流不出水来。谁不能燃烧，就只有冒烟——这是定理。生活的烈火万岁！

——【苏联】奥斯特洛夫斯基《我的幻想》，《奥斯特洛夫斯基两卷集》第2卷第807页

一切真正美好的东西都是从斗争和牺牲中获得的，而美好的将来也要以同样的方法来获取。

——【俄国】车尔尼雪夫斯基，引自《车尔尼雪夫斯基》第57～58页

幸福的斗争不论它是如何的艰难，它并不是一种痛苦，而是快乐，不是悲剧的，而只是戏剧的。

——【俄国】车尔尼雪夫斯基，引自《车尔尼雪夫斯基》第83页

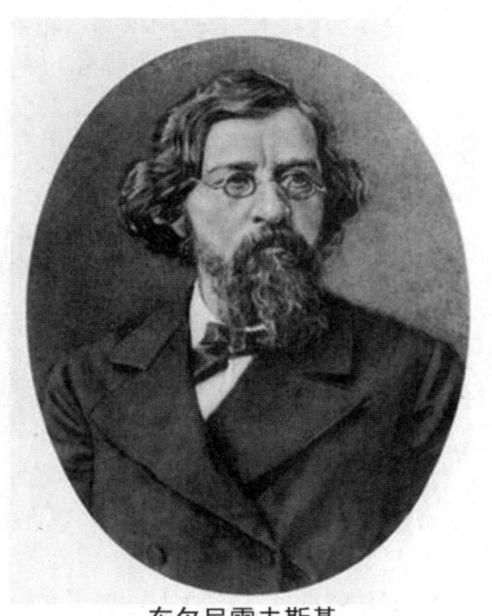

车尔尼雪夫斯基

只有那些为争取自由和生命而每天斗争的人，才配得到自由和生命！

——【德国】台尔曼《台尔曼狱中遗书》第39页

我们一定得伸手推门，才能确定门是否锁上了。

——【美国】蒙田，引自《卡耐基读书笔记》第七章第223页

人生崇尚奋斗，要达到既定目标，必须充满信心，抖擞精神，远涉重洋，到达彼岸。

——【美国】海伦·凯勒《跬步与千里》，《敞开的门》第67页

121．团结

谁若认为自己是圣人，是埋没了的天才，谁若与集体脱离，谁的命运就要悲哀。集体什么时候都能提高你，并且使你两脚站得稳。

——【苏联】奥斯特洛夫斯基《请开炮吧！》，《奥斯特洛夫斯基两卷集》第2卷第813～814页

蚊子如果一齐冲锋，大象会被征服。

——【波斯】萨迪《蔷薇园》第三卷第115页

一燕不能成春。

——【俄国】克雷洛夫《浪子和燕子》，《克雷洛夫寓言》第145页

和睦就强大，纷争便容易被征服。

——【古希腊】伊索《农夫和他的孩子们（之二）》，《伊索寓言》第33页

谁都无法脱离他人独立存活，如果别人都在承受苦难，幸福也不会单独落在一个人头上。

——【美国】爱默生《爱默生文集　生活的准则》第一篇第二章第23页

整体只有通过部分才能表现出来：谁不属于自己的祖国，他也就不属于

人类。

——【俄国】别林斯基《别林斯基全集》第五卷第189页，引自《别林斯基论教育》第59页

如果单凭自己的翅膀，没有一只鸟儿会飞的很高。

——【英国】威廉·布莱克《天堂与地狱的婚姻》，《天堂与地狱的婚姻：布莱克诗选》第16页

根是地下的枝。枝是空中的根。

——【印度】泰戈尔《飞鸟集》一〇三第21页

完全靠自己，一个人所能成就的必然有限……唯有在社会里，人方能完全发挥力量，并且获得很大成就。

——【德国】叔本华《人生的智慧》第四章第72页

我们知道个人是微弱的，但是我们也知道整体就是力量。

——【德国】马克思《第六届莱茵省议会的辩论》，《马克思恩格斯全集》第1卷第80页

人们相伴而生，相依而存。没有人能独自思想，独自行动，独自欣赏。人们是在相互扶持中共同走过人生。

——【美国】爱默生《爱默生文集 生活的准则》第二篇第六章第212页

吹笛子单靠吹气是不行的，还必须使用手指头。

——【德国】歌德《歌德的格言和感想集》16第5页

要永远觉得祖国的土地是稳固地在你脚下，要与集体一起生活，要记住，是集体教育了你。哪一天你若和集体脱离，那便是末路的开始。

——【苏联】奥斯特洛夫斯基《卫护作家的崇高称号》，《奥斯特洛夫斯基两卷集》第2卷第798页

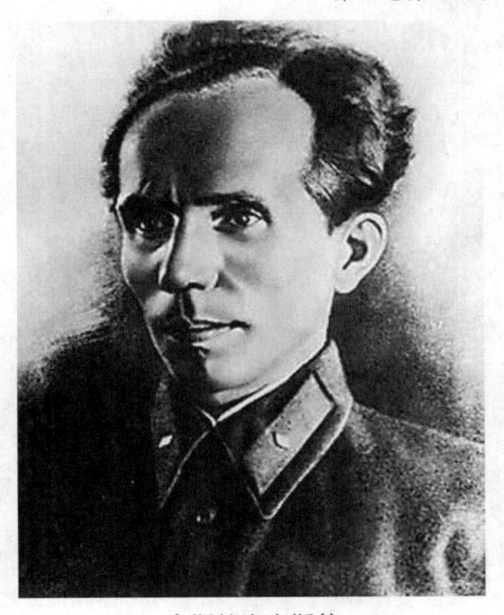

奥斯特洛夫斯基

任何力量都是软弱的，除非团结在一起。

——【法国】拉·封登《老人和他的孩子们》，《拉·封登寓言选》第136页

团结就是力量。

——【古希腊】伊索《狮子和三只公羊》，《伊索寓言（精选本）》第130页

人民是土壤，它含有一切事物发展所必需的生命汁液；而个人则是这土壤上的花朵与果实。

——【俄国】别林斯基，引自《车尔尼雪夫斯基》第1页

个人如枝叶，众人才成材。枝叶转瞬枯，林木传百代。休叹人生短，人类春常在。

——【罗马尼亚】图多尔·阿尔盖齐《人与人》，引自《外国哲理诗》第134页

十五、自爱自强篇

122. 自爱

爱自己是一件毕生的风流韵事，名为自爱。

——【英国】奥斯卡·王尔德《理想丈夫》第三幕，《王尔德喜剧选》第254页

自爱，就是根据你的意愿将自己作为一个有价值的人而予以接受；接受，则意味着毫无抱怨。

——【美国】韦恩·W. 戴埃《你的误区》第二章第35页

人道主义伦理学的最高价值不是舍己，不是自私，而是自爱；不是否定个体，而是肯定真正的人自身。

——【美国】弗洛姆《为自己的人》第一章第28页

我们的种种欲念的发源，所有一切欲念的本源，唯一同人一起产生而且终生不离的根本欲念，是自爱。

——【法国】卢梭《爱弥儿》（上）第四卷第289页

即使我们没办法爱我们的敌人，起码也应该多爱自己一点。我们不应该让敌人控制我们的心情、健康和容貌。

——【美国】戴尔·卡耐基《人性的优点全集》第二章第58页

自爱比世上最精明的人还要精明。

——【法国】拉罗什福科《道德箴言录》4第1页

太爱惜自己，也就不可能仇恨任何人。

——【法国】卢梭《一个孤独散步者的遐想》散步六第84页

如果你想得到现实的幸福，就必须学会爱你自己。

——【美国】韦恩·W. 戴埃《你的误区》第二章第23页

用健康而正常的爱来爱自己，这样，一个人才能与自己安然相处而不致在外流连。

——【德国】尼采《查拉图斯特拉如是说》卷三第209页

只要把自爱之心扩大到爱别人，我们就可以把自爱变为美德，这种美德，在任何一个人的心中都是可以找得到它的根柢的。

——【法国】卢梭《爱弥儿》（上）第四卷第356页

用某人给他自己下的绊脚石早就可以造幢房子了。

——【瑞士】阿尔弗雷德·莫勒《玩世箴言——冷嘲热讽妙语连珠》第78页

123. 自尊

自尊是所有德行的基石。

——【美国】马克斯威尔·马尔兹《我的格言》，《人生的支柱》第 215 页

一个人的自尊自重是克服万恶的首要条件。

——【英国】培根《新大西岛》第 25 页

自私，就等于自杀。自私的人仿佛贫瘠的土壤里的一株孤木，会枯萎而死。但自尊心却宛如趋向尽善尽美的一种活力，是一切伟大事业的源泉。

——【俄国】屠格涅夫《罗亭》三第 37 页

一个人没有一点自尊心就毫无价值，自尊心有如阿基米德的杠杆，可以凭借它推动地球。

——【俄国】屠格涅夫《罗亭》三第 37 页

只要自尊自爱，就能行得正，立得稳。

——【法国】埃德蒙·龚古尔、茹尔·龚古尔《热曼妮·拉瑟顿》第 29 页

人应尊敬他自己，并应自视能配得上最高尚的东西。

——【德国】黑格尔《柏林大学开讲辞》，《小逻辑》第 36 页

无论是别人在跟前或者自己单独的时候都不要做一点卑劣的事情：最要紧的是自尊。

——【古希腊】毕达哥拉斯《金言》，引自《西方伦理学名著选辑》（上）第一部分第一第 15 页

如果一个人不怕在世界上声名狼藉，那不知道他能干出什么坏事来。害怕丢脸更胜于害怕法律的制裁。

——【印度】普列姆昌德《彩票》三，《普列姆昌德短篇小说选》第 453 页

接受他人的馈赠往往会丧失自尊和自由。

——【西班牙】格拉西安《千年智慧书》286 第 314 页

自尊心是最强烈的感情。自尊心一朝受了损伤，它是永远不会原谅的。

——【法国】罗曼·罗兰《母与子》（下）第四卷（下）第三部第 484 页

我们既不希望我们的劲敌对我们手下留情，也不希望我们所深爱的人对我们姑息。

——【德国】尼采《查拉图斯特拉如是说》卷一第 45 页

不认识他自己的人的尊严，就更不会尊重他人的人的尊严。

——【德国】席勒《审美教育书简》第二十四封信第 124 页

人受到的震动有种种不同：有的是在脊椎骨上；有的是在神经上；有的是在道德感受上；而最强烈、最持久的则是在个人尊严上。

——【英国】高尔斯华绥《出租》第二卷第三章，《福尔赛世家》第三部第 158 ～ 159 页

对人来说，最最重要的东西是尊严。

——【印度】普列姆昌德《辞职》四，《普列姆昌德短篇小说选》第 229 页

温顺是女奴而不是女人的美德。在大多数情况下，女人所缺少的是尊严。如果女人有了尊严，那么夫妻之间就不

会有那么多的悲剧了。

——【西班牙】帕·巴尔德斯《修女圣苏尔皮西奥》第七章第134页

124. 自重

你应当意识到对你来说世界上最重要的人就是你自己。

——【美国】马克斯威尔·马尔兹《自重》,《人生的支柱》第6页

并非人人都是国王，但是你的一言一行在你所处的阶层和环境里要像一个国王。

——【西班牙】格拉西安《处世的艺术》103第69页

所谓野草，就是价值尚未被发现的植物。

——【美国】爱默生,引自《人生的支柱·麦子与野草》第118页

不经你的同意，没有人能使你自觉低劣。

——【美国】埃莉诺·罗斯福，引自《智慧的锦囊》第3页

我们只要把事情做得对，并且努力地干，那就能得到别人的赞许；但是我们自己的赞许却比这个强一百倍。

——【美国】马克·吐温《赤道环游记》上卷第十四章第112页

别人再看重我们，也决不会比我们自己的估价高。

——【法国】安德烈·莫洛亚《混世魔王》,《栗树下的晚餐》第34页

我自己在乎我自己。越孤单，越无亲无友,越无人依靠,我越是要尊重自己。

——【英国】夏洛蒂·勃朗特《简·爱》第二十七章第343页

要留心，即使当你独自一人时，也不要说坏话或做坏事，而要学得在你自己面前比在别人面前更知耻。

——【古希腊】德谟克里特《著作残篇》,引自《古希腊罗马哲学》七第119页

一个人要是看轻了自己的根本，难免做出一些越限逾分的事来；枝叶脱离了树干，跟着也要萎谢，到后来只好让人当作枯柴而付之一炬。

——【英国】莎士比亚《李尔王》第四幕第二场第187页

振作起精神来，在小事情上也应该感到自己是个顶天立地的人，要学会做到这一点。

——【苏联】高尔基《再致工人通讯员》,《高尔基论报刊》第215页

要永远尽你所能，永远不要气馁，永远不要小看自己。

——【美国】尼克松《尼克松回忆录》(下)第431页

125. 自我

每个人都应该坚持走他为自己开辟的道路，不被权威所吓倒，不受行时的观点所牵制，也不被时尚所迷惑。

——【德国】歌德《歌德的格言和感想集》537第103页

每一个人在他的教育过程当中，一定会在某个时期发现，羡慕就是无知，模仿就是自杀。不论好坏，他都必须保

持自己的本色。

——【美国】爱默生《论自信》，引自《人性的弱点全集》（刘祜编译）第二篇第 33 ～ 34 页

人家的切切私语与你何干？跟随我，让人家去说长说短！要象一座卓立的塔，决不因为暴风而倾斜。

——【意大利】但丁《净界》第五篇，《神曲》第 191 页

人人都希望他的内心生活中有一个不容任何人钻进来的角落，正如人人希望有一个自己独用的房间。

——【俄国】车尔尼雪夫斯基《怎么办？》第四章 1 第 354 页

如果你确认自己是正确的，那就应该走自己的路，风是无法吹走山岩的！

——【苏联】阿·巴巴耶娃《人和命运》第 153 页

我愿独立自主和照自己的意思过生活；凡是我自己需要的，我欣然接受，我不需要的，我就决不希求。

——【俄国】车尔尼雪夫斯基《怎么办？》第一章 6 第 44 ～ 45 页

走你的路，让人们去说罢！

——【德国】马克思《〈资本论〉第一卷第一版序言》，《马克思恩格斯选集》第二卷第 209 页

倾听每一个人的意见，可是只对极少数人发表你的意见；接受每一个人的批评，可是保留你自己的判断。

——【英国】莎士比亚《哈姆莱特》第一幕第三场，《罗密欧与朱丽叶》第 171 页

自己的思想是大海，别人的思想是江河，无论多少条江河流入大海，海水依然是咸的。

——【苏联】高尔基《不平凡的故事》，《高尔基文集》（8）第 120 页

最完善的东西就最不容易受外来影响的变动。

——【古希腊】柏拉图《文艺对话集》第 29 页，引自《古希腊三哲人名言录》第 100 页

只有少数人，能坚持自己，不被环境熔化。

——【美国】刘墉《谈理想》，《刘墉作品集》B 卷第 244 页

个人主义是一剂致命的毒药。而个性却是日常生活的食盐。你也许不得不生活在人群之中，但你却可以不必像他们一样生活，也无须依赖他们而生存。

——【美国】亨利·范戴克《生活的学校》，引自《卡耐基读书笔记》第八章第 260 页

我身上不完美的地方，正是我自己，比其余部分更属于我自己。

——【法国】罗曼·罗兰《母与子》（上）第一卷第二部第 159 页

126. 自由

自由是做法律所许可的一切事情的权利。

——【法国】孟德斯鸠《论法的精神》（上）第二卷第十一章第三节第 154 页

自由的精神就是反对唯我独尊的精神；自由的精神就是尽量去理解别人的精神；自由的精神就是不带任何偏见地将别人的利益与自己的利益一起考虑的精神。

——【美国】勒恩德·汉德《自由的精神》，引自《世界上最伟大的演说辞》第 248 页

有力量摈弃一切个人欲望从而为一种理想献身的人，他就是自由的。

——【苏联】高尔基《在生活面前》，《高尔基文集》（4）第 400 页

人的最大自由存在于为了更大的和谐而牺牲个人自由的能力之中。

——【印度】圣笈多《泰戈尔评传》第三章第 79 页

各个国家离开野蛮生活或所谓自然状态越远，就越能认识理性的权利、自由的价值，也就越是害怕滥用自由，越会把自由与叛乱、无法无天、肆无忌惮分别开来。

——【法国】保尔·霍尔巴赫《社会体系》，引自《十八世纪法国哲学》第 657 页

在所有一切的财富中最为可贵的不是权威而是自由。真正自由的人，只想他能够得到的东西，只做他喜欢做的事情。

——【法国】卢梭《爱弥儿》（上）第二卷第 80 页

人的自由并不仅仅在于做他愿意做的事，而在于永远不做他不愿意做的事。

——【法国】卢梭《一个孤独的散步者的遐想》散步之六第 109 页

人是生而自由的，但却无往不在枷锁之中。

——【法国】卢梭《社会契约论》第一卷第一章第 4 页

只有我们的精神是自由的。我们的身体是带着枷锁的。我们生活在社会的框子中，必须接受一个秩序。

——【法国】罗曼·罗兰《母与子》（中）第三卷尾声第 373 页

生命诚可贵，爱情价更高；若为自由故，二者皆可抛。

——【匈牙利】裴多菲《自由、爱情》，引自《金果小枝》第 483 页

自由向来是一切财富中最昂贵的财富。

——【法国】罗曼·罗兰《母与子》（中）第四卷（上）第一部第 448 ～ 449 页

我可以连着二十次把自己的性命，甚至名誉当做赌注！……但是我永不会出卖我的自由。

——【俄国】莱蒙托夫《当代英雄》第二部第 132 页

莫非生命如此珍贵，和平如此美好，竟值得我们以镣铐和奴役为代价来获得？

——【美国】帕特里克·亨利《不自由，毋宁死》，引自《世界上最伟大的演说辞》第 230 页

自由可以通过两条途径来扩大：增长能力；缩小欲望。

——【英国】罗素《社会中的自由》，《真与爱——罗素散文集》第 109 页

世间没有自由，欢乐就等于云烟。自由是美德的根本，自由是光明的泉源。

——【德国】法勒斯雷本《自由之歌》，《德国诗选》第 314 页

一个人要什么自由就有什么自由，但没绝对自由——没干涉人家或使人痛苦的绝对自由。

——【美国】马克·吐温《傻子出国记》第一卷第十三章第 99 页

自由并非为所欲为的权利或能力。自由来自于对自身力量的限度和上天所

设置的自然之限度的了解。

——【古罗马】爱比克泰德《沉思录Ⅱ》卷一第 5 页

一个公民的自由是以另一个公民的自由为界限的。

——【法国】雨果《九三年》第二部第三卷一第 195 页

容许个人有无限的自由，就会给千万人带来无限的不自由。

——【日本】柳田谦十郎《自由的哲学》第三章第 142 页

个人的绝对自由是疯狂，一个国家的绝对自由是混乱。

——【法国】罗曼·罗兰《约翰·克利斯朵夫》(3) 卷七第一部第 138 页

127. 自立

成年男女的第一任务，就是宣布自主。一个拥护父亲权威的人，不能算男人；拥护自己母亲权威的女人，没有为自由民族生育新国民的资格的。

——【英国】萧伯纳《人与超人》第二幕，《人与超人》第 37 页

该让每个人竭力保持自己的独立性，不依赖任何人，无论他怎样爱这个人，怎样相信他。

——【俄国】车尔尼雪夫斯基《怎么办？》第二章 18 第 137 页

那些认为能够脱离整个世界而自足的人是十分自欺的，但那些认为我们不能独立于世界的人就更自欺了。

——【法国】拉罗什福科《道德箴言录》201 第 31 页

人，谁都想依赖强者，但真正可以依赖的只有自己。只是因为未在自己的心灵里真正筑起可信赖的因素或还没有发现它，所以才急于求人。

——【日本】德田虎雄《产生奇迹的行动哲学》第二章二第 66 页

大自然赋予我们每个人以自立的能力，只有当我们已经施展了浑身的解数，还未能解决问题时，才有权利得到别人的帮助。

——【美国】爱默生《爱默生文集 生活的准则》第一篇第三章第 45 页

从来就没有什么救世主，也不靠神仙皇帝。要创造人类的幸福，全靠我们自己。

——【法国】欧仁·鲍狄埃《国际歌》，《鲍狄埃诗选》第 2 页

我不能，别的任何人也不能替代你走过那条路，你必须自己去走。

——【美国】惠特曼《自己之歌》46，《草叶集选》第 100 页

没有独立精神的人，一定依赖别人；依赖别人的人一定怕人；怕人的人一定阿谀谄媚人。

——【日本】福泽谕吉《劝学篇》第三篇第 16 页

最可耻的，却是那些席父祖的余荫、不知绍述先志、一味妄自尊大的人。最好的光荣应该来自我们自己的行动，而不是倚恃家门。

——【英国】莎士比亚《终成眷属》第二幕第三场，《莎士比亚全集》(3) 第 340 页

社会就像一条船，人人都该去掌舵。

——【挪威】易卜生《人民公敌》第一幕，《易卜生戏剧》第337页

不要期望成为其他任何人，而要成为最好的自己：这才是你能够掌控的事。

——【古罗马】爱比克泰德《沉思录Ⅱ》卷二第27页

凡是追逐不靠自身而依赖外界方能获得的幸福的人，命运总是和他作对的啊！

——【法国】安德烈·莫洛亚《论幸福》，《人生五大问题》第125页

128. 自强

倘若你想征服全世界，你就得征服自己。

——【俄国】陀思妥耶夫斯基《群魔》(上)第一部第三章10第162页

必须和自己搏斗，才能够征服自己。

——【法国】罗曼·罗兰《母与子》(下)第四卷(下)第三部第588页

求人不如求己。

——【法国】大仲马《二十年后》第二部第二十九章第482页

我要踏上那可以通到天堂的阶梯，靠自己的努力而不是先辈的荫庇。

——【西班牙】松苏内吉《合同子》第504页

高贵的出生是一种凑巧的事情，并不是一种德行！——白手成家才算是真本领！

——【意大利】维尔加《杰苏阿多工匠老爷》第52～53页

与其担心人们对你的评论，何不花时间去设法完成他们所钦佩的事情。

——【美国】戴尔·卡耐基《智慧的锦囊》第176页

倘若你们想登上高处，就用自己的脚吧！绝对不要让人抬上去或背上去！

——【德国】尼采《查拉图斯特拉如是说》卷四第319页

只有我自己才是我的生命和我的灵魂的惟一合法的主人。

——【苏联】高尔基《苏联记游》三，《高尔基文集》(16)第545页

谁要是希望自己好，他就得自己动脑筋，自己关心自己，——别的任何人都代替不了他。

——【俄国】车尔尼雪夫斯基《怎么办？》第四章7第392页

一个人只能为别人引路，不能代替他们走路。各人应当救出自己。

——【法国】罗曼·罗兰《约翰·克利斯朵夫》(3)卷八第382页

如果在一个想让你哭的人面前流泪，那就是失败。越是在这种时候，越是要笑，顽强地度过人生。

——【日本】三浦绫子《答辞》，《冰点》第378页

谁要是游戏人生，他就一事无成；谁不能主宰自己，永远是一个奴隶。

——【德国】歌德，引自潘益大《人生就是奋斗》第7页

假如有人掉进水里，那么他游泳的本事高明也好，差劲也好，都是无关紧要的；他要么挣扎着爬出来，要么就被

淹死。

——【英国】毛姆《月亮和六便士》第十二章第55页

一个人，即使驾着的是一只脆弱的小舟，但只要舵掌握在他的手中，他就不会任凭波涛的摆布，而有选择方向的主见。

——【德国】歌德《歌德的格言和感想集》21第6页

只有我们自己才是复苏生命的希望。

——【安哥拉】A. 内图《辞行》，引自《非洲诗选》第59页

能够发展我们的力量和才能的，主要不是外援而是自助，不是依赖而是自恃。“坐在便利与幸福的安乐椅上的人，是会昏昏入睡的。”

——【美国】罗杰·马尔腾《自恃与自助》，《处世的艺术》第32页

129. 自省

镜子可以照出一个人的容颜，而能够照出自己的灵魂的只有自己的反省能力了。

——【西班牙】格拉西安《千年智慧书》89第103页

这可怜的玻璃又有何辜？不要瞧着镜子表情这样厌恶。

——【德国】歌德《格言诗》二四，引自《德国诗选》第114页

我经常在晚上发现，自己早上以为满不坏，因而自视甚高的看法，其实是错的。

——【法国】爱尔维修《论精神》，引自《十八世纪法国哲学》第431页

我们经常把自己的错误怪罪到别人身上，随着年龄的增长，我们将会发现，最应该怪罪的是我们自己。

——【美国】戴尔·卡耐基《人性的弱点全集》（达夫编译）第十四章第413页

我在日常生活中严守着一个美好的准则：“贵在自知之明”。我是素以此来鞭策自己的。

——【法国】安格尔《安格尔谈自己》，《安格尔论艺术》第12页

对可耻的行为的追悔是对生命的拯救。

——【古希腊】德谟克里特《著作残篇》，引自《古希腊罗马哲学》七第108页

反躬自省和沉思默想只会充实我们的头脑。

——【法国】巴尔扎克《两个新嫁娘》，《人间喜剧》第二卷第123页

如果你能时常反省自己，才不致受到别人的非难。

——【波斯】萨迪《蔷薇园》第二卷第77页

要找出时间来考虑一下一天中做了些什么：是正号还是负号。假如是正号——很好，假如是负号，那就要采取措施。

——【保加利亚】季米特洛夫《论青年教育》，《论文学、艺术与科学》第35页

人是唯一会红脸的动物。也可以说是应该红脸的。

——【美国】马克·吐温《赤道环游记》上卷第二十七章第203页

十六、方法策略篇

130. 方法

良好的方法能使我们更好地发挥运用天赋的能力，而拙劣的方法则可能阻难才能的发挥。

——【法国】贝尔纳，引自《科学探索之路》第 4 页

方法上的错误也会断送美好的开局，这就如同你想看一场日出，为了实现这一目标，你却选择看向西方一样。

——【美国】安东尼·罗宾《激发无限潜能》第一章第 25 页

有三个方法可以解决所有的问题：接受，改变，离开。不能接受那就改变，不能改变，那就离开。

——【美国】拿破仑·希尔《正能量：正向心态带来非凡的成功》第 1 章第 4 页

为了得到满足，应学会朝后看看那些各方面条件都不如你的人，而不要与那些各方面条件都优于你的人攀比。

——【美国】本杰明·富兰克林《交易法则》，《穷理查历书》第 11 页

懂得如何拒绝是一项重要的生活艺术。

——【西班牙】格拉西安《千年智慧书》33 第 40 页

如果我们能给生活中的各种忧虑划出一个“到此为止”的最低底线的话，我们就会发现，生活原来可以这么开心愉快。

——【美国】戴尔·卡耐基《人性的弱点全集》（刘祜编译）第七篇第 268 页

如果挺直身姿、昂首挺胸、呼吸深沉、目视上方，你便进入到一种自信满满、活力四射的生理状态，此时的你根本不可能情绪低落。

——【美国】安东尼·罗宾《激发无限潜能》第九章第 130 页

你可以在心里描绘那些使自己心情愉悦的画面，改变和自己内心讲话的语调和内容，采取特定的姿势，特定的方式呼吸，以及其他一切能使你感到愉快的行为。相信此时你已经满脸笑容了。

——【美国】安东尼·罗宾《激发无限潜能》第一章第 19 页

在脑海里描绘出自己渴望做的那个干练、热诚而有用的人的形象，而你所抱持的这种想法希望，便会分分秒秒地使你脱胎换骨，化成那一个特别的人。

——【美国】阿尔伯特·哈伯德，引自《智慧的锦囊》第 13 页

现实生活中不可能保持一块洁白无疵的净土。要是想认真完成一项必要的事业，为人既要灵活，又要有一副铁石心肠。

——【苏联】格拉宁《一幅画》第十章

第 188 页

人的天赋就象火花，它既可以熄灭，也可以燃烧起来。而逼使它燃烧成熊熊大火的方法只有一个，就是劳动，再劳动。

——【苏联】高尔基，引自《外国名作家传》（上）第 39 页

当你完成比较困难的、复杂的任务时，越是把它删繁就简、化整为零，你干起来就越是得心应手。

——【美国】阿里 · 基夫《人生的战略》，引自《美国人谈生活的艺术》第 74 页

我们把人生浪费在许多细微末节上。一个诚实的人的生活需求，用十根手指就够算了，就算最复杂的状况，再加上十根脚趾也就足够了。简化！简化！简化！

——【美国】梭罗，引自《卡耐基读书笔记》第七章第 233 页

勇于承担责任是激发无限潜能和完善自身的最好方法。

——【美国】安东尼 · 罗宾《激发无限潜能》第五章第 71 页

自己去适应别人，往往比让别人符合我们的要求更简单，更有用。

——【法国】拉布吕耶尔《论社交与言谈》，《品格论》（上）第 192 页

敏捷而有效率地工作，就要善于安排工作的次序、分配时间和选择要点。

——【英国】培根《论称赞》，《培根随笔选》第 70 ～ 71 页

避免将时间花在琐碎的多数问题上，因为就算你花了 80% 的时间，你也只能取得 20% 的成效。你应该将时间花于重要的少数问题上，因为解决这些重要的少数问题，你只需花 20% 的时间，即可取得 80% 的成效。

——【美国】戴尔 · 卡耐基《人性的优点全集》第十一章第 336 ～ 337 页

131. 策略

“假装”是达到某种状态的最有效方法，改变生理状态是在瞬间改变心态的最有效手段。谚语有云：“想要成为强大的人，首先应该‘装’得足够强大。”

——【美国】安东尼 · 罗宾《激发无限潜能》第九章第 128 页

如果你“假装”对你的工作感兴趣，这一点点努力就会使你的兴趣变成真的，并且可以减少你的疲劳和紧张，以及你的忧虑。

——【美国】戴尔 · 卡耐基《人性的弱点全集》（刘祜编译）第二篇第 44 页

为了做一个成功的假装者，您必须尽量想一些愉快的事情，为您的微笑补充能量，慢慢地，快乐的事情就会不断地涌出来，最后您会发现自己从不快乐变成了假装快乐，又从假装快乐变成了很快乐。

——【美国】戴尔 · 卡耐基《人性的优点全集》第五章第 167 页

当你给别人提建议的时候，应当显得好像是在提醒某个被他遗忘了的东西，而不是某个他根本不知道的东西。

——【西班牙】格拉西安《处世的艺术》7 第 6 页

一个有经验的赶牲口的人知道，最有用的办法是举着鞭子吓唬它，不要在牲口奔跑时鞭打它的脑袋。

——【俄国】列夫 · 托尔斯泰《战争与和平》

第四部第三卷十九第 1486 页

取悦于人的办法只有一种：吊人胃口，使之经常处于饥饿之中。

——【西班牙】格拉西安《处世的艺术》299 第 199 页

一个人的优秀的部分被赞赏，着实能让人高兴，但是，若称赞他希望被称赞的部分，必然更能令他高兴。这才是真正地搔到痒处。

——【美国】戴尔·卡耐基《人性的弱点全集》（达夫编译）第二章第 56 页

只要你所赞美的正是他引以自傲的，即使这种赞美是明显的谎言，他还是会欢迎之至。

——【德国】叔本华《人生的智慧》第四章第 59 页

如果你希望获得别人的尊重和欣赏，那么你一定要做到含而不露，千万不要让太多你并不了解的人摸清你所有的底细。

——【西班牙】格拉西安《千年智慧书》3 第 3 页

如果你要别人爱你，就不要过分地露出你自己爱他。

——【法国】罗曼·罗兰《母与子》（中）第三卷第二部第 115 页

世界上能够影响他人的唯一方法，就是谈论他的需要，并告诉他如何去获得、满足他的这种需要。

——【美国】戴尔·卡耐基《人性的弱点全集》（刘祜编译）第一篇第 19 页

我们每一个人都是理想主义者，都喜欢为自己所做的事找一个动听的理由。因此，如果你想改变别人的想法，就要激发他的高尚动机。

——【美国】戴尔·卡耐基《人性的弱点全集》（刘祜编译）第四篇第 174 页

如何获得你想要的东西呢？就是让他人对你产生依赖。

——【西班牙】格拉西安《千年智慧书》189 第 210 页

不需要时刻保持敏感。尤其是与人打交道的时候，即使看穿了对方行为或想法的动机，也要装作不懂。

——【德国】尼采《人性的，太人性的》，《不疯魔，不尼采》第 174 页

唯有先把冲击力往回收缩，人才能爆发进攻的力量。

——【奥地利】茨威格《一个政治家的肖像　约瑟夫·富歇传》第四章第 83 页

132. 变通

人的昨天总是和他的明天两样；除了变，一切都不能长久。

——【英国】雪莱《变》，《雪莱抒情诗选》第 17 ～ 18 页

生活中必须见机行事：时而用软的一手，时而用硬的一手；有时则要当机立断，干净利索，豁出去干一下！

——【苏联】高尔基《老板》，《高尔基文集》（14）第 402 页

在生活中，成功和失败之间仅仅只有毫厘之差，很多情况下，我们无法改变现实，但是可以改变自己对现实的看法。

——【美国】戴尔·卡耐基《人性的优

点全集》第四章第 134 页

虽然我们无法改变人生，但我们可以改变人生观；虽然我们无法改变环境，但是我们可以改变心境。

——【美国】阿尔伯特·哈伯德《哈伯德全书》第三部第 159 页

你有能力让自己的生活焕然一新；用单纯的眼光来打量那些曾经见过的事物吧，你的新生活就在其中。

——【古罗马】马可·奥勒留《沉思录》7·2 第 75 页

与改变别人的行为相比，改变你自己的行为容易得多。

——【美国】尼尔·唐纳德·沃尔什《与神对话》第一卷第 45 页

如果在自己非常想要做的事情上未能成功，不要立刻放弃并接受失败。试试别的方法。你的弓不会只有一根弦的，只要你愿意找到那根弦。

——【美国】戴尔·卡耐基《智慧的锦囊》第 161 页

这就是人生，断了一根弦，你还能以剩余的三根弦继续演奏。

——【美国】哈里·爱默生·福斯迪克，引自《人性的弱点全集》（达夫编译）第十二章第 376 页

一个人要能够在自己的地位发生变化的时候毅然抛弃那种地位，不顾命运的摆布而立身做人，才说得上是幸福的。

——【法国】卢梭《爱弥儿》（上）第三卷第 261 页

让死人去埋葬和痛哭自己的尸体吧。最先朝气蓬勃地投入新生活的人，他们的命运是令人羡慕的。

——【德国】马克思《M 致 R》（马克思致卢格），《马克思恩格斯全集》第 1 卷第 408 页

让我们把事前的忧虑，换为事前的思考和计划。

——【英国】温斯顿·丘吉尔，引自《智慧的锦囊》第 44 页

对有些人来说，你只要给他指出一个治疗方法就行了，对另外一些人，则必须把药灌进他的嘴里。

——【古罗马】塞涅卡《幸福而短促的人生——塞涅卡道德书简》第二十七封信第 64 页

聪明的医生懂得什么时候开药方，什么时候不开药方，有时候最有效的治疗就是不予治疗。

——【西班牙】格拉西安《处世的艺术》138 第 93 页

越是不曲的钢刀越容易折断。

——【德国】斯威布《七雄攻忒拜的故事》，《希腊的神话和传说》（上）第 254 页

133. 分寸

不要走极端。具有大智慧的人都会采取中庸协调的处世方式。从一个极端到另一个极端的做法相距非常遥远。

——【西班牙】格拉西安《千年智慧书》47 第 57 页

把高尚的情操推之极端，其结果与邪恶的结果一样。

——【法国】巴尔扎克《贝姨》，《人间喜剧》第十三卷第 88 页

从伟大到可笑，只有一步之遥。

——【法国】拿破仑，引自《世界49位名人的青年时代》第51页

比起那些爱我们超过我们所需程度的人，我们更接近那些恨我们的人。

——【法国】拉罗什福科《道德箴言录》321第51页

怀疑一切与信任一切是同样的错误；能得乎其中方为正道。

——【英国】乔叟《乔叟文集》（上）第113页

妄自尊大和妄自菲薄都是严重的错误。

——【德国】歌德《歌德的格言和感想集》20第6页

我们追赶一件东西的时候，不可跑得太猛、太快，跑过了头，反而得不到。

——【英国】莎士比亚《亨利八世》第一幕第一场，《莎士比亚全集》（7）第12页

急于达到目标，结果反而不如慎重前进的快。

——【法国】卢梭《爱弥儿》（上）第二卷第98页

有些人像火，距离适当给你温暖，靠得太近则会烧着你。

——【利比亚】阿里·米斯拉提《人生絮语》，引自《世界经典散文新编：非洲卷　思想的金字塔》第282页

毋把真诚变成单纯，机灵变成狡猾。

——【西班牙】格拉西安《处世的艺术》219第148页

最甜的蜜糖可以使味觉麻木；不太热烈的爱情才会维持久远；太快和太慢，结果都不会圆满。

——【英国】莎士比亚《罗密欧与朱丽叶》第二幕第六场，《莎士比亚全集》（8）第56页

过度的严厉会造成恐惧；过分的温和会有失威严。不要严酷得使人憎恶，也不要温和得使人胆大妄为。

——【波斯】萨迪《蔷薇园》第八卷第173页

邻居可相爱，篱笆不能拆。

——【美国】本杰明·富兰克林《爱情与友谊》46，《穷理查历书》第174页

每一杯过量的酒都是魔鬼酿成的毒汁。

——【英国】莎士比亚《奥瑟罗》第二幕第三场，《罗密欧与朱丽叶》第398页

适度的悲伤是对于死者应有的情分；过分的哀戚是摧残生命的仇敌。

——【英国】莎士比亚《终成眷属》第一幕第一场，《莎士比亚全集》（3）第307页

人可以分成两类，一类是那些节俭得好像他们会永远活着的人，另一类是那些奢侈得好像他们第二天就会死去的人。

——【古希腊】亚里士多德，引自《名哲言行录》（上）第五卷第一章第279页

134. 积累

不以小事为轻，而后可以成大事。

——【法国】拿破仑，引自《世界49位名人的青年时代》第51页

要成就一件大事业，必须从小事做起。

——【苏联】列宁《从破坏历来的旧制度到创造新制度》，《列宁选集》第四卷第175页

每个重大的成就都是一系列的小成就累积而成的。

——【美国】戴尔·卡耐基《人性的优点全集》第六章第188页

一切伟大的行动和一切伟大的思想都拥有一个微不足道的开始。

——【法国】加缪《荒谬的推论》，《西西弗的神话》第15页

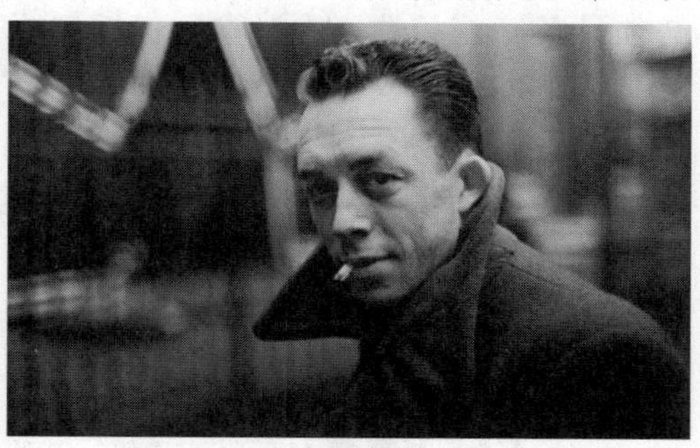

加 缪

一棵质地坚硬的橡树，即便用一柄小斧去砍，那斧子虽小，但如砍个不停，终必把树砍倒。

——【英国】莎士比亚《亨利六世》（下篇）第二幕第一场，《莎士比亚全集》(6)第247页

滴水可以汇成江河，粒米可以聚成谷仓。

——【波斯】萨迪《蔷薇园》第八卷第187页

或许你具有微薄的力量，但是你只要坚持下去，就可以显示出时间的威力来。

——【西班牙】格拉西安《千年智慧书》55第66页

凡事都不可小看。你知道，一根铁钉可以毁了一个马蹄子，一个马蹄子可以毁了一匹马，一匹马可以断送一次战役，一次战役可以灭掉一个伟大的国家。

——【西班牙】松苏内吉《合同子》第432～433页

星星之火，一踩就灭，等它蔓延起来，长江大河也浇不熄了。

——【英国】莎士比亚《亨利六世》（下篇）第四幕第八场，《莎士比亚全集》(6)第308页

小过起初不受惩戒，必然会发展成大过。

——【古希腊】伊索《偷东西的小孩》，《伊索寓言》第122页

一切的罪恶最初都是微不足道，由于相习成风，最后便不可收拾了。

——【波斯】萨迪《蔷薇园》第一卷第40页

事事迁就，很快就无事可以迁就了。

——【古希腊】伊索《男人和两个妻子》，《伊索寓言（精选本）》第145页

罗马并非一日造成，成功亦非一蹴而就。

——【美国】雷·怀尔德《管理大师如是说》第十三章第236页

135. 选择

出身不可以选择，人生的道路却可以自己选择。

——【西班牙】格拉西安《千年智慧书》

9 第 10 页

你们自己的生活有当今的境遇，原因在于你们，和你们所做的选择——或者没做的选择。

——【美国】尼尔·唐纳德·沃尔什《与神对话》第一卷第 62 页

一个人生活的过程就是不断选择的过程，所以学会选择的艺术非常重要。

——【西班牙】格拉西安《千年智慧书》51 第 61 页

我们生活的世界皆是有意无意选择的结果。如果我们选择天赐的福祉，我们如沐春风；如果我们选择苦难的沼泽，我们如坠冰窟。

——【美国】安东尼·罗宾《激发无限潜能》第五章第 66 页

在我们的生活当中，约有 90% 的事情是好的，10% 的事情是不好的。如果你想过得快乐，就应该把精神放在这 90% 的好事上面；如果你想担忧、操劳，或得肠胃溃疡，就可以把精力放在那 10% 的坏事情上面。

——【美国】戴尔·卡耐基《人性的优点全集》第二章第 64 页

明智的人决不坐下来为失败而哀号，他们一定乐观地寻找办法来加以挽救。

——【英国】莎士比亚《亨利六世》（下篇）第五幕第四场，《莎士比亚全集》(6) 第 318 页

这世界是一面镜子，每个人都可以在里面看见自己的影子。你对它皱眉，它还给你一副尖酸的嘴脸。你对着它笑，跟着它乐，它就是个高兴和善的伴侣。

——【英国】萨克雷《名利场》（上）第二章第 11 页

大多数人对生活所要求的是拥有选择的机会，这比任何其他的事情都重要得多。最坏的生活可能是没有选择的生活，对新事物没有任何希望的生活，走进死胡同的生活。相反，最愉快的生活是具有最多机会的生活。

——【美国】戴维·坎贝尔《人生道路的选择》第一章第 2 页

为了能够获得你所向往的生活，你需要为自己提供尽可能多的选择机会。而进行选择，你必须有“资本”——即必须具备一些条件。“资本”包括健康的身体、良好的教育、多方面的才能、丰富的经验和家庭、朋友的有力帮助。

——【美国】戴维·坎贝尔《人生道路的选择》第二章第 31 页

你拥有的优势越多，你在生活中拥有的选择机会也就越多。

——【美国】戴维·坎贝尔《人生道路的选择》第二章第 32 页

善于选择要点就意味着节约时间，而不得要领的瞎忙却等于乱放空炮。

——【英国】培根《论敏捷》，《培根随笔选》第 71 页

最高的选择是为你带来最多好处的选择。

——【美国】尼尔·唐纳德·沃尔什《与神对话》第一卷第 162 页

懂得如何选择实在是上天最好的礼物。

——【西班牙】格拉西安《处世的艺术》51 第 36 页

选择别人要比被人选择、使人感激要比感激别人好得多。

——【英国】简·奥斯丁《爱玛》（上）第二章第16页

如果你想永远做个雇员，那么下班的汽笛吹响了，你可以暂时忘掉手中的工作；如果你想继续前进，去开创一番事业，那么，汽笛仅仅是你开始思考的信号。

——【美国】亨利·福特《向前进——亨利·福特自传》封面

生活属于你，走什么道路，任你自己选择。

——【苏丹】塔依布·萨利赫《移居北方的时期》九第141页

136. 准备

机遇只偏爱那种有准备的头脑。

——【法国】巴斯德，引自《科学研究的艺术》第三章第35页

做一个有心人，时刻准备好，以便当命运给予眷顾的时刻，能够牢牢地把握住这个或许是惟一的机会。

——【西班牙】格拉西安《千年智慧书》20第25页

如果有工作要做，就应该立刻做好，如果交运时你发现自己毫无准备，就不该怪怨命运女神，却应当埋怨你自己。

——【俄国】克雷洛夫《猎人》，《克雷洛夫寓言》第125页

为明日做准备的最好方法，就是要集中你所有的智慧，所有的热情，把今天的工作做得尽善尽美。

——【加拿大】威廉·奥斯勒，引自《人性的优点全集》第二章第43页

用今天来照亮明天！

——【英国】伊丽莎白·芭莱特·勃朗宁《天鹅的窠巢的传奇》，引自《幽会与黄昏》第83页

胸有成算，获胜已半。

——【西班牙】塞万提斯《堂吉诃德》(下)第十七章第118页

凡事应该从好处着想，但要做最坏的打算。

——【西班牙】格拉西安《千年智慧书》194第215页

无论头上是怎样的天空，我准备承受任何风暴。

——【英国】拜伦《致托玛斯·摩尔》，引自《金果小枝》第232页

一分预防胜过十分补救。

——【古希腊】伊索《驴和骡子》，《伊索寓言（精选本）》第20页

命运总是猛烈袭击那些毫无预警的人，而那些对其早有预警的人就会轻而易举地抵挡她的进攻。

——【古罗马】塞涅卡《致赫尔维亚的告慰书》，《论生命之短暂》第29页

137. 谨言

舌头往往是败事的祸根。

——【英国】莎士比亚《终成眷属》第二幕第四场，《莎士比亚全集》（3）第346页

你有两只耳朵和一张嘴；你埋怨生得不够？你应当用两只耳朵多听而少开你的尊口。你有两只眼睛和一张嘴；请记住这个准则！你应当用两只眼睛多看而不要多嘴多舌。

——【德国】吕克特《三对和一张》，引自《德国浪漫主义诗人抒情诗选》第 496 ～ 497 页

人不应该说谎，但是也没有必要一定要说出所有的真相。

——【西班牙】格拉西安《千年智慧书》181 第 202 页

如果有人知道，我们总是多么易于误解别人，他就不愿在人前信口开河了。

——【德国】歌德《歌德的格言和感想集》285 第 52 页

当心切勿出言不逊。一旦骄傲的言辞冲口而出，就不易把它们追回。

——【美国】桑德堡《入门的一课》，《美国现代六诗人选集》第 191 页

你在两个仇人之间说话，要有分寸，以免他们和好之后你将无地自容。

——【波斯】萨迪《蔷薇园》第八卷第 171 页

把自己整个儿交给人家，这是不太谨慎的。有一些在推心置腹时所说的私房话，日后有被知己者用来作为武器的危险。

——【法国】罗曼·罗兰《母与子》（上）第一卷第二部第 131 页

没有弄清楚对方的底细，决不能掏出你的心来。

——【法国】巴尔扎克《高老头·两处访问》，《人间喜剧》第五卷第 76 页

男人敞开心扉就象女人羞答答地奉献出她们那防范森严的肉体一样。

——【法国】安德烈·莫洛亚《爱的气候》第一部第一章第 3 页

假如你对风泄露了你的秘密，你就不应当去责备风对树林泄露了秘密。

——【黎巴嫩】纪伯伦《拔锚起航》，《先知·沙与沫》第 127 页

我们怎么能要求另一个人保守我们的秘密呢，既然我们自己都没能对他保守秘密？

——【法国】拉罗什福科《道德箴言录》584 第 96 页

精明的人往往都是非常谨慎的人，他们懂得如何保持沉默。

——【西班牙】格拉西安《千年智慧书》3 第 3 页

善于保持沉默也是谈话的一种艺术。

——【英国】培根《论言谈》，《培根随笔选》第 58 页

什么也比不上不动声色更能提高人的威望。

——【法国】戴高乐，引自安德烈·莫洛亚《生活的艺术》第四章第 117 ～ 118 页

无知的人最好沉默。他若知道这一点，便不算无知。

——【波斯】萨迪《蔷薇园》第八卷第 179 页

宁可被人责备你朴讷寡言，不要让人嗔怪你多言偾事。

——【英国】莎士比亚《终成眷属》第一幕第一场，《莎士比亚全集》（3）第 307 页

有些人被视为聪明，是因为他们常常通过一言不发来发表自己的看法。

——【瑞士】阿尔弗雷德·莫勒《玩世箴言——冷嘲热讽妙语连珠》第 202 页

138. 慎行

聪明非常重要，但是也绝对不能忘记谨慎，因为一盎司的谨慎等于一磅的聪明才智。

——【西班牙】格拉西安《千年智慧书》92 第 106 页

一个缝罅会使一条船沉没，一件罪行就会使一个人毁灭。

——【英国】约翰·班扬《天路历程》第二部第 219 页

如果你害怕跌入失败的深谷，那么你一定要放慢脚步，谨慎而警觉地前行，这样你脚下的每一块路面都是坚实的。

——【西班牙】格拉西安《千年智慧书》78 第 92 页

最有学问和最有见识的人总是很谨慎的。

——【法国】卢梭《爱弥儿》（下）第四卷第 440 页

一切事情都得冷眼观察，一切事情都得盘算掂量，别让自己沉醉，别胡思乱想，不受诱惑，哪怕幸福就在眼前。

——【俄国】冈察洛夫《平凡的故事》第二部五第 333 页

别把你所有的蛋放在一只筐子里吧。

——【美国】马克·吐温《傻瓜威尔逊》第十五章第 105 页

不要对重要的事情过早的下判断。

——【古希腊】赫拉克利特《著作残篇》，引自《古希腊罗马哲学》二第 23 页

谨慎比大胆要有力量得多，来证明看起来什么也不怕的人，是多么害怕对什么都小心翼翼的人。

——【法国】雨果《论司各特》，《雨果论文学》第 8 页

缺乏谨慎给我们造成的危害比缺乏知识要大得多。

——【美国】本杰明·富兰克林《致富之术》12，《穷理查历书》第 85 页

凡事三思而行；跑得太快是会滑倒的。

——【英国】莎士比亚《罗密欧与朱丽叶》第二幕第四场，《莎士比亚全集》(8) 第 45 页

当你觉得最自信的时候，往往是最容易犯错误的时候，谨慎总是在最需要它们的时候不在。

——【西班牙】格拉西安《千年智慧书》264 第 291 页

有的人能够逃掉大的灾难，竟为了区区小事而惨死。

——【法国】拉·封登《狮子和小蚊虫》，《拉·封登寓言选》第 31 页

如果你能拥有谨慎的盾牌，就不怕受到愚蠢的偷袭。

——【西班牙】格拉西安《千年智慧书》256 第 283 页

十七、成功失败篇

139. 成功

世界上最大的成功并不是站在世界的中央，万众仰慕；而是回归自己的内心，潜心向我。

——【美国】安东尼·罗宾《激发无限潜能》第一章第 26 页

成功不是战胜别人而是战胜你自己。

——【英国】柏西·布克《音乐家心理学》第十四章第 127 页

成功就是你是一个什么样的人和你本来应当成为什么样的人之间的比率。

——【英国】柏西·布克《音乐家心理学》第十四章第 127 页

成功是当一个人发挥出人的聪明才智时所感受到的兴致勃勃、欣喜愉快和“潮涌”般的快乐的体验。

——【美国】莫蒂默·艾德勒《成功意味着孜孜不倦》，引自《美国人谈生活的艺术》第 70 页

成功是千百万次思想和行动的最终结果。

——【美国】伯蒂·查尔斯·福布斯《福布斯箴言录》第 34 页

成功意味着永远孜孜不倦。

——【美国】莫蒂默·艾德勒《成功意味着孜孜不倦》，引自《美国人谈生活的艺术》第 70 页

雄心壮志加上小心谨慎才是成功的首要条件。

——【美国】拿破仑·希尔《正能量：正向心态带来非凡的成功》第 1 章第 7 页

人生大事业的成就不是靠筋肉、速度，或身体的敏捷，而是靠思想、人格和判断力。

——【古罗马】西塞罗《论老年》，《西塞罗散文》第 10 ～ 11 页

判断力加上企图心，再以活力作为调味料，这就是成功的精美食谱。

——【美国】戴尔·卡耐基，引自《卡耐基读书笔记》第九章第 304 页

关键是要具备坚强的意志、卓越的才干以及不达目的不罢休的恒心，除此全属细节。

——【德国】歌德，引自《歌德谈话录》（1832 年 2 月 17 日）第 156 页

聪明的资质、内在的干劲、勤奋的工作态度和坚韧不拔的精神，这些都是科学研究成功所需的其它条件。

——【澳大利亚】贝弗里奇《科学研究的艺术》第十一章第 143 页

如果你希望成功，当以恒心为良友，以经验为参谋，以小心为兄弟，以希望为哨兵。

——【美国】爱迪生，引自《美国人谈生活的艺术》第 1 页

立志，工作，成功，是人类活动的三大要素。立志是事业的大门，工作是登堂入室的旅程。这旅程的尽头就有个成功在等待着，来庆祝你的努力结果。

——【法国】巴斯德，引自《科学家成功的奥秘 · 巴斯德》第 112 ～ 113 页

如果你想要成功，想要实现某一目标，你就应当把成功视作一个过程，一种生活方式，一种思考习惯，一种生活策略。

——【美国】安东尼 · 罗宾《激发无限潜能》第十九章第 303 页

勇敢和必胜的信念常使战斗得以胜利结束。

——【德国】恩格斯《欧洲军队 · 法国军队》，《马克思恩格斯全集》第 11 卷第 478 页

一个人的成功，只有百分之十五是由于他的专业技术，而百分之八十五则要靠人际关系和他的做人处世能力。

——【美国】戴尔 · 卡耐基，引自《卡耐基妙语》第 154 页

要想成功，首先要学会“变态”——改变心态、状态、态度等。成功，首先需要改变自己。

——【美国】拿破仑 · 希尔《正能量：正向心态带来非凡的成功》第 1 章第 2 页

个人的成功往往和个人的经历及战胜过的挫折成正比。

——【美国】拿破仑 · 希尔《拿破仑 · 希尔成功学 17 法则》第 13 课第 93 页

成功，不是少数人的专利；只要懂得活用自己的天分，每一个人都可以是成功者。

——【日本】松下幸之助《成功者的信念》，《我的人生理念》第 12 页

一个十分杰出的功绩的标志是：那些最嫉妒它的人也不得不赞扬它。

——【法国】拉罗什福科《道德箴言录》95 第 15 ～ 16 页

掌握成功所需的资源并不能等同于成功，成功的前提是能够最高效地利用这些资源。

——【美国】安东尼 · 罗宾《激发无限潜能》第一章第 25 页

成功只能是幸福的一个组成部分，如果不惜以牺牲其他一切来得到它，那么这个代价是太昂贵了。

——【英国】罗素《走向幸福》上篇第三章第 45 页

140. 失败

世界上并不存在失败。所谓失败，只不过是别人对你应该如何做某件事的看法。所以，一旦你相信没有必要事事都按别人的意图去做，你也就不会失败了。

——【美国】韦恩 · W. 戴埃《你的误区》第六章第 124 页

回顾一生，将人生中所有的一切加起来，而所得结果是负数，这就是失败。

——【日本】松下幸之助《生活的沉思》，《我的人生理念》第 498 页

跌倒不算失败，跌倒了站不起来，才是失败。

——【美国】戴尔 · 卡耐基《人性的弱点全集》（达夫编译）第十四章第 410 页

一个人只有思想上失败了才算是彻底垮掉了！

——【美国】德莱塞《嘉莉妹妹》第四十九章第526页

你在某一具体事情中的失败并不等于你作为一个人都失败了，你只不过是在某一具体时刻中未能成功地进行某一具体尝试而已。

——【美国】韦恩·W. 戴埃《你的误区》第六章第124页

对意志永不屈服的人，根本就没有所谓失败。

——【美国】戴尔·卡耐基《人性的弱点全集》（达夫编译）第十四章第410页

失败可以锻炼一般优秀的人物；它挑出一批心灵，把纯洁的和强壮的放在一边，使它们变得更纯洁更强壮；但它把其余的心灵加速它们的堕落，或是斩断它们飞跃的力量。

——【法国】罗曼·罗兰《约翰·克利斯朵夫》（3）卷七第二部第171页

失败也是我所需要的，它和成功对我一样有价值。只有在我知道一切做不好的方法以后，我才能知道做好一件工作的方法是什么。

——【美国】爱迪生，引自《外国科学家史话》第257页

失败永远是使人们奋发的跳板，这样认识失败而又能努力的人，才是前途光明的人。

——【日本】松本顺《识别人》一第20页

是失败使骨头坚硬；是失败化软骨为肌肉；是失败使人不可征服。

——【美国】亨利·华德·毕却，引自《智慧的锦囊》第35页

吸取经验后重新开始的惟一机会是失败。丢人的是害怕失败而不是失败本身。

——【美国】亨利·福特《向前进——亨利·福特自传》第19～20页

人的眼睛，在失败的时候，方才睁了开来。

——【俄国】契诃夫《手记》，《契诃夫手记》第70页

比起成功，失败教会了我们更多的道理。

——【美国】安娜·昆德兰《不曾走过，怎会懂得》1第8页

失败可能是变相的胜利，最低潮就是高潮的开始。

——【美国】朗费罗《得失》，《朗费罗诗选》第169页

失败是个骗子，它对人尖刻而狡猾，喜欢当胜利近在咫尺时将人绊倒。

——【美国】拿破仑·希尔《正能量：正向心态带来非凡的成功》第5章第47页

失败的真正原因只可能是你的胆怯和恐惧，对手太强、困难太多、状况太差、外援太少都只是皮毛的理由。

——【德国】尼采《玩笑、欺骗与复仇》，《不疯魔，不尼采》第47页

诚实的失败不会有损声誉，害怕失败而不敢再去做事才是最可耻的。

——【美国】亨利·福特《向前进——亨利·福特自传》19第314页

141. 机会

机会总会垂青于那些能承受平日的艰苦工作，并还能保持工作的热情及一定的警觉性的人。

——【美国】亨利·福特《向前进——亨利·福特自传》19 第 321 页

机遇只垂青那些懂得怎样追求她的人。

——【法国】查尔斯·尼科尔，引自《科学研究的艺术》第三章第 28 页

才智和勇气必定满意地与机遇共享荣誉。

——【英国】塞缪尔·约翰逊《快乐的期待》，引自《英国十八世纪散文选》第 91 页

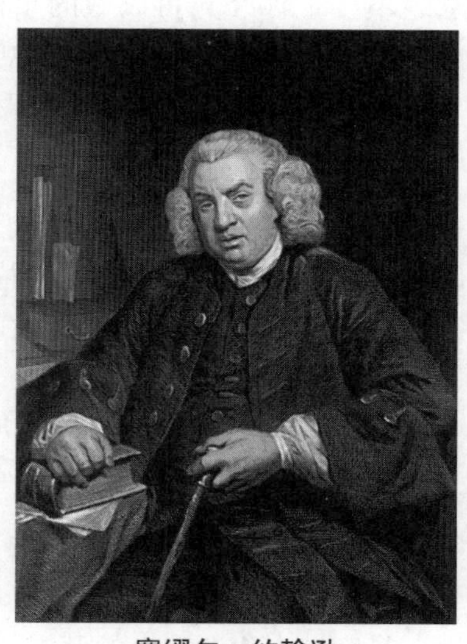

塞缪尔·约翰逊

善于识别与把握时机是极为重要的。在一切大事业上，人在开始做事前要象千眼神那样察视时机，而在进行时要象千手神那样抓住时机。

——【英国】培根《论时机》，《培根随笔选》第 47 页

如果你掌握了审时度势的艺术，在你的婚姻、你的工作以及你与他人的关系上，就不必去追求幸福和成功，它们会自动找上门来的！

——【美国】查尔斯·科伯恩，引自阿瑟·戈森《掌握正确的时机》，见《美国人谈生活的艺术》第 45 页

大多数人都是默默无闻地活着，他们可能从未注意到命运也曾经来敲过他们的门。

——【西班牙】格拉西安《千年智慧书》20 第 25 页

如果有人错过机会，多半不是机会没有到来，而是因为等待机会者没有看见机会到来，而且机会过来时，没有一伸手就抓住它！

——【法国】罗曼·罗兰《母与子》（下）第四卷（下）第二部第 233 页

这就是机会的狡猾之处。它习惯于从后门溜进来，而且常常以“不幸”或“暂时的挫折”作为伪装。也许正因如此，许多人才看不出什么是机会。

——【美国】拿破仑·希尔《正能量：正向心态带来非凡的成功》第 5 章第 44 ～ 45 页

拥有智慧的人往往比别人更容易发现机会，也会得到更多的机会。

——【西班牙】格拉西安《千年智慧书》20 第 25 页

世事的起伏本来是波浪式的，人们要是能够趁着高潮一往直前，一定可以功成名就；要是不能把握时机，就要终身蹭蹬，一事无成。

——【英国】莎士比亚《裘力斯·凯撒》第四幕第三场，《莎士比亚全集》（8）

第 284 页

真正的风云人物不仅仅因为他们具备优良的素质，更重要的是历史选择了他们，他们抓住了时代的机遇。

——【西班牙】格拉西安《千年智慧书》20 第 25 页

生命很快就过去了，一个时机从不会出现两次。必须当机立断，不然就永远别要。

——【法国】罗曼·罗兰《母与子》（上）第二卷第三部第 467 ～ 468 页

弱者坐待良机，强者制造时机。

——【法国】居里夫人，引自《诺贝尔科学奖百年百人　物理学奖部分》第 21 页

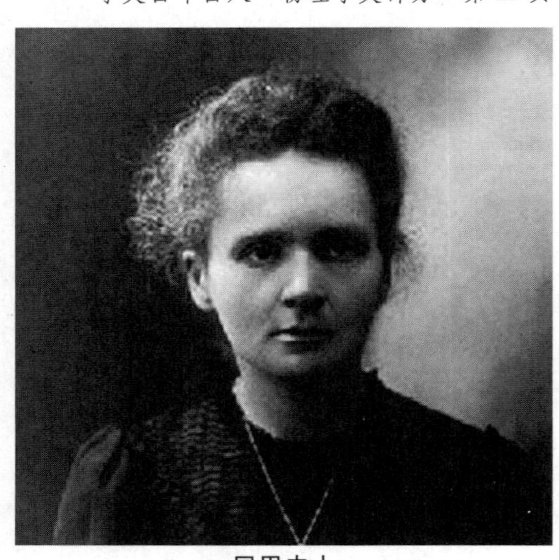

居里夫人

只有愚者才等待机会，而智者则造就机会。

——【英国】培根《论礼貌》，《培根随笔选》第 42 页

一个把握眼前机会的人，十有八九可以成功；但是一个自己创造机会的人，却铁定不可能失败。

——【美国】戴尔·卡耐基，引自《卡耐基读书笔记》第一章第 15 页

如果在时机成熟前强趁时机，你无疑将洒下悔恨的泪滴；但如你一旦把已熟的时机错过，无尽的痛苦将使你终生泪婆娑。

——【英国】威廉·布莱克《时机》，引自《外国哲理诗选》第 78 ～ 79 页

142. 拖延

拖延就是对生命最大的浪费：它夺走了到来的每一天，寄望未来，而放弃现在。

——【古罗马】塞涅卡《论生命之短暂》，《论生命之短暂》第 10 页

永远不要把你今天可以做的事留到明天做。延宕是偷光阴的贼。抓住他吧！

——【英国】狄更斯《大卫·科波菲尔》（上）第十二章第 204 页

“明天”，是勤劳的最危险的敌人。任何时候都不要把今天该做的事搁置到明天。而且应当养成习惯，把明天的一部分工作放在今天做完。

——【苏联】苏霍姆林斯基《给儿子的信》二十一第 88 页

拖拖拉拉这个坏习惯不是无伤大局的，它是个能使你的抱负落空、破坏你的幸福、甚至夺去你的生命的恶棍。

——【美国】诺曼·文森特·皮尔《驾驭“拖延”的恶魔》，引自《美国人谈生活的艺术》第 130 页

拖延时间意味着虚度光阴、无所事事，无所事事会使人感到厌倦无聊。

——【美国】韦恩·W. 戴埃《你的误区》

第九章第 184 页

如果你作事缺乏诚意，或者迟迟不愿动手，那你即便有天大本事，也不会有什么成就。

——【英国】狄更斯《荒凉山庄》（上）第十三章第 236 页

有些人虽然很聪明，可是也会因为关键时刻的犹豫而失去唾手可得的幸福和成功。

——【西班牙】格拉西安《千年智慧书》53 第 63 页

思考再三就可以去行动，如果让自己耽于思考，往往就会失去了机遇和时机，久而久之，也会失去行动的能力。

——【西班牙】格拉西安《千年智慧书》56 第 67 页

凡是那些需要当机立断，果敢执行的计划，我们对于自身的过份顾虑，几乎是成功的惟一阻碍。

——【法国】大仲马《基度山伯爵》（二）第四十四章第 624 页

疑惑足以败事。一个人往往因为遇事畏缩的缘故，失去了成功的机会。

——【英国】莎士比亚《一报还一报》第一幕第四场，《莎士比亚全集》（1）第 298 页

因循观望的人，最善于惊叹他人的敏捷。

——【英国】莎士比亚《安东尼与克莉奥佩特拉》第三幕第七场，《莎士比亚全集》（10）第 70 页

快速的决策和异常的大胆使许多成功人士渡过了危机和难关，而关键时刻的优柔寡断只能带来灾难性的后果。

——【美国】拿破仑·希尔《正能量：正向心态带来非凡的成功》第 7 章第 75 页

我们多数的人，都拖延着不去享受今天的生活，我们都梦想着天边有一座奇妙的玫瑰园，而不去欣赏今天就开放在我们窗口的玫瑰。

——【美国】戴尔·卡耐基《人性的优点全集》第二章第 43 页

143. 忍耐

忍耐有时几乎就是宽容的同义词，几乎是心平气和的同义词，又几乎是成为一个自我完善的人的同义词。

——【美国】马克斯威尔·马尔兹《忍耐》，《人生的支柱》第 18 页

忍耐导致一种无价的内在的平和之心，在世上是有福的。

——【西班牙】格拉西安《处世的艺术》159 第 107 页

忍耐是唯一真正可以使人的梦想变为事实的根本。

——【奥地利】卡夫卡《卡夫卡寓言与格言》第 105 页

我认为忍耐是我们人生过程中，任何人都要经受的最困难的一件事。等待比做事要难得多。

——【英国】盖斯凯尔夫人《玛丽·巴顿》第十二章第 186 页

人的生命中潜藏无数待放的花苞，只要熬过漫长艰辛的忍耐与等待，就会一一绽放出来。

——【日本】松下幸之助《青春的意义》，《我的人生理念》第 287 页

不要因为时运不济而郁郁寡欢，忍耐虽然痛苦，果实却最香甜。

——【波斯】萨迪《蔷薇园》第一卷第 36 页

耐心毕竟是一项杰出的美德，那笑在最后的，确也是笑得最得意的。

——【丹麦】克尔恺郭尔《勾引家日记》第 126 页

一个人的信念和知识的高低深浅，就看他的忍耐能力有多少而定。

——【以色列】所罗门，引自《乔叟文集》（下）第 641 页

身体强健的主要标准在能忍耐劳苦，心理健强的标准也是一样。

——【英国】约翰·洛克《教育漫话》第 43 页

如果你已养成耐性，请相信：你已干了许多事情。

——【德国】歌德《格言诗》四，《德国诗选》第 110 页

在这个世界上，尽如人意的事是并不多的。咱们既活着作人就只能迁就咱们所处的实际环境，凡事忍耐些。

——【印度】泰戈尔《沉船》第三十八章第 172 ~ 173 页

有耐心的人会得到他所希望的一切。

——【美国】本杰明·富兰克林《严谨人生》17，《穷理查历书》第 109 页

没有耐性的人是多么可怜！什么伤口不是慢慢地平复起来的？

——【英国】莎士比亚《奥瑟罗》第二幕第三场第 373 页

人被躯壳裹得最紧的时候，正是开始脱壳而去之日！

——【法国】卢梭《一个孤独散步者的遐想》散步五第 74 页

用象狮子一样的忍耐心来忍耐那难以忍耐的苦难罢，世界上的任何人做了坏事最后都是要得到报应的。

——【古希腊】希罗多德《历史》（上）第五卷（56）第 369 页

144. 因果

宇宙中没有偶然，只有必然。

——【美国】爱默生《爱默生文集　生活的准则》第二篇第九章第 245 页

世界上并没有侥幸的事；世事不论好坏，都不是偶然。

——【西班牙】塞万提斯《堂吉诃德》（下）第六十六章第 478 页

成功没有偶然。即便有些胜利者谦虚地说，自己的成功是偶然的缘故。

——【德国】尼采《快乐的知识》，《不疯魔，不尼采》第 46 页

所有成功者都有一个共同点——他们都是信仰宇宙运行因果规律的人。他们相信，至始至终，事物的发展都是凭规律，而不是运气。

——【美国】爱默生《爱默生文集　生活的准则》第二篇第二章第 119 页

多多付出，补偿法则就开始发挥效应了。这一放之四海而皆准的法则既不允许任何人不劳而获，也不会让任何人劳而无获。

——【美国】拿破仑·希尔《拿破仑·希尔成功学 17 法则》第 4 课第 38 页

如果我们想要更多的玫瑰花，就必须种植更多的玫瑰树。

——【美国】乔治·艾略特，引自《智慧的锦囊》第157页

毫无疑问，你播下的每一颗有效工作的种子都会成倍地增长，然后给予你更为丰厚的回报。

——【美国】拿破仑·希尔《拿破仑·希尔成功学17法则》第4课第39页

虽然广阔的宇宙不乏善举，可是若不在自己得到的那块土地上辛勤耕耘，一粒富有营养的粮食也不会自行送上门来。

——【美国】爱默生《论自助》，《爱默生随笔》第185页

你既种下一颗恶的种子，休想获得善的果实。

——【波斯】萨迪《蔷薇园》第一卷第28页

要知道人在身强力壮的青少年时代所养成的不良嗜欲，将来到了晚年是要一并结算总帐的。

——【英国】培根《论健康》，《培根随笔选》第15页

那些喜欢出口伤人者，恐怕常常过低估计了被伤害者的记忆力。

——【英国】培根《论言谈》，《培根随笔选》第58页

把毒药投入酒杯里的人，结果也会自己饮鸩而死，这就是一丝不爽的报应。

——【英国】莎士比亚《麦克白》第一幕第七场，《莎士比亚全集》(8)第324页

不要把痰吐在井里，哪天你口渴的时候，也要上井边来喝水的。

——【俄国】克雷洛夫《狮子和老鼠》，《克雷洛夫寓言》第197页

如果自家的窗户是玻璃的，就不要向邻居扔石头。

——【美国】本杰明·富兰克林《严谨人生》6，《穷理查历书》第105页

千万要记住，不要把别人的馈赠当作恩赐，天下没有免费的午餐。

——【西班牙】格拉西安《千年智慧书》286第314页

表现勇敢则勇气来；往后退缩则恐惧来。

——【古罗马】普卜利利乌斯·绪儒斯，引自《智慧的锦囊》第8页

愁苦的神情只会引起愁苦的神情；粗卤的问话只会招来粗卤的回答。

——【美国】德莱塞《“天才”》(下)第二十六章第500页

145. 务实

哗啦哗啦把自己的事业讲给大家听的人，他的价值一定是毫不足道的。切实苦干的人往往不是高谈阔论的，他们惊天动地的事业显出了他们的伟大，可是在筹划重大的事业的时候，他们是默不作声的。

——【俄国】克雷洛夫《两只桶》，《克雷洛夫寓言》第123页

各人有各人的才能，可是有些人眼红别人的名望，总想在他所做不了的工作上一显身手。依我说呢，为人要明白事理：如果你盼望有所成功，就得根据

自己的才能，可不要好高骛远。

——【俄国】克雷洛夫《八哥》，《克雷洛夫寓言》第 78 页

百灵鸟不会自己烤熟了从天上掉下来。

——【法国】阿兰《海格立斯》，《论幸福——幸福的艺术》第 72 页

生活除了梦幻之外，也充满了现实。一个人不能靠回忆过活。

——【美国】欧·亨利《没有特写》，《欧·亨利短篇小说选》第 253 页

殿堂只能建造在磐石之上，怎么能矗立在沙漠之中呢！

——【苏联】高尔基《忏悔》，《高尔基文集》（12）第 406 页

只有把地基打得更牢固，才能在上面筑起华丽的宫殿来。

——【印度】普列姆昌德《大哥先生》一，《普列姆昌德短篇小说选》第 434 页

我们的要务不是望着远方模糊的事情，而是做手边清楚的事情。

——【英国】托马斯·卡莱尔，引自《智慧的锦囊》第 48 页

人类精神之可贵，不在于好高骛远，而在于平实的进步。

——【法国】蒙田《恰如其分地生活》，《人生随笔》第 6 页

老年人是曾经年青过的，但年青人是否能达到老年则是靠不住的，所以已经实现的好处是比未来的靠不住的好处更可取的。

——【古希腊】德谟克里特《著作残篇》，引自《古希腊罗马哲学》七第 124 页

驴子宁愿要草料不要黄金。

——【古希腊】赫拉克利特《著作残篇》，引自《古希腊罗马哲学》二第 19 页

小有成胜于大不就。

——【古希腊】柏拉图《泰阿泰德·智术之师》第 82 页，引自《古希腊三哲人名言录》第 88 页

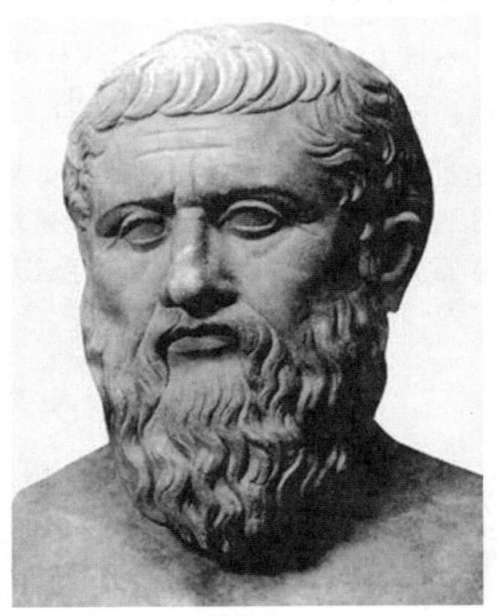

柏拉图

一鸟在手胜过十鸟在树。

——【法国】拉·封登《小鱼和渔夫》，《拉·封登寓言选》第 26 页

146. 虚浮

光靠大声叫嚷，并不能证明什么事情。一只母鸡不过下了一个蛋，却每每要咯咯地叫一阵，好象它生下了一颗小行星似的。

——【美国】马克·吐温《赤道环游记》上卷第五章第 47 页

青蛙也许会叫得比牛更响，但是它

们不能在田里拉犁，也不会在酒坊里牵磨，它们的皮也做不出鞋来。

——【黎巴嫩】纪伯伦《拔锚起航》，《先知·沙与沫》第 91 页

虚名是一个下贱的奴隶，在每一座墓碑上说着谎话，倒是在默默无言的一坯荒土之下，往往埋葬着忠臣义士的骸骨。

——【英国】莎士比亚《终成眷属》第二幕第三场，《莎士比亚全集》（3）第 340 页

戴着手套的猫是无法抓住老鼠的。

——【美国】本杰明·富兰克林《勤俭之道》38，《穷理查历书》第 64 页

用两个手指头是拿不到多少东西的！

——【苏联】高尔基《阿尔塔莫诺夫家的事业》二，《高尔基文集》（16）第 276 页

不肯伸出援手，再多的说教也无济于事。

——【古希腊】伊索《洗澡的男孩》，《伊索寓言（精选本）》第 43 页

好炫耀的人是明哲之士所轻视的，愚蠢之人所艳羡的，谄佞之徒所奉承的，同时他们也是自己所夸耀的言语底奴隶。

——【英国】培根《论虚荣》，《培根论说文集》第 174 页

把希望建筑在意欲和心愿上面的人们，二十次中有十九次都会失望。

——【法国】大仲马《红屋骑士》十六第 155 页

离开革命实践的理论是空洞的理论，而不以革命理论为指南的实践是盲目的实践。

——【苏联】斯大林《论列宁主义基础》第 17 页

如果自以为凭着一股热情，不论什么大小事情都能办到，那你还不如趁早打消这种错误的想法。

——【英国】狄更斯《荒凉山庄》（上）第十三章第 236 页

一个骄傲的人，结果总是在骄傲里毁灭了自己。他一味对镜自赏，自吹自擂，遇事只顾浮夸失实，到头来只是事事落空而已。

——【英国】莎士比亚《特洛伊罗斯与克瑞西达》第二幕第三场，《莎士比亚全集》（7）第 166 页

切忌浮夸铺张。与其说得过分，不如说得不全。

——【俄国】列夫·托尔斯泰《给克拉斯若夫的信》（1910 年 8 月 24 日），引自《西方古典作家谈文艺创作》第 564 页

善于找藉口的人难得再会精于别的东西。

——【美国】本杰明·富兰克林《人生美德》13，《穷理查历书》第 129 页

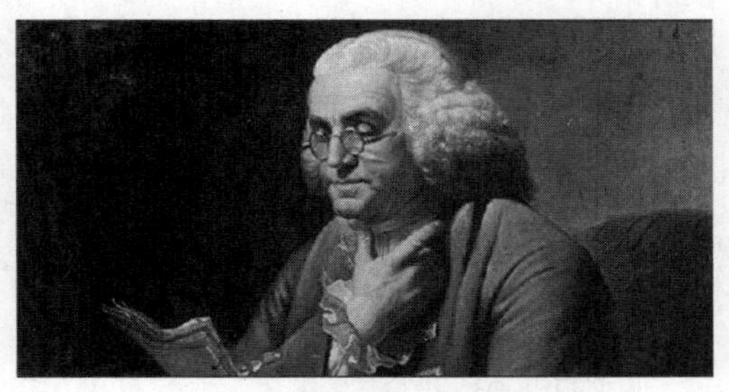

本杰明·富兰克林

希求假想的好处，常常会失去现有福分。

——【古希腊】伊索《鸢和天鹅》，《伊索寓言（精选本）》第 118 页

十八、生命历程篇

147. 人类

人类是一件多么了不得的杰作！多么高贵的理性！多么伟大的力量！多么优美的仪表！多么文雅的举动！在行为上多么像一个天使！在智慧上多么像一个天神！宇宙的精华！万物的灵长！

——【英国】莎士比亚《哈姆莱特》第二幕第二场，《莎士比亚全集》（9）第 49 页

理想的人是品德、健康、才能三位一体的人。

——【日本】木村久一《早期教育和天才》第七章第 175 页

人，是生命链索的一环，生命的链索是无穷无尽的，它通过人，从遥远的过去伸向渺茫的未来。

——【俄国】柯罗连科《盲音乐家》第四章四第 70 页

人是万物的尺度，是存在的事物存在的尺度，也是不存在的事物不存在的尺度。

——【古希腊】普罗泰戈拉《著作残篇》，引自《古希腊罗马哲学》八第 138 页

人——这是世界上一切财宝中最宝贵的。

——【苏联】斯大林，引自《奥斯特洛夫斯基两卷集》第 2 卷第 792 页

人和动物的真正区别，在于他内在的、无形的力量和价值。

——【印度】泰戈尔《印度的民族主义》，《民族主义》第 68 页

人离开狭义的动物愈远，就愈是有意识地自己创造自己的历史。

——【德国】恩格斯《〈自然辩证法〉导言》，《马克思恩格斯选集》第三卷第 457 页

人，不是放纵自己的天赋、听任自然左右的动物。我们是无止境地进步的动物。在我们找到了乐趣所在的同时，更不敢懈怠我们的义务。

——【日本】武者小路实笃《人的进步无止境》，《人生论》第 113 页

人的生命力真强啊！人是一种能习惯于任何环境的动物，我以为给人下这样一个定义是最恰当不过的。

——【俄国】陀思妥耶夫斯基《死屋手记》第一部第一章第 12 页

最美丽的猴子与人类比起来也是丑陋的。

——【古希腊】赫拉克利特《著作残篇》，引自《古希腊罗马哲学》二第 27 页

人，是伟大的！人有创造一切的力量……万事都在乎人，万事都为着人啊！只有人才是实实在在的，人以外的东西，

都是他的双手跟大脑创造出来的！

——【苏联】高尔基《在底层》第四幕，《高尔基选集 戏剧集》第 265 页

在生活艺术方面，人不但是艺术家，而且也是艺术品。他既是雕塑家又是大理石；既是医生又是病人。

——【美国】弗洛姆《自我的追寻》第二章第 15 页

人是肉身化的理性，有思考的生物——这个称号使他区别于其他生物，成为万物之灵长。

——【俄国】别林斯基《艺术的概念》，《别林斯基选集》第三卷第 102 页

人只不过是一根苇草，是自然界最脆弱的东西；但他是一根能思想的苇草。

——【法国】帕斯卡尔《思想录》第六编第 157 ～ 158 页

人类是上帝的化身！

——【德国】海涅《论德国宗教和哲学的历史》第二篇，《海涅选集》第 265 页

如果人类意识到自己的神性，那也就会鼓舞他们自己来表现神性。

——【德国】海涅《论德国宗教和哲学的历史》第二篇，《海涅选集》第 265 页

人是世界的装饰品，他有一切理由对自己感到惊奇。

——【苏联】高尔基《一个读者的札记》，《文学论文选》第 22 页

148. 生命

人最宝贵的是生命。生命人只有一次。人的一生应当这样度过：当回忆往事的时候，他不会因为虚度年华而悔恨，也不会因为碌碌无为而羞愧；在临死的时候，他能够说："我的整个生命和全部精力，都已经献给了世界上最壮丽的事业——为人类的解放而斗争。"

——【苏联】奥斯特洛夫斯基《钢铁是怎样炼成的》第二部 3，《奥斯特洛夫斯基两卷集》第 1 卷第 286 页

生命是短暂的，但活得磊落、活得体面，这一生就不算短。

——【古罗马】西塞罗《论老年》，《西塞罗散文》第 36 页

生命的用途并不在长短而在乎我们怎样利用它。许多人活的日子并不多，却活了很长久。

——【法国】蒙田《论哲学即是学死》，《蒙田随笔》第 86 ～ 87 页

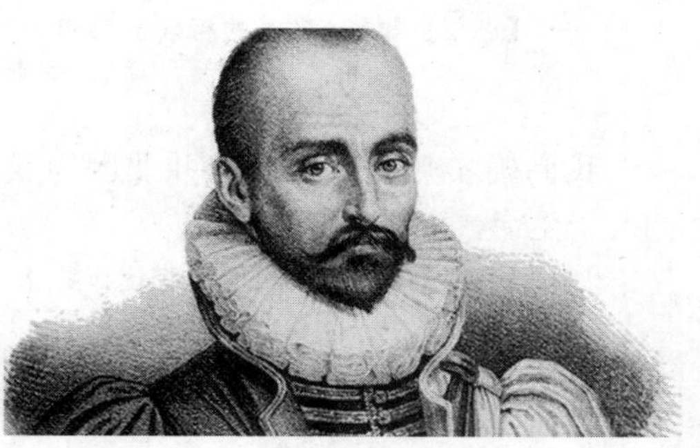

蒙　田

生命并非短促，而是我们荒废太多。一生足够漫长，如能悉心投入，足以创造丰功伟绩。

——【古罗马】塞涅卡《论生命之短暂》，《论生命之短暂》第 1 页

人类的生命，不能以时间长短来衡量，心中充满爱时，刹那即永恒！

——【德国】尼采《查拉时代遗稿》，

引自《尼采箴言录》第 2 页

这个生命不是无意义地托付给我们的，而是要尽全力地使之有价值。

——【日本】武者小路实笃《人的进步无止境》，《人生论》第 113 页

生命，对我而言，并非短暂的烛光。我认为它是一具灿烂的火把，只是暂时交由我保管，在我交棒给下一代时，我必须让它尽可能燃烧得明亮璀璨。

——【英国】萧伯纳，引自《卡耐基读书笔记》第七章第 231 页

我们的生命是天赋的，我们惟有献出生命，才能得到生命。

——【印度】泰戈尔《飞鸟集》五六第 12 页

生命的全部奥秘就在于为了生存而放弃生存。

——【德国】歌德《歌德的格言和感想集》192 第 35 页

我们确实热爱生命，但并非因为我们习于生命，而是习于爱。

——【德国】尼采《查拉图斯特拉如是说》卷一第 39 页

生命是一朵纯净的火，我们生活，靠的是身体中的一颗看不见的太阳。

——【英国】托马斯·布朗《瓮葬》第五章，《瓮葬》第 193 页

一个人的生命越充实，就越不怕失去它。

——【法国】阿兰《烦闷》，《论幸福——幸福的艺术》第 107 页

生命分为三个阶段：过去，现在和将来。这其中，现在是短暂的，将来是不确定的，过去是定型了的。

——【古罗马】塞涅卡《论生命之短暂》，《论生命之短暂》第 11 页

不要匆匆忙忙地过一生，以至于忘记自己从哪里来、要到哪里去。生命不是一场速度赛跑，而是一步一个脚印走过来的旅程。

——【美国】戴森《自己的一生》，引自《哲理小品　外国卷》第 26 页

如果我们像明天就会死去那样去生活，才是最好的规则。这样一种态度可以尖锐地强调生命的价值。我们每天都应该怀着友善、朝气和渴望去生活。

——【美国】海伦·凯勒《假如给我三天光明》第五章第 315 页

149. 男女

每个女人的天性就是母亲，可男人呢，从本质上说，个个都是单身汉。

——【美国】盖伊·博尔顿《雪莱情史》第十章第 174 页

男人对于生活也许知道得更多，女人却理解得更深刻。

——【美国】盖伊·博尔顿《雪莱情史》第一章第 16 页

快乐而自信的女人才是男人心目中期盼的对象！

——【美国】基尔·凯丝勒《如何找个好丈夫》第一章第四招第 21 页

女人是成功者头上的桂冠，用来遮掩他们的秃顶。

——【英国】奥斯卡·王尔德《无关紧要的女人》第一幕，《王尔德喜剧选》第 322 页

男人需要的是一位坚强、能干的女性，而不是软弱无助、依赖他人的绢丝花。女人可以刚柔并济，一方面温柔体贴，同时又干练精明。

——【美国】基尔·凯丝勒《如何找个好丈夫》第三章第十三招第 70 页

男人不需要一位如花似玉的美人儿在面前显威风、端架子；他们需要的是女人的关怀和尊重。

——【美国】基尔·凯丝勒《如何找个好丈夫》第三章第十五招第 78 页

别怕暴露自己的软弱缺点，男人才不会要死板板的石膏美人呢！

——【美国】基尔·凯丝勒《如何找个好丈夫》第三章第十九招第 99 页

男人对女人可以怜爱……女人对男人却是敬爱，没有敬，就没有爱了。

——【英国】奥斯卡·王尔德《理想丈夫》第一幕，《王尔德喜剧选》第 219 页

在哲学家看来，女人是物质胜于理智的象征，正如男人是理智胜于道德的象征。

——【英国】奥斯卡·王尔德《无关紧要的女人》第三幕，《王尔德喜剧选》第 352 页

一个轻浮的女人绝对不可能被一个值得尊敬的男子尊敬的。

——【法国】司汤达《红与白》第十九章第 123 页

150. 青春

青春不是智慧、意志或者教育，而是一生只有一次的激情。

——【俄国】列夫·托尔斯泰《哥萨克》2，《哥萨克》第 163 页

青年期的别名是：为将来人格之形成苦战奋斗的时期。

——【日本】池田大作《青春寄语》第 127 页

年轻人的穷苦是从来不苦的。任何一个年轻孩子，无论穷到什么地步，有了他的健康、他的体力、他那矫健的步伐、明亮的眼睛、热烘烘流着的血液、乌黑的头发、鲜润的双颊、绯红的嘴唇、雪白的牙齿、纯净的气息，便能使年老的帝王羡慕不止。

——【法国】雨果《悲惨世界》（中）第三部第五卷第 689 页

你我心中都有一台天线，只要你从天上、人间接受美好、希望、欢乐、勇气和力量的信号，你就会青春永驻，风华常存。

——【美国】塞缪尔·乌尔曼《青春》，引自《世界上最伟大的演说辞》第 43 页

生命的持久光辉在于纯粹的青春的继续。

——【日本】池田大作《青春寄语》第 122 页

青春气贯长虹，勇锐盖过怯弱，进取压倒苟安。

——【美国】塞缪尔·乌尔曼《青春》，引自《世界上最伟大的演说辞》第 42 页

生活赋予我们一种巨大的和无限高贵的礼品，这就是青春：充满着力量，充满着期待、志愿，充满着求知和斗争

的志向，充满着希望、信心的青春。

——【苏联】奥斯特洛夫斯基《勇气产生在斗争中》，《奥斯特洛夫斯基两卷集》第 2 卷第 790 页

青春是一种心境，青春的容颜易失，但青春的心境却可以永远不老，拥有这种心境的人，可以青春常在。

——【英国】切斯特菲尔德《第 94 封信》，《一生的忠告》第 275 ～ 276 页

青春，就是保持年轻的心。只要充满信心、希望和勇气，以应付日新月异，青春就会永远属于你。

——【日本】松下幸之助《青春的意义》，《我的人生理念》第 259 页

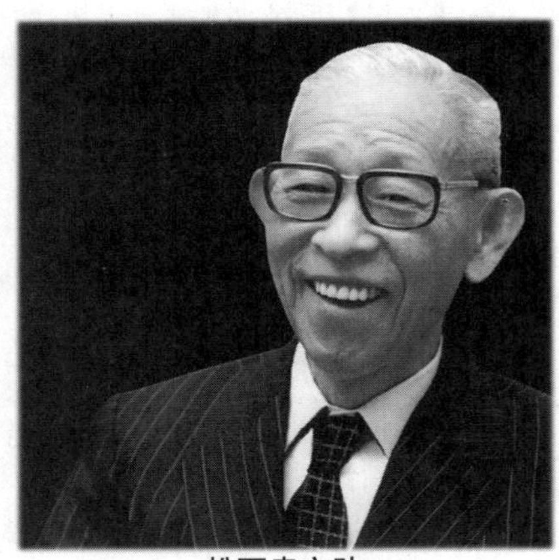

松下幸之助

年轻的态度与年轻的精神可以抹去心灵和面容上的皱纹，使眼睛充满光亮，使你看到未来，对未来充满无限希望。

——【美国】马克斯威尔·马尔兹《你的潜能》第十章第 127 页

青春的精神被颂扬为可以点铁成金的奇异的宝石。

——【印度】圣笈多《泰戈尔评传》第 129 页

青春不是年华，而是心态；青春不是粉面、红唇、柔膝，而是坚强的意志，恢弘的想象，炙热的恋情；青春是生命深处的自在涌流。

——【美国】塞缪尔·乌尔曼《青春》，引自《世界上最伟大的演说辞》第 42 页

你的心灵、你的才华、你带给自己以及你所热爱的人们的生活的创造力，是一湾青春的泉水。当你学会发掘这个源泉时，你就将真正战胜岁月的侵蚀。

——【意大利】索菲娅·罗兰《美的奥秘》，《女性与美》第 186 页

如果岁月一定得在我们额上刻下皱纹，可千万不可让它也刻在我们的心上。精神不能老。

——【美国】戴尔·卡耐基，引自《卡耐基读书笔记》第九章第 278 页

凡追求青春永葆的人，虽然他的身体会衰老，但他的精神是永远也不会老的。

——【古罗马】西塞罗《论老年》，《西塞罗散文》第 20 页

精神上的青春，永远是事业上斗志的源泉，它使你有无限的希望与宏大的理想。

——【日本】松下幸之助《青春的意义》，《我的人生理念》第 260 页

青春的光辉是如此灿烂，令人不敢逼视，那种天不怕地不怕的冲劲真叫人羡慕。

——【美国】海伦·凯勒《假如给我三天光明》第三章第 128 页

永葆青春的秘诀在于力戒有损容颜

的感情冲动。

——【英国】奥斯卡·王尔德《道连·葛雷的画像》第七章第96页

151. 惜时

要及时享用你的青春。不要浪费宝贵的光阴去恭听沉闷的说教，去挽救那不可挽救的失败，去把自己的生命用在那些愚昧、平淡和庸俗的事情上。这些都是我们时代的病态的目的，虚妄的思想。生活吧！让你身上美妙的生命之花怒放吧！什么也不要放过。

——【英国】奥斯卡·王尔德《道连·葛雷的画像》第二章第25页

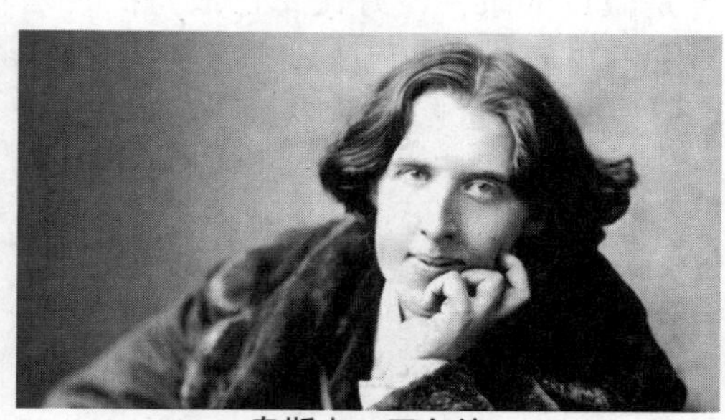

奥斯卡·王尔德

据我观察，大部分人都是在别人荒废的时间里崭露头角的。

——【美国】亨利·福特，引自《智慧的锦囊》第160页

人若把一生的光阴虚度，便是抛下黄金未买一物。

——【波斯】萨迪《蔷薇园》第八卷第169页

时间有限，不只由于人生短促，更由于人事纷繁。我们应该力求把我们所有的时间用去做最有益的事情。

——【英国】赫伯特·斯宾塞《斯宾塞教育论著选》上编第57页

一个人愈知道时间的价值，愈感觉失时的痛苦呀！

——【意大利】但丁《净界》第三篇，《神曲》第182页

时光会使最亮的刀生锈，岁月会折断最强的弓弩。

——【英国】司各特《修墓老人》第257页

如果你热爱生命，那么请不要浪费时间，因为那是组成生命的材料。

——【美国】本杰明·富兰克林《勤俭之道》18，《穷理查历书》第57页

当你寻找出路的时候，千万不要忽略了黑夜。

——【匈牙利】米克沙特·卡尔曼《圣彼得的伞》第四部，引自《圣彼得的伞》第518页

一小时含有多少分钟？这完全取决于我们自己的意志，我们对汇聚成宝贵光阴，源源涌来匆匆逝去的每一分钟都负有责任。

——【美国】马克斯威尔·马尔兹《时光》，《人生的支柱》第36页

人应该刚生下来就是中年，然后再渐渐年轻起来，……那样，他就会珍惜时光，不会把它浪费在无谓的事情上。

——【苏联】阿·巴巴耶娃《人和命运》第556页

在我们的想象里，今天又将在明天重现。其实，明天已是另外的一天，它也只来一次。

——【德国】叔本华《人生的智慧》第五章

第二部分第五节第 126 页

在今天和明天之间，有一段很长的时期；趁你还有精神的时候，学习迅速地办事。

——【德国】歌德《格言诗》三，《德国诗选》第 110 页

将自己的时间为己所用的人，总是把每一天安排得像是最后一天的人，他们既不渴望又不惧怕明天的到来。

——【古罗马】塞涅卡《论生命之短暂》，《论生命之短暂》第 9 页

我到图书馆去时，只会感到一阵悲哀：生命太短暂了，我根本不可能充分享受呈现在我面前的丰盛美餐。

——【英国】约翰·布莱特，引自《卡耐基读书笔记》第八章第 262 页

要使每年、每月、每周、每日，甚至每小时都有一定的工作，因为这样就会使计划好的一切工作易于完成。

——【捷克】夸美纽斯《大教学论》第十九章第 117 ～ 118 页

一个人能够懂得光阴的可贵，不肯放过一分一秒的时间，最后他的生命，总会印上“能力”的标记。

——【美国】罗杰·马尔腾《处世的艺术》第 88 页

我只为一件事感到遗憾，那就是白天太短，而且过得太快。一个人从来看不见已经做了什么，而只能看见还有什么没有做。

——【法国】居里夫人，引自《居里夫人》第 8 页

别以为你还能活上一万年。死亡已经在头顶窥伺着你。趁现在你还活着，趁你还能有所作为，好好做人吧。

——【古罗马】马可·奥勒留《沉思录》4·17 第 32 页

152. 过去

过去的事情是已经过去了，并且是叫不回来了；明智的人留心现在和将来的事情已经够忙的了；所以那些劳劳于过去的事情的人简直是枉费心力而已。

——【英国】培根《论复仇》，《培根论说文集》第 14 页

对于既成事实毕竟不得不多加宽容。凡是做过的事情，好比木已成舟；凡是过去的事情，反正已成过去。

——【俄国】陀思妥耶夫斯基《白痴》(上)第一部 4 第 57 页

凡事木已成舟便无法挽回；人们往往做事不加考虑，事后却有闲空去思索追悔。

——【英国】莎士比亚《理查三世》第四幕第四场，《莎士比亚全集》（6）第 433 页

良辰难再，人生中太好的时刻，不要再去旧梦重圆。

——【法国】安德烈·莫洛亚《在中途换飞机的时候》，《栗树下的晚餐》第 65 页

时光易逝，永不回头；木已成舟，徒叹无益。我们无法改变已经发生的事情，但我们可以控制自己对这些事情的认知，使之能提供积极的信息。

——【美国】安东尼·罗宾《激发无限潜能》

第二十一章第 320 ～ 321 页

依靠过去和埋怨过去同样是不明智的。已成为过去的事情，再美也不能使我们就此坐吃老本，而且也坏不到无法挽回的地步。

——【法国】阿兰《宿命》，《幸福散论》第 55 页

回头是危险的，一边跑一边回头的人绝对跑不快，而且容易摔倒；总是回头缅怀过去的人，就不容易开创未来。

——【美国】刘墉《谈悔恨》，《刘墉作品集》B 卷第 223 页

回忆过去就会削弱当前的精力，动摇对未来的希望。

——【苏联】高尔基《沦落的人们》一，《高尔基文集》（3）第 393 页

过去的生活已经成为往事，不管你怎么悔恨、悲叹，都不会改变过去。

——【美国】韦恩 · W. 戴埃《你的误区》第十二章第 227 页

不忘却过去，但也不为记忆所摧毁。

——【美国】雷马克《在纳粹铁丝网后面》第二十五章第 380 页

过去可以象影子那样跟随着我们，但不能让它成为压在我们背上的包袱。

——【意大利】普拉托里尼《麦德罗》第四部二十六第 356 页

153. 现在

今天太宝贵，不应该为酸苦的忧虑和辛涩的悔恨所消蚀。把下巴抬高，使思想焕发出光彩，象春阳下跳跃的山泉。抓住今天，它不再回来。

——【美国】戴尔 · 卡耐基《智慧的锦囊》第 93 页

应该学会在现时中生活，不要在悔恨过去或担忧将来中浪费眼前的时光。你能够真正生活的时间既不是过去，也不是将来，而是现在。

——【美国】韦恩 · W. 戴埃《你的误区》第五章第 113 页

我们大多数人不是为昨天懊恼，就是为了明天担忧，偏偏不肯为今天的面包涂上厚厚的果酱。

——【美国】戴尔 · 卡耐基，引自《卡耐基读书笔记》第一章第 39 页

抓住现在的时光，因为这是你能够有所作为的唯一时刻。

——【美国】韦恩 · W. 戴埃《你的误区》第一章第 19 页

你应该充分享受现时的每分每秒，不去考虑已经过去的往日和自然会到来的将来。

——【美国】韦恩 · W. 戴埃《你的误区》第一章第 19 页

你要真正生活，别去等待明天，从今天起就请你来采撷那生活里的玫瑰。

——【法国】龙沙《埃莱娜 · 德 · 絮尔日尔》，引自《金果小枝》第 133 页

一个今天顶两个明天。

——【美国】本杰明 · 富兰克林《人生秩序》10，《穷理查历书》第 192 页

黄金时代永远是现在的时代。

——【美国】本杰明 · 富兰克林《哲理人生》39，《穷理查历书》第 244 页

只有此时此地的这一刻才可能被夺走，一个人只拥有现在，也就不可能失去他还尚未拥有的东西。

——【古罗马】马可·奥勒留《沉思录》2·14 第 15 页

每个人的生命都只存在于此刻，此刻也在飞快地消逝，其他大部分时间不是已经过去、永不复返，就是尚未到来，不可预料。

——【古罗马】马可·奥勒留《沉思录》3·10 第 23 页

别指靠将来，不管它多可爱！把已逝的过去永久掩埋！行动吧——趁着活生生的现在！

——【美国】朗费罗《人生颂》，《朗费罗诗选》第 4 页

昨天，是张作废的支票；明天，是尚未兑现的期票；只有今天，才是现金，有流通性的价值之物。

——【美国】戴尔·卡耐基《人性的优点全集》第二章第 46 页

此时之外，别无时间；此刻之外，别无时刻。

——【美国】尼尔·唐纳德·沃尔什《与神对话》（二）第四章第 67 页

生活于现实，立足于今天。

——【美国】马克斯威尔·马尔兹《个性》，《人生的支柱》第 5 页

除了“现在”，你永远不能生活在任何其它时刻，你所能得到的只是现在的时光，未来在到来时也只不过是另一个现在。

——【美国】韦恩·W. 戴埃《你的误区》第一章第 17 页

一个人如果懂得如何抓住现在的时光并充分加以利用，他便选择了一种自由的、充实的、真正的生活。

——【美国】韦恩·W. 戴埃《你的误区》第一章第 20 页

我们需要承担的只是现在。无论过去还是未来都不能压垮我们，因为过去不复存在，而未来尚未存在。

——【法国】阿兰《尖刀舞》，《幸福散论》第 128 页

154. 未来

不要让您的心化成顽石，要经常目不转睛地注视着在未来的远景中闪烁的那些发光的点。

——【俄国】谢德林《波谢洪尼耶遗风》六 第 86 页

象对着光看纸背面书写的东西那样，透过时间预见未来的科学可能性。

——【哥伦比亚】加西亚·马尔克斯《百年孤独》第十九章第 307 页

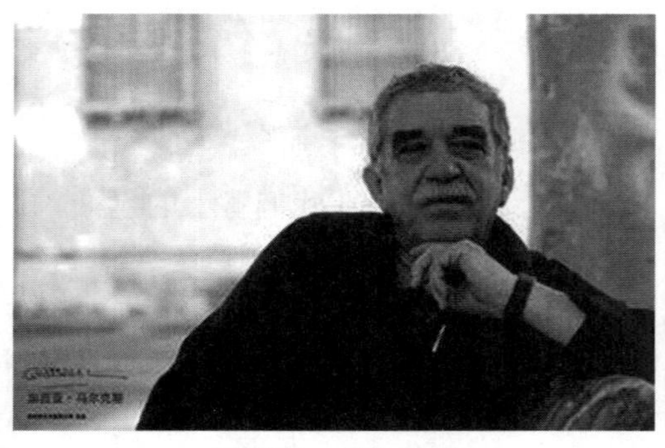

加西亚·马尔克斯

未来是光明而美丽的，爱它吧，向它突进，为它工作，迎接它，尽可能地使它成为现实吧。

——【俄国】车尔尼雪夫斯基，引自《车

尔尼雪夫斯基》第 113 页

通向未来的光辉胜利，道路只有前进一条！

——【巴基斯坦】艾哈迈德·纳迪姆·卡斯米《今天和明天》，引自《金果小枝》第 18 页

对待未来所表现出的真正的慷慨大度就在于把一切献给现在。

——【法国】加缪《超越虚无主义》，《反抗者》第 333 页

没有一个人能真正看到明天，我们只能积极地为明天的工作做准备，而不能消极地静待明天的到来。

——【美国】马克斯威尔·马尔兹《“马纽纳”公司》，《人生的支柱》第 139 页

我们所努力争取的未来是由不可战胜的人类特质——善于幻想、善于爱——产生的。

——【苏联】康·巴乌斯托夫斯基《早已想就的一本书》，《金蔷薇》第 213 页

人类毕竟是为着将来的缘故而忽略和牺牲了现在。

——【德国】歌德《歌德自传：诗与真》（下）第四部第十七卷第 682 页

为未来所能做的最佳准备，就是完成眼前该尽的责任。

——【英国】乔治·麦克唐纳，引自《卡耐基读书笔记》第一章第 13 页

为未来牺牲掉真理，爱情，一切人类的道德和自尊心，等于牺牲未来。正义不在坏土上面生长。

——【法国】罗曼·罗兰《爱与死的搏斗》第 114 页

你若要做一个聪明而幸福的人，走完你的生命的路程，你要对未来深谋远虑，不要做你的行动的工具！不要把飞逝的现在当作友人，不要把静止的过去当作仇人！

——【德国】席勒《孔夫子的箴言》一，引自《德国诗选》第 130 页

过去属于死神，未来属于你自己。

——【英国】雪莱，引自林萤《逆境中的选择》第 105 页

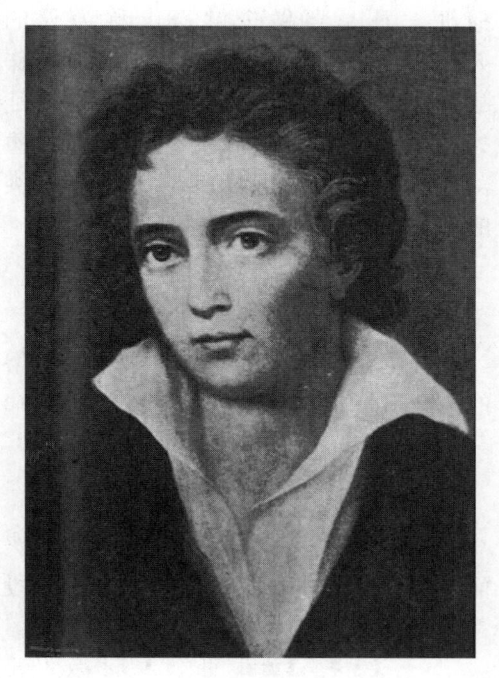

雪　莱

过去只是现在的准备，现在的一切也只是为了更好地了解未来。

——【奥地利】茨威格《罗曼·罗兰传》第一章 8 第 39 页

未来是属于诚实劳动的人们的。

——【苏联】高尔基《福马·高尔杰耶夫》十，《高尔基文集》（9）第 376 页

十九、人生命运篇

155. 人生

人生是一场无休、无歇、无情的战斗，凡是要做个够得上称为人的人，都得时时刻刻向无形的敌人作战：本能中那些致人死命的力量，乱人心意的欲望，暧昧的念头，使你堕落使你自行毁灭的念头，都是这一类的顽敌。

——【法国】罗曼·罗兰《约翰·克利斯朵夫》（1）卷二第三部第 231 页

人生是艰苦的。在不甘于平庸凡俗的人，那是一场无日无之的斗争。

——【法国】罗曼·罗兰《〈贝多芬传〉初版序》，《贝多芬传》第 1 页

凡是本身不知道该如何过一种愉快而幸福生活的人会觉得人生的每一阶段都是沉重的。

——【古罗马】加图，引自《西塞罗散文·论老年》第 3 页

与其说人生像跳舞，不如说人生像摔跤，因为它需要我们立定脚跟，准备迎接不可预见的每一次攻击。

——【古罗马】马可·奥勒留《沉思录》卷七 61 第 117 页

人生类似由狂人主办的奥林匹克运动会。我们必须在同人生的抗争中学习对付人生。

——【日本】芥川龙之介《人生》，《侏儒警语》第 26 页

人生也许是场马拉松赛跑，奔跑在途中的名次不算数。只有到达终点，前胸触到拦带，才是定局。

——【日本】池田大作《青春寄语》第 135 页

人生乃是一面镜子，在镜子里认识自己，我要称之为头等大事。

——【德国】尼采《人生》，引自《外国哲理诗》第 26 页

人生从来不像意想中那么好，也不像意想中那么坏。

——【法国】莫泊桑《一生》第 280 页

人生是一场赌博，唯有聪明人才能赢；所以第一要看清敌人的牌而不能泄露自己的牌。

——【法国】罗曼·罗兰《约翰·克利斯朵夫》（2）卷四第一部第 58 页

有劳动有欢乐，有好景有坏运，这就是人生。

——【挪威】汉姆生《大地的成长》第二章第 15 ～ 16 页

每个人都是艺术家，每个人都能在人生的画卷上施展自己的才华。

——【美国】马克斯威尔·马尔兹《我

的格言》，《人生的支柱》第 214 页

以所有的智慧和热情，认真追求、战斗、开辟出来的人生，最宝贵，最美好，最伟大。

——【日本】池田大作《青春寄语》第 135 页

丰富多彩的人生，需要充满热情的人生态度为养料。

——【美国】安东尼·罗宾《唤醒心中的巨人》第二章第 33 页

历史的道路不是涅瓦大街上的人行道，它完全是在田野中前进的，有时穿过尘埃，有时穿过泥泞，有时横渡沼泽，有时行经丛林。

——【俄国】车尔尼雪夫斯基，引自《车尔尼雪夫斯基》第 58 页

人生是不公平的，习惯去接受它吧。

——【美国】比尔·盖茨，引自《〈不抱怨的世界　爱上生命中的不完美〉前言》第 1 页

人生的艺术，只在于进退适时，取舍得当。

——【美国】亚历山大·辛德勒《人生的真谛》，引自《中学时代不可不读的外国散文经典》第 7 页

人生真谛的要旨之一，乃是告诫我们不要只是忙忙碌碌，以至忽视生活的可叹可敬之处。

——【美国】亚历山大·辛德勒《人生的真谛》，引自《中学时代不可不读的外国散文经典》第 7 页

假如我们知道怎样利用人生，人生是很长的。

——【古罗马】塞涅卡，引自夸美纽斯《大教学论》第十五章第 62 页

156. 生活

别害怕生活。相信生活是值得一过的，而你们的信念将帮助你们创造这一事实。

——【美国】威廉·詹姆斯《生活值得过吗？》，《詹姆斯集》第 190 页

高尚的生活是受爱激励并由知识导引的生活。

——【英国】罗素《我的信仰》，《真与爱——罗素散文集》第 11 页

世上有多少人，就有多少生活道路。

——【苏联】亚·索尔仁尼琴《癌症楼》（下）第二十五章第 431 页

生活是一阕交响乐，生活的每一时刻，都是几重唱的结合。

——【法国】罗曼·罗兰《母与子》（上）第二卷第三部第 543 页

亲爱的读者，你是真的生活了一万多天，还是仅仅生活了一天，重复了一万余次？

——【美国】韦恩·W. 戴埃《你的误区》第六章第 119 页

生活就像一场比赛，我们无法改变它的规则。我们能够并且必须去做的是掌握这些规则，利用这些规则来发挥我们最大的潜能。

——【美国】戴尔·卡耐基《人性的优点全集》第四章第 135 页

把生活看成是一个宏伟的竞技场，大家尽可以在那里进行夺取胜利的较量，

但必须老老实实地遵守比赛规则。

——【苏联】帕斯捷尔纳克《日瓦戈医生》上卷第七章三十第 351 页

生活是扩充知识的斗争，是使自然界的神秘力量服从于人类意志的斗争。

——【苏联】高尔基《意大利童话》八，《高尔基文集》（14）第 36 页

生活像洗牌一样胡乱地安置我们。我们只会偶然碰上对我们合式的地方，而且这样的事也长不了！

——【苏联】高尔基《沦落的人们》一，《高尔基文集》（3）第 377 页

生活是多么喜欢损害人的尊严，又是多么心安理得地毁灭着那些经受不住它的冲击而潦倒的人们。

——【苏联】高尔基《大爱》，《高尔基文集》（13）第 545 页

生活是复杂的——这才令人感到兴味无穷。

——【美国】戴维·坎贝尔《人生道路的选择》第一章第 9 页

真正的生活并不意味着要消除生活中的所有问题，而意味着将外界控制转变为内在控制。这样，你就要对自己感受到的每一种情感负责。

——【美国】韦恩·W. 戴埃《你的误区》第七章第 143 页

生活，就是理解。生活，就是面对现实微笑，就是越过障碍注视将来。

——【法国】雨果《莎士比亚论》，《雨果论文学》第 169 页

生活不是发现的过程，而是创造的过程。

——【美国】尼尔·唐纳德·沃尔什《与神对话》第一卷第 25 页

生活里是没有观众的。

——【捷克斯洛伐克】伏契克《绞刑架下的报告》第八章第 136 页

希望并争取获得幸福，这就是生活。

——【俄国】列夫·托尔斯泰《人生论——人类真理的探索》第 41 页

没有比生活这门课程更难学的了。其他技艺的老师到处都能找到。

——【古罗马】塞涅卡《论生命之短暂》，《论生命之短暂》第 8 页

人们在生活中习惯于自我欺骗，可生活并不欺骗我们。

——【德国】歌德《亲和力》第二部第七章第 182 页

人类伟大而光荣的杰作就是知道如何恰如其分地生活。

——【法国】蒙田《恰如其分地生活》，《人生随笔》第 6 页

157. 命运

对于命运的变化无常，我们慨叹得太多了。发不了财的，升不了官的，都要埋怨命运不好。然而，仔细想想吧！过失还是在于你自己。

——【俄国】克雷洛夫《交好运》，《克雷洛夫寓言》第 116 页

人类就是这样，认为好运也好噩运也罢都取决于外界因素，而认识不到其实自身才是一切的根本原因，世界万物不过是一种反映。

——【美国】爱默生《爱默生文集　生

活的准则》第一篇第二章第 38 页

命运——这是暴君作恶的权力，也是傻瓜失败的借口。

——【美国】安·比尔斯《魔鬼辞典》第 42 页

我们被赋于自己的躯体，自己的诞生地和生活中的位置，但这并不意味着我们不能改变现状。我们有可能变成我们想要自己成为的任何样子。

——【美国】西德尼·谢尔顿《午夜情》第 116 页

命运降临到我们身上的一切，都由我们的心情来确定价格。

——【法国】拉罗什福科《道德箴言录》47 第 8 页

命运是我们行动的半个主宰，但是它留下其余一半或者几乎一半归我们支配。

——【意大利】马基雅维利《君王论》第二十五章第 133 页

每个人都能不同程度地主宰自己的命运。

——【古希腊】伊索《旅行者和命运女神》，《伊索寓言（精选本）》第 195 页

我要扼住命运的咽喉。它决不能使我完全屈服。——啊！能活上个千百次那是多么的美啊！

——【德国】贝多芬《致韦格勒的信》，引自《名人传·贝多芬传》第 47 页

应当像把握健康那样把握命运：当它是好运时就享用；当它是厄运时就忍耐，若非极其必需，决不要作重大改变。

——【法国】拉罗什福科《道德箴言录》392 第 60 页

人们往往在回避自己的命运的道路上遇见自己的命运。

——【法国】拉·封登《星占》，《拉·封登寓言选》第 205 页

命运的女神爱的是那些不大谨慎小心的人，那些胆大敢为的人，和那些喜欢“事已至此无可翻悔”这句格言的人。

——【荷兰】爱拉斯谟《愚神颂》，引自《西方伦理学名著选辑》（上）第三部分第一第 394 页

命运女神总是向不把她放在眼里的人大献殷勤。

——【匈牙利】约卡伊·莫尔《金人》第三部第二章第 268 页

世界上没有任何力量像命运那样乐于服从敢对它发号施令的人。

——【比利时】梅特林克《智慧与命运》十七，《梅特林克散文选》第 376 页

播种一个行为，收获一种习惯；播种一种习惯，收获一类性格；播种一类性格，收获一个命运。

——【美国】拿破仑·希尔《拿破仑·希尔成功学 17 法则》第 17 课第 117 页

命运对于我们并无所谓利害，它只供给我们利害的原料和种子，任那比它强的灵魂随意变转和应用，因为灵魂才是自己的幸与不幸的唯一主宰。

——【法国】蒙田《论善恶之辨大抵系于我们的意识》，《蒙田随笔》第 57 页

命运洗牌和派牌，而我们则负责出牌。

——【德国】叔本华《人生的智慧》第五章第四部分第四十八节第 192 页

命运是一个人的性格所结出的果实。

——【美国】爱默生《论命运》，《爱

默生随笔》第 265 页

命运只拥有我们给予她的武器；命运既不是公平的也不是不公平的。

——【比利时】梅特林克《智慧与命运》45，《谦卑者的财富　智慧与命运》第 136 页

命运说到底不过是一个人所做的错事和蠢事加起来的总和。

——【瑞士】阿尔弗雷德·莫勒《玩世箴言——冷嘲热讽妙语连珠》第 76 页

只有那些懦弱和恶毒的人们，才会把过错归咎于命运。

——【美国】爱默生《论命运》，《爱默生随笔》第 261 页

158. 幸运

我们不能否认，恩宠、机会、别人的死亡、生逢其时等等这些外界的偶然事件，都有可能促成幸运。但是，一个人是否幸运，主要还是他自己造就的。所以有诗人这么说："人人都是他自己的'幸运'的建筑师。"

——【英国】培根《论幸运》，《培根论人生》第 134 页

好运不会在人家等候的那个地方自然而来，而是经过弯弯曲曲与困难得难以想象的道路降临的。

——【西班牙】加尔多斯《慈悲心肠》九第 55 页

何谓运气？就是机会和精心准备的人不期而遇。

——【美国】安东尼·罗宾《激发无限潜能》第二章第 38 页

轻易到手的幸运只会造就出冒险家和鲁莽汉（法国人对这类幸运儿的称呼更妙，曰胆大妄为者和惹是生非者），但经过磨难的幸运则会造就出能人俊杰。

——【英国】培根《谈走运》，《培根随笔集》第 132 页

要知道，人而不存侥幸之心，方可为幸运的主宰；而幸运除了懦夫之外都是不敢欺凌的。

——【英国】乔叟《乔叟文集》（上）第 227 页

一个人的幸运在于在恰当时间处于恰当的位置。

——【英国】梅杰，引自《世界 49 位名人的青年时代》第 110 页

追求幸运的人应该是行李越轻越好！

——【法国】巴尔扎克《驴皮记》，《人间喜剧》第二十卷第 111 页

所谓幸运，便是一份好运气：而好运气无非来自于灵魂赋予的好的脾气、好的动机、好的行为。

——【古罗马】马可·奥勒留《沉思录》5·37 第 57 页

意外的幸运会使人冒失、狂妄，然而经过磨炼的幸运却使人成为伟器。

——【英国】培根《论幸运》，《培根随笔选》第 49 页

幸运女神是一个孩子，她没有那么持久的性格，她喜欢干脆利落，光顾了一个地方就跑开了。而长久地把你扛在肩上，会让她感到特别疲惫。

——【西班牙】格拉西安《千年智慧书》38第 46 页

幸运的人常常有很美好的开端，很悲惨的结局。

——【西班牙】格拉西安《处世的艺术》59 第 40 页

时运随着你自身的改善而改善。

——【美国】马克斯威尔·马尔兹《我的格言》，《人生的支柱》第 212 页

这样的人真幸运，他不是靠自己的失利获得经验，而是从他人的不幸中吸取教训。

——【古罗马】巴布里乌斯《巴布里乌斯寓言·生病的狮子》，引自《伊索寓言》第 283 页

159. 不幸

智慧若不与年龄相称，不幸便会与年龄相称。

——【法国】司汤达《红与白》第十四章 第 99 页

不幸可以提供意想不到的可能，使人认识生活。

——【德国】亨利希·曼《亨利四世》（上）V 第 382 页

人类大多数不幸的根源在于消极和软弱。

——【德国】利希滕贝格《格言集》F362 第 10 页

恶运是一个深不可测的宝藏。

——【法国】巴尔扎克《驴皮记》，《人间喜剧》第二十卷第 148 页

能使愚蠢的人学会一点东西的，并不是言辞，而是厄运。

——【古希腊】德谟克里特《著作残篇》，引自《古希腊罗马哲学》七第 109 页

你应该用这样的思想宽解你的厄运：什么都比不上厄运更能磨炼人的德性。

——【英国】莎士比亚《理查二世》第一幕第三场，《莎士比亚全集》（4）第 322 页

一个不知道自己明天该怎样办的人，就是不幸的！

——【苏联】高尔基《福马·高尔杰耶夫》七，《高尔基文集》（9）第 289 页

当你决心要避免一场灾难的时候，灾难往往已发展到不可避免的地步了。

——【英国】哈代《远离尘嚣》第 18 章 第 148 页

从远处看，人生的不幸还很有诗意呢；一个人最怕庸庸碌碌的生活。

——【法国】罗曼·罗兰《约翰·克利斯朵夫》（3）卷八第 299 页

不幸难道不是品格的试金石吗？

——【法国】巴尔扎克《家族复仇》，《人间喜剧》第二卷第 643 页

160. 金钱

人不能光靠感情生活，人还得靠钱生活。

——【法国】罗曼·罗兰《母与子》（上）第二卷第一部第 261 页

钱是一种难以得到的可怕的东西，但也是一种值得欢迎的可爱的东西。

——【美国】亨利·詹姆斯《一位女士的画像》第三十五章第 423 页

我们手里的金钱是保持自由的一种工具；我们所追求的金钱，则是使自己当奴隶的一种工具。

——【法国】卢梭《忏悔录》第一部第一章第 43 页

金钱，在超过了一定的界限之后，就不那么重要了。

——【美国】山姆·沃尔顿，引自杨薇《沃尔玛帝国传奇·沃尔玛轶事》第 290 页

钱的最理想的数额应是既不低于贫困线也不要超出太多。

——【古罗马】塞涅卡《论心灵之安宁》，《论生命之短暂》第 67 页

金钱在某程度内很能增进幸福；但超过了那个程度就不然了。

——【英国】罗素《论竞争》，《罗素论幸福》第 47 页

在某些方面，金钱反而起着不好的作用，它让一部分人的品行变得更加恶劣。金钱更多的是加速人的沉沦。信念软弱的人无法把持自己的欲望，财富在他们手中变成难以控制的力量，他们会被这股力量所吞噬。

——【英国】塞缪尔·斯迈尔斯《自己拯救自己——斯迈尔斯成功学大全集》第一章第 4 页

借钱给一个敌人会使你赢得他；借钱给一个朋友会使你失去他。

——【美国】本杰明·富兰克林《爱情与友谊》25，《穷理查历书》第 167 页

不要吝惜小钱。钱财是有翅膀的，有时它自己会飞，有时你必须放它飞，以便招来更多的钱财。

——【英国】培根《论财产》，《培根随笔选》第 94 页

钱能够对提高我们的生活品质起到多少作用，要看我们能多聪明地运用手上的钱，而不是看我们到底有多少钱。

——【美国】戴尔·卡耐基《人性的弱点全集》（达夫编译）第六章第 153 ～ 154 页

使用金钱才是拥有金钱的好处。

——【美国】本杰明·富兰克林《财富之悟》12，《穷理查历书》第 92 页

钱腐蚀灵魂就象锈腐蚀钢铁一样。

——【奥地利】茨威格《命丧断头台的法国王后——玛丽·安托瓦内特》第三十七章第 376 页

钱仅仅是价值的标志，由此而满足各种欲望才有实际价值。只有使用才叫作钱。

——【日本】森村诚一《天公怒色》，引自《夕雾楼》第 229 页

金钱能买到一条不错的狗，但是买不到它摇尾巴。

——【美国】戴尔·卡耐基《人性的优点全集》第七章第 240 页

金钱能做很多事，但它不能做一切事。我们应该知道它的领域，并把它限制在那里；当它想进一步发展时，甚至要把它踢回去。

——【英国】托马斯·卡莱尔《英雄和英雄崇拜——卡莱尔讲演集》第五讲第 273 页

世界上大多数人都在为报酬干活，如果你能不这样，你就超越了身边的人，也就踏上了朝向成功的第一级台阶。

——【美国】阿尔伯特·哈伯德《哈伯德全书》第二部第 36 页

161. 财富

别为炫耀而追求财富，只挣你取之有道、用之有度、施之有乐且遗之有慰的钱财。但也别像修道士那样不食人间烟火，对金钱全然不屑一顾。

——【英国】培根《论财富》，《培根随笔集》第 111 页

巨大的田产并不能给身体以健康和给精神以宁静，我们总是以昂贵的价格购买所有那些并不带来好处的财产。

——【法国】拉罗什福科《道德箴言录》542 第 86 页

任何人的个人享用都不可能达到非要巨额钱财的地步，有巨额钱财者只是保管着钱财，或拥有施舍捐赠的权利，或享有富豪的名声，但钱财于他们并无实在的用处。

——【英国】培根《论财富》，《培根随笔集》第 111 页

许多最有钱的人并不幸福，而许多只有中等财产的人却是幸福的。

——【古希腊】梭伦，引自希罗多德《历史》（上）第一卷（32）第 15 页

财富不是目的，而是一种手段。

——【美国】爱默生《爱默生文集　生活的准则》第二篇第三章第 142 页

劳动是财富之父，土地是财富之母。

——【英国】威廉·配第，引自《马克思恩格斯全集》第 23 卷第 57 页

每个人都应该通过自己的诚实劳动创造财富，让才能和美德与手中的财富相称。

——【美国】爱默生《爱默生文集　生活的准则》第二篇第三章第 148 页

财富犹如肥料，不广施于田就毫无效益。

——【英国】培根《论叛乱与骚动》，《培根随笔集》第 46 页

财富只有当它为人的幸福服务时，它才算作财富。

——【苏联】苏霍姆林斯基《家长教育学》谈话之四第 16 页

财富不属于占有它的人，而属于享用它的人。

——【美国】本杰明·富兰克林《财富之悟》2，《穷理查历书》第 89 页

财产只有建立在实用的基础上才算财产，没有用场的财产就算不得财产。

——【法国】卢梭《一个孤独散步者的遐想》散步四第 47 页

凡是不照社会成规得来的财产，我们不可能心安理得的享受。

——【法国】巴尔扎克《于絮尔·弥罗埃》，《人间喜剧》第六卷第 438 页

不义之财如同车轮上的尘埃，转瞬即逝。

——【苏联】高尔基《克里姆·萨姆金的一生》（二）第十二章四，《高尔基文集》(18) 第 283 页

要使财产为我奴，毋使我为财产奴。

——【古罗马】贺拉斯，引自《蒙田随笔》第 132 页

一个健全美好的社会，应该以快乐天真的孩子和健康正直的成人为财富，以宁静和创新活动为高尚。

——【美国】海伦·凯勒《目标》，《敞

开的门》第 13 页

一切财富中最宝贵的就是一位忠诚的和有智慧的朋友了。

——【古希腊】希罗多德《历史》（上）第五卷（24）第 354 页

随你而去的，并不是良财美货，而是良德美行；因为财富是生命的附属，死人里没有阔佬。

——【英国】托马斯·布朗《致友人书》，《瓮葬》第 231 页

真正的财富只能是灵魂的内在财富；其他别的东西带来烦恼多于好处。

——【希腊】卢奇安，引自《人生的智慧》第二章第 32 页

一颗欢乐的心价何止万两黄金，一对含情的眼睛贵比宝石珍珠。

——【英国】威廉·布莱克《两种财富》，引自《外国哲理诗选》第 78 页

162. 安逸

我从来不把安逸和享乐看作是生活目的本身——这种伦理基础，我叫它猪栏的理想。

——【美国】爱因斯坦《我的世界观》，《爱因斯坦文集》（3）第 43 页

游手好闲的安逸会衍生怨恨嫉妒，因为他们自己不能发迹就想让别人都遭殃。

——【古罗马】塞涅卡《论心灵之安宁》，《论生命之短暂》第 57 页

我常听见有些家长说，他们的工作是为了给孩子们留下很多的钱。真不知道他们是否意识到，这样做正好是把这些孩子生活中的冒险精神一笔勾销了。因为给子女们留下的钱越多，孩子们就越软弱无能。我们给子女最好的遗产就是放手让他自奔前程，完全依靠他自己的两条腿走自己的路。

——【美国】伊莎多拉·邓肯《邓肯自传》第二章第 23 页

一只金丝雀刚捉到时是够茁壮的，但在镀金鸟笼子里关了一两年，也就丧失了独自生存的能力。

——【美国】德莱塞《嘉莉妹妹》第四十三章第 440 页

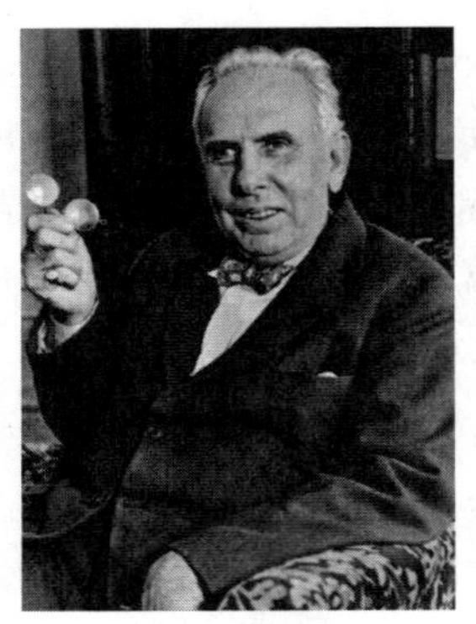

德莱塞

财富是一个“纯金的鸟笼”，有钱人家的孩子在笼子里给喂养得能力一天比一天衰弱。

——【印度】圣笈多《泰戈尔评传》第八章第 231 页

你知不知道用什么方法准可以使你的孩子受到折磨？这个方法就是：一贯让他要什么东西就得到什么东西。

——【法国】卢梭《爱弥儿》（上）第二卷第 86 页

不严肃认真的教育，有许多隐患。父母使自己的儿女享福太早，是不聪明的。

——【法国】雨果《海上劳工》第一部

第三章十三第 75 页

太平景象最能带来一种危险，就是使人高枕无忧；所以适当的疑虑还是智者的明灯，是防患于未然的良方。

——【英国】莎士比亚《特洛伊罗斯与克瑞西达》第二幕第二场，《莎士比亚全集》(7) 第 155 ～ 156 页

没有任何刺激、苦恼而工作，看似轻松，其实这里面既无力量，也没有创意，足以令一个人退化。

——【日本】松下幸之助《成功者的信念》，《我的人生理念》第 12 页

身体太舒服了，精神就会败坏。没有体会过痛苦的人，就不能理解人类爱的厚道和同情的温暖。

——【法国】卢梭《爱弥儿》(上) 第二卷第 86 页

生活过于舒适是要受到惩罚，使身体虚弱起来的。长期懒于做事，就会丧失做事的能力。

——【古罗马】塞涅卡《幸福而短促的人生——塞涅卡道德书简》第五十五封信第 114 页

一头蛰居山洞、久不觅食的狮子，它的爪牙全然失去了锋利。

——【英国】莎士比亚《一报还一报》第一幕第三场，《莎士比亚全集》(1) 第 294 页

163. 享受

能被设想出来的至高的享受，在于被爱之中；被人爱是高于世上其他任何享受的。

——【丹麦】克尔恺郭尔《勾引家日记》第 128 页

做有意义的事情，其本身就是对生活的享受。

——【法国】卢梭《爱弥儿》(下) 第五卷第 621 页

我常常幻想自己明天就会死去，每当这样假设的时候，我都会努力地过好当下的生活。

——【美国】海伦·凯勒《假如给我三天光明：海伦·凯勒自传》第一篇第 2 页

我们应当过好生命中的每一天，心怀善意与感恩，充满朝气与希望地迎接人生的每一次挑战。

——【美国】海伦·凯勒《假如给我三天光明：海伦·凯勒自传》第一篇第 2 页

起初，我们是不知道怎样生活，而不久以后我们又失去了享受生活的能力；在这虚度过去的两端之间，我们剩下来的时间又有四分之三是由于睡眠、工作、悲伤、抑郁和各种各样的痛苦而消耗了的。

——【法国】卢梭《爱弥儿》(上) 第四卷第 286 页

如若我能把过去挽回，我将不再奋力追求不可企及的东西，而是要尽情享受生活提供的这些小小的、无须寻求的、日常的欢乐。

——【印度】泰戈尔《孟加拉掠影》34，《泰戈尔随笔》第 152 页

造成快乐的，不是我们拥有多少，而是我们享受多少。

——【英国】查·斯珀吉翁，引自《智慧的锦囊》第 71 页

生命中只有两个目标：其一，追求你所要的；其二，享受你所追求到的。只有最聪明的人可以达到第二项目标。

——【英国】罗根·皮沙尔·史密斯，引自《卡耐基人际关系手册》第五章第39页

保持快乐的唯一方式就是抓住生活中的每一次机会，享受生活。并非只有等到你有了金钱和地位时才可以享受生活。

——【美国】戴尔·卡耐基《人性的弱点全集》（达夫编译）第十三章第402页

人们只是履行义务，失去享乐，世界也就索然无味了。有了快乐，人生才会有生气。

——【日本】武者小路实笃《有了快乐，人生才会有生气》，《人生论》第105页

人生除了天然的需要以外，要是没有其他的享受，那和畜类的生活有什么分别。

——【英国】莎士比亚《李尔王》第二幕第四场第123页

没有消遣就不会有欢乐，正当的游戏，是对辛苦的安慰，是为工作做的准备。

——【英国】切斯特菲尔德《第95封信》，《一生的忠告》第278页

所有的人都在生活！很少人享受到生活。

——【苏联】高尔基《小市民》第四幕，《高尔基选集　戏剧集》第112页

尽情地生活吧，横竖是要死的。

——【苏联】高尔基《俄罗斯童话》八，《高尔基文集》（14）第217页

愿你们每天都过得愉快，不要等到日子过去了才找出它们的可爱之点，也不要把所有特别合意的希望都放在未来。

——【法国】居里夫人，引自《居里夫人传》第二十二章第329页

不要耽于昨天或明天任凭今天从指间流走。每一天只过每一天的日子，你总会享受到所有的日子。生命不是以数量而是以质量来计算的。

——【美国】戴森《自己的一生》，引自《哲理小品　外国卷》第26页

我们常匆匆忙忙走到路的尽头，才发现自己忽略了一路的风景。

——【美国】刘墉《戒指的心意》，《人生的真相》第一辑第87页

懂得堂堂正正地享受人生，这是至高的甚而是至圣的完美品德。

——【法国】蒙田《蒙田随笔·人之常规》第271页

我们发现心灵的甜蜜在于享乐适度，使欲望和烦恼无由产生。

——【法国】卢梭《爱弥儿》（上）第四卷第317页

舒适的享受会渐渐变成一种习惯，这种习惯最终会使人类几乎完全感受不到幸福，而且同时会转化为真正的需求，那么得不到这些享受所带来的痛苦，将远远大于拥有这些享受时所带来的喜悦。

——【法国】卢梭《论人类不平等的起源和基础》第二部分第83页

纵欲者——这种人过于狂热地追逐欢乐，不幸的是他跑得太快，把欢乐抛到了身后。

——【美国】安·比尔斯《魔鬼辞典》第37页

二十、价值意义篇

164. 价值

看一个人的价值，应该看他贡献什么，而不应当看他取得什么。

——【美国】爱因斯坦《论教育》，《爱因斯坦文集》（3）第 145 页

你若要喜爱你自己的价值，你就得给世界创造价值。

——【德国】歌德《格言诗》十三，《德国诗选》第 111 页

人生的价值，并不是用时间，而是用深度去衡量的。

——【俄国】列夫 · 托尔斯泰《托尔斯泰最后的日记》(一九一〇年三月二十七日)第 61 页

一个人的真正价值首先决定于他在什么程度上和在什么意义上从自我解放出来。

——【美国】爱因斯坦《人的真正价值》，《爱因斯坦文集》（3）第 35 页

一个人对社会的价值首先取决于他的感情、思想和行动对增进人类利益有多大作用。

——【美国】爱因斯坦《社会和个人》，《爱因斯坦文集》（3）第 38 页

思想深邃的人只有通过劳动和自我牺牲，才能认识自己的价值。

——【苏联】列 · 列昂诺夫《俄罗斯森林》(上) 第五章二第 230 页

宝石即使落在泥潭里，仍是一样可贵；尘土虽然扬到天上，也无价值。

——【波斯】萨迪《蔷薇园》第八卷第 185 页

沉香之为沉香，是因本身的芳香，不是凭着香料商人的吹嘘。

——【波斯】萨迪《蔷薇园》第八卷第 185 ～ 186 页

人生最美好的，就是在你停止生存时，也还能以你所创造的一切为人们服务。

——【苏联】奥斯特洛夫斯基，引自《致民主中国的青年（代序）》，见《奥斯特洛夫斯基两卷集》第 1 卷第 1 页

每个人都可以问问自己，他能够和愿意如何来影响他的时代。

——【德国】歌德《歌德的格言和感想集》365 第 65 页

生命的伟大用途，是要把它花费在比本身寿命更为长久的事物上面。

——【美国】威廉 · 詹姆斯，引自威尔弗雷德 · A. 彼得森《生活的艺术》第 69 页

一个人只有当他给别人带来快乐时才成为真正意义上的人。

——【美国】爱默生《爱默生文集 生活的准则》第三篇第四章第 314 页

一个人活在世上，就要让别人活得

更轻松。

——【苏联】茹尔巴《普通一兵——从流浪儿到英雄》第三章第 23 页

人生到世界上来，如果不能使别人过得好一些，反而使他们过得更坏的话，那就太糟糕了。

——【英国】乔治·艾略特《亚当·贝德》第一卷十六第 177 页

为了在生活中努力发挥自己的作用，热爱人生吧。

——【法国】罗丹《罗丹艺术论》第十章第 121 页

凡是懂得生活的人，都想死后在生活里留下自己的影子。那么生活才不会把人不留一点儿痕迹地吞光了。

——【苏联】高尔基《伊则吉尔老婆子》二，《高尔基文集》（1）第 278 ～ 279 页

165. 意义

生活的意义就在于寻求人类中的真、善、美。

——【美国】马克斯威尔·马尔兹《我的格言》，《人生的支柱》第 215 页

一个人的意义不在于他的成就，而在于他所企求成就的东西。

——【黎巴嫩】纪伯伦《拔锚起航》，《先知·沙与沫》第 88 页

一旦你知道，你对别人也还有些用处，这时候你才感觉到自己生活的意义和使命。

——【奥地利】茨威格《爱与同情》六第 48 页

生活的意义寓于美和追求生活目标的力量，而且，应当使生活的每一时辰都有其崇高的目的。

——【苏联】高尔基《读者》，《高尔基文集》（2）第 270 页

人不能像走兽那样活着，应该追求知识和美德。

——【意大利】但丁《神曲》，引自《外国名作家传》（中）第 495 页

没有意义的人生等于提前死亡。

——【德国】歌德，引自《罗曼·罗兰回忆录》第一部分第 18 页

人一生的贡献，所作所为的意义和价值，比人们的预料更多地取决于心灵的生活。

——【法国】杜·加尔《蒂博一家》（中）第六部一〇第 883 页

人只有献身于社会，才能找出那实际上是短暂而有风险的生命的意义。

——【美国】爱因斯坦《为什么要社会主义》，《爱因斯坦文集》（3）第 271 页

平庸的生活使人感到一生不幸，波澜万丈的人生才能使人感到生存的意义。

——【日本】池田大作《女性箴言》第一章第 5 页

生活得最有意义的人，并不就是年岁活得最大的人，而是对生活最有感受的人。

——【法国】卢梭《爱弥儿》（上）第一卷第 15 页

人降生到这个世界上并不是仅仅为了活着。无意义的生活会使人感到精神的空虚，体会不到人生的意义：人到世

界上来是干事业的。

——【日本】武者小路实笃《生存的使命》，《人生论》第 13 页

任何有思想的人都不会只为了吃饭而活着，如果生活中只剩下了呼吸以及吃喝的话，已经不能称之为生活了，只能算得上是生存。

——【美国】奥里森·马登《一生的资本——奥里森·马登成功学大全集》第二章第 45 页

在某种意义上，“人”被说成是一种能反省的动物，这句话同样也能表达为人是“一种讲求生活意义的动物”。

——【日本】池田大作《女性箴言》第九章第 99 页

如果我不尽力重新按照自己的意愿去生存的话，我总觉得活着是很荒谬的事。

——【法国】萨特《理智之年》第 27 页

166. 奉献

把别人的幸福当做自己的幸福，把鲜花奉献给他人，把棘刺留给自己！

——【西班牙】帕·巴尔德斯《玛尔塔与玛丽娅》十六第 263 ～ 264 页

上天生下我们，是要把我们当作火炬，不是照亮自己，而是普照世界。

——【英国】莎士比亚《一报还一报》第一幕第一场，《莎士比亚全集》（1）第 286 页

每一个忠实于未来、为了美好的未来而牺牲的人都是一座石质的雕像。

——【捷克斯洛伐克】伏契克《绞刑架下的报告》第五章第 56 页

到了垂暮之年……我也要像这轮红日一样，在一天里将自己的全部光线、全部热能与欢乐倾泻于大地的胸膛之上，然后走向黑夜，带着爽朗与感激的笑容步入那忘却一切的冥冥世界，步入那深邃、永恒的寂静之中。

——【苏联】高尔基《老人》，《高尔基文集》（5）第 148 页

一个丰富的天性，如果不拿自己来喂养饥肠辘辘的别人，自己也就要枯萎了。

——【法国】罗曼·罗兰《母与子》（上）第二卷第一部第 309 页

谁为时代的伟大目标服务，献出自己整个的一生，为兄弟、为人们而斗争，唯有他能超越自己的生命。

——【俄国】涅克拉索夫《致济娜》，引自《金果小枝》第 419 ～ 420 页

我做过什么有益于他人的事情吗？如果做了，我就已经从自己的行为中得到了奖赏。要始终记着这一点，利人利己绝不可懈怠。

——【古罗马】马可·奥勒留《沉思录》11·4 第 142 页

要得到别人的信赖，领着别人向前走，首先必须有牺牲自己的精神。

——【日本】大松博文《信赖产生于自我牺牲》，《“魔鬼”大松的自述》第 136 页

真正的关心是不可能象电路开关一样随意插上拔下的；凡是关心别人命运的人，一定要失掉一些自己的自由。

——【奥地利】茨威格《爱与同情》十第 64 页

太阳从来不懊恼他的一些光线普照万方，白白地落入不知感恩的空间，只有一小部分落到能够反光的行星上。

——【美国】爱默生《论友谊》，《爱默生随笔》第 62 ～ 63 页

让咱们在火上添些新柴罢！愈多愈好！连我也丢进去罢，要是必需的话。

——【法国】罗曼·罗兰《约翰·克利斯朵夫》（3）卷七第二部第 258 页

我不如起个磨刀石的作用，能使钢刀锋利，虽然它自己切不动什么。

——【古罗马】贺拉斯《诗艺》，《诗学·诗艺》第 153 页

历史承认那些为共同目标劳动因而自己变得高尚的人是伟大人物；经验赞美那些为大多数人带来幸福的人是最幸福的人。

——【德国】马克思《青年在选择职业时的考虑》，《马克思恩格斯论教育》（下）第 316 页

应该懂得，给予别人永远要比向别人索取愉快得多呵。

——【苏联】高尔基《你走了》，引自《中外名家散文诗选》第 145 页

在这个世界上，几乎所有的大事都是由毫不关心自己却有着自我牺牲精神的人所为。

——【比利时】梅特林克《智慧与命运》67，《谦卑者的财富　智慧与命运》第 156 ～ 157 页

167. 创造

创造，或者酝酿未来的创造。这是一种必要性；幸福只能存在于这种必要性得到满足的时候。

——【法国】罗曼·罗兰《母与子》（上）第二卷第一部第 238 页

伟业只有当人与山面对面时才能成就；熙熙攘攘的大街上成不了什么大气候。

——【英国】威廉·布莱克《人与山》，《天堂与地狱的婚姻：布莱克诗选》第 89 页

人生所有的欢乐是创造的欢乐：爱情，天才，行动，——全靠创造这一团烈火迸射出来的。

——【法国】罗曼·罗兰《约翰·克利斯朵夫》（2）卷四第一部第 13 页

天底下什么样的乐趣最最高尚？天底下什么事最最令人感到得意？新发现！晓得自己走的路，是旁人从未走过的；晓得自己看到的东西，是凡人从未见过的；晓得自己呼吸到的空气，是人家从未吸过的。

——【美国】马克·吐温《傻子出国记》第一卷第二十六章第 220 页

唯有创造才是欢乐。唯有创造的生灵才是生灵。

——【法国】罗曼·罗兰《约翰·克利斯朵夫》（2）卷四第一部第 13 页

已经创造出来的东西比起有待创造的东西来说，是微不足道的。

——【法国】雨果《莎士比亚论》，《雨果论文学》第 168 页

自古以来一切文明的进步，最初无一不是从所谓异端邪说开始的。

——【日本】福泽谕吉《文明论概略》第一章第 6 ～ 7 页

赶在人家前头，干出些什么，说出

些什么，看出些什么——就是这些事，叫人感到其乐无穷，比起来，其他的乐趣简直平淡无奇，其它的喜事简直渺不足道。

——【美国】马克·吐温《傻子出国记》第一卷第二十六章第220页

敢于走前人没有走过的路的拓荒者，永远是不朽的。

——【日本】武者小路实笃《努力不懈是值得称颂的》，《人生论》第40页

个人成长和世界发展都需要不通常理的人，而不需要顺应潮流、听天由命的人。

——【美国】韦恩·W.戴埃《你的误区》第七章第153页

变平淡为绚烂，化腐朽为神奇。

——【古罗马】维吉尔，引自培根《广学论》，见《西方伦理学名著选辑》（上）第四部分第一第549页

独创性不是为天才可有可无的东西，而是天才必要的属性，是区别天才和单纯的才能或才赋的界线。

——【俄国】别林斯基《别林斯基论文学》三第147页

一个人的精神越伟大，就越能发见人类具有的创造性。

——【法国】帕斯卡尔《思想录》第一编第7页

蜜蜂到处采花，但它们后来把它酿成蜜，这就完全是他们自己的东西了，再也不是百里香草和唇形香草了。

——【法国】蒙田《怀疑就是探索》，《人生随笔》第108页

有创造性的人，往往生活在意识亢奋的剃刀边缘。

——【美国】罗洛梅《爱与意志》第六章第229页

168. 帮助

此生最美妙的报赏之一是，凡真心尝试助人者，没有不帮到自己的。

——【美国】爱默生，引自《智慧的锦囊》第109页

人类最快乐的思想之一就是想到有人需要自己，想到他很重要，很有能力，能帮助别人得到更多的快乐。

——【美国】马克斯威尔·马尔兹《你的潜能》第七章第80页

患难里的好朋友，懂得互助互爱。

——【法国】雨果《海上劳工》第二部第二章四第270页

你肯救济别人的危困，才会得到别人的帮助。

——【波斯】萨迪《蔷薇园》第一卷第52页

一个人要帮助弱者，应当自己成为强者，而不是和他们一样变做弱者。

——【法国】罗曼·罗兰《约翰·克利斯朵夫》（4）卷十第三部第315页

应该在朋友需要帮助的时候帮助他们，而不应该在事情无望后进行嘲笑。

——【古希腊】伊索《医生和病人》，《伊索寓言》第68页

要散布阳光到别人心里，先得自己心里有阳光。

——【法国】罗曼·罗兰《约翰·克利斯朵夫》（4）卷九第一部第10页

一个人最大的事业就是尽他所能，尽他所有帮助别人。

——【古希腊】索福克勒斯《俄狄浦斯王》第一场，《索福克勒斯悲剧二种》第 75 页

他的火把并不会因为点亮了朋友的火把而变得昏暗。

——【古罗马】恩尼乌斯，引自西塞罗《沉思录Ⅲ · 论善与责任》第 76 页

光希望得到别人的帮助，而对别人的生命不屑一顾是不行的。要献上自己的爱，才会感受到对方的美。

——【日本】武者小路实笃《以人的姿态生活》，《人生论》第 59 页

你帮助别人，不是为了博得感谢或获取奖赏，而是因为你从帮助别人或爱别人之中能够享受到真正的快乐。

——【美国】韦恩 · W. 戴埃《你的误区》第二章第 25 页

最好的一种温情是双方互受其惠的；彼此很欢悦的接受，很自然的给予，因为有了互换的快乐，彼此都觉得整个的世界更有趣味。

——【英国】罗素《论情爱》，《罗素论幸福》第 202 页

你想得到永恒的快乐，帮助他人绝对是条捷径，既能让你发掘存在的意义，又能享受到真诚的快感。

——【德国】尼采《人性的，太人性的》，《不疯魔，不尼采》第 10 页

助人为快乐之本。

——【法国】巴尔扎克《入世之初》，《人间喜剧》第二卷第 328 页

无论鸟翼是多么完美，但如果不凭借着空气，它是永远不会飞翔高空的。

——【苏联】巴甫洛夫《给青年们的一封信》，《巴甫洛夫选集》第 32 页

发出光彩的宝石里面，自身并没有光源。

——【苏联】康 · 巴乌斯托夫斯基《金钻石般的语言》，《金蔷薇》第 86 页

赠人玫瑰，手留余馨。

——【奥地利】茨威格《罗曼 · 罗兰传》第一章 5 第 30 页

我为人人，人人为我。

——【苏联】高尔基《母亲》第一部十二，《高尔基文集》（11）第 64 页

169. 平凡

多数知识的秘密是平凡而最被忽视的人们发现的，而不是享有盛名的人们发现的。

——【英国】培根，引自《伟大科学家的生活传记》第 15 页

翻开人类的历史画卷，差不多所有的大事都是由少数的平凡人做成的，动力就是他们所怀抱的不平凡志向。

——【美国】安东尼 · 罗宾《唤醒心中的巨人》第二十六章第 433 页

小草呀，你的足步虽小，但是你拥有你足下的土地。

——【印度】泰戈尔《飞鸟集》六五第 14 页

绿草是无愧于它所生长的伟大世界的。

——【印度】泰戈尔《飞鸟集》一一七第 24 页

伟大出于平凡！

——【日本】大松博文《伟大出于平凡》，《“魔鬼”大松的自述》第 128 页

也许普通的工作就是最伟大的任务，真正的英雄行为！

——【苏联】高尔基《马特维·科热米亚金的一生》第二部，《高尔基文集》(13) 第 231 页

没有什么比单纯而又自然地履行个人在日常生活中的平凡职责更美好或更伟大的了。

——【印度】泰戈尔《孟加拉掠影》30，《泰戈尔随笔》第 147 页

平凡而刻板的生活，久而久之对一个最冒险的人也免不了有影响。人总是适应自己的境遇的，早晚会忍受生活的平庸。

——【法国】巴尔扎克《邦斯舅舅》，《人间喜剧》第十四卷第 169 页

庸碌度日意味着未老先衰。

——【美国】马克斯威尔·马尔兹《我的格言》，《人生的支柱》第 213 页

庸庸碌碌、心安理得地过下去是不道德的。而自动从战斗中退缩的人则是一个懦夫。

——【法国】罗曼·罗兰《罗曼·罗兰回忆录》第一部分第 18 页

很多青年颇有才学，也具备成就事业的能力，但他们的致命弱点是缺乏恒心、没有忍耐力。所以，终其一生，只能从事一些平庸安稳的工作。

——【美国】拿破仑·希尔《正能量：正向心态带来非凡的成功》第 9 章第 102 页

170. 伟大

必须不问欢乐与痛苦都能够欢欣鼓舞的，才是真正的伟大。

——【法国】罗曼·罗兰《约翰·克利斯朵夫》(2) 卷四第一部第 31 页

没有伟大的品格，就没有伟大的人，甚至也没有伟大的艺术家，伟大的行动者。

——【法国】罗曼·罗兰《〈贝多芬传〉初版序》，《贝多芬传》第 2 页

所谓最伟大的人，说到底，就是毕生不丢掉青年时代的信念和热情的人。

——【日本】户田城圣，引自池田大作《青春寄语》第 9 页

伟大的人并不是能够改变物质的人，而是能够改变我的心境的人。

——【美国】爱默生《美国的哲人》，《爱默森文选》第 22 页

伟大的人是绝不会滥用他们的优点的，他们看出他们超过别人的地方，并且意识到这一点，然而绝不会因此就不谦虚。他们的过人之处愈多，他们愈认识到他们的不足。

——【法国】卢梭《爱弥儿》(上) 第四卷第 344 页

伟大的人物都走过了荒沙大漠，才登上光荣的高峰。

——【法国】巴尔扎克《贝姨》，《人间喜剧》第十三卷第 231 页

历史上所有伟大的成就，都是由于战胜了看来是不可能的事情而取得的。

——【英国】卓别林《卓别林自传》二十六第 506 页

事实上，伟人也是普通的人，他们的伟大之处往往体现在其探索的品质以及探索未知的勇气上。

——【美国】韦恩·W. 戴埃《你的误区》第六章第 117 页

伟人就是象神那样无畏的普通人。

——【古罗马】塞涅卡，引自《培根随笔选·论厄运》第 52 页

真正的伟大，即在于以脆弱的凡人之躯而具有神性的不可战胜。

——【古罗马】塞涅卡，引自《培根论人生·论逆境》第 22 页

在不幸的处境中完成了义务，是有些伟大的。

——【古希腊】德谟克里特《著作残篇》，引自《古希腊罗马哲学》七第 108 页

所有伟大的东西总要在远离市场与浮名的地方才会产生。

——【德国】尼采《查拉图斯特拉如是说》卷一第 53 页

伟人之所以是伟人，就在于他在稠人广众之中尽善尽美地保持了遗世独立的个性。

——【美国】爱默生《论自助》，《爱默生随笔》第 189 页

每一个社会时代都需要有自己的伟大人物，如果没有这样的人物，它就要创造出这样的人物来。

——【德国】马克思《1848 年至 1850 年的法兰西阶级斗争》二，《马克思恩格斯选集》第一卷第 450 页

只有经过了患难才能变得伟大。

——【法国】巴尔扎克《赛查·皮罗托盛衰记》，《人间喜剧》第十一卷第 303 页

未犯下足够的错误之前，不可能成为伟人。

——【英国】威廉·格莱斯顿，引自《卡耐基读书笔记》第九章第 277 页

再也没有比能够控制自己的欲望的人更伟大的了。

——【西班牙】格拉西安《千年智慧书》8 第 9 页

一切真正伟大的人物（无论是古人、今人，只要是其英名永铭于人类记忆中的），没有一个是因爱情而发狂的人。因为伟大的事业抑制了这种软弱的感情。

——【英国】培根《论爱情》，《培根随笔选》第 21 页

171. 英雄

我称为英雄的，并非以思想或强力称雄的人；而只是靠心灵而伟大的人。

——【法国】罗曼·罗兰《〈贝多芬传〉初版序》，《贝多芬传》第 2 页

只有英雄才能从令人眩晕的高度投身于自我牺牲的深渊。

——【苏联】列·列昂诺夫《俄罗斯森林》（上）第五章二第 230 页

仅仅天赋的某些巨大优势并不能造就英雄，还要有运气与它相伴。

——【法国】拉罗什福科《道德箴言录》53 第 9 页

世上只有一种英雄主义：那就是看出世界的本来面目——并且去爱它。

——【法国】罗曼·罗兰《〈米开朗琪罗传〉

序言》，《名人传》第 62 页

英雄就是做他能做的事，而平常人就做不到这一点。

——【法国】罗曼·罗兰《约翰·克利斯朵夫》(1) 卷三第三部第 390 页

要成为一个大英雄，条件之一就是不怕做狗熊。

——【美国】埃里奇·西格尔《爱情故事》第 7 页

处境越是换了别人就得不堪其忧，就越是可以显出我的英雄本色来。

——【英国】狄更斯《马丁·瞿述伟》第五章第 97 页

人类所有的力量，只是耐心加上时间的混合。所谓强者是既有意志，又能等待时机。

——【法国】巴尔扎克《欧也妮·葛朗台》，《人间喜剧》第六卷第 93 页

成功是以在失败中吸取教训为前提的，只有经受了失败的磨难，最终获得了成功的人才是真正的强者。

——【日本】箱崎总一《论孤独》第三章第 124 页

要做真正的好汉就决不能做循规蹈矩的顺从者。

——【美国】爱默生《论自立》，《爱默生随笔选》第 11 页

是男子汉就应当敢作敢为；要是你敢做一个比你更伟大的人物，那才更是一个男子汉。

——【英国】莎士比亚《麦克白》第一幕第七场，《莎士比亚全集》(8) 第 325 页

真正的男子汉是那种尽力而为、量力而行的人。

——【美国】爱默生《论财富》，《爱默生随笔》第 251 页

172. 责任

我相信，每种权利都是一种义务，每个机会都是一种责任，每项财产都是一种职责。

——【美国】小约翰·戴维森·洛克菲勒，引自《富甲美国——沃尔玛创始人自传》16 第 234 页

尽管责任有时使人厌烦，但不履行责任，不认真工作的人什么也不是，只能是懦夫。不折不扣的废物！

——【美国】辛克莱·刘易斯《巴比特》第五章第 72 页

我们对自己、对国家以及这个世界都负有责任。面对这些责任，我们不应痛苦地接受，而应愉快地争取。

——【美国】奥巴马《在这个艰难的冬天》，引自《世界上最伟大的演说辞》第 38 页

没有责任，生活倒是轻松一点，不过也就没有什么意思了。

——【苏联】高尔基《阿尔塔莫诺夫家的事业》一，《高尔基文集》(16) 第 162 页

人生第一应尽的责任是要让人家觉得生活可爱。

——【法国】罗曼·罗兰《约翰·克利斯朵夫》(1) 卷三第二部第 305 页

没有无义务的权利，也没有无权利的义务。

——【德国】马克思《国际工人协会共同章程》，《马克思恩格斯选集》

第二卷第 137 页

我们既没有权利享受财富而不创造财富，也没有权利享受幸福而不创造幸福。

——【英国】萧伯纳《康蒂妲》，《圣女贞德》（上）第一幕第 187 页

责任心就是关心别人，关心整个社会。有了责任心，生活就有了真正的含义和灵魂。

——【科威特】穆尼尔·纳素夫《社会》，《愿你生活更美好》第 189 页

义务感——这是人的内心的审判者，激起天良的最重要的兴奋剂。义务感对天良来说，好比舵和桨之对独木舟；没有义务就没有了天良，就没有了高尚的人的原则。

——【苏联】苏霍姆林斯基《培养义务感》，《家长教育学》第 190 页

人生第一要尽本分。

——【法国】罗曼·罗兰《约翰·克利斯朵夫》（1）卷一第一部第 11 页

一想到自己对别人负有责任，即使明知是幻想，也会使孤寂的生活充实，使慷慨的天性增加成倍的精力。

——【法国】罗曼·罗兰《母与子》（中）第四卷（上）第一部第 470 页

创造的力量，应付非常的力量，只有在重大责任之下，始能锻炼出来。

——【美国】罗杰·马尔腾《生命象炸药》，《处世的艺术》第 47 页

假使有重大的责任，搁上肩头，你应当很高兴地欢迎它。它可以预言你的成功！

——【美国】罗杰·马尔腾《生命的炸药》，引自《哲理小品　外国卷》第 110 页

愿意担当责任的人，不论身处何地，都比别人容易脱颖而出。张开双臂，欢迎责任吧！

——【美国】戴尔·卡耐基，引自《卡耐基读书笔记》第七章第 212 页

173. 真理

丝毫不应该依靠一个人的权威，而是应该依靠道理。“是真理使人变得伟大，而不是人使真理变得伟大。”

——【法国】罗曼·罗兰《和托尔斯泰的关系》，《罗曼·罗兰回忆录》第 334 页

错误经不起失败，但是真理却不怕失败。

——【印度】泰戈尔《飞鸟集》六八第 15 页

真理不是权威的女儿，而是时间的女儿。

——【英国】培根，引自《背叛真理的人们：科学殿堂中的弄虚作假》第十二章第 191 页

真理之川从他的错误之沟渠中流过。

——【印度】泰戈尔《飞鸟集》二四三第 51 页

最好是把真理比做燧石，——它受到的敲打越厉害，发射出的光辉就越灿烂。

——【德国】马克思《第六届莱茵省议会的辩论》，《马克思恩格斯全集》第 1 卷第 69 页

对真理的热爱就体现在：知道怎样去发见和珍视每一事物的好处。

——【德国】歌德《歌德的格言和感想集》28 第 8 页

普遍的、抽象的真理是最宝贵的财富。没有它，人就成了瞎子；它是理智的眼睛。

——【法国】卢梭《一个孤独散步者的遐想》散步四第 47 页

尊重人不应该胜于尊重真理。

——【古希腊】柏拉图《文艺对话集》第 67 页，引自《古希腊三哲人名言录》第 40 页

谁若不敢超越现实，谁就永远得不到真理。

——【德国】席勒《审美教育书简》第十封信第 54 页

真理的小小钻石是多么罕见难得，但一经开采琢磨，便能经久、坚硬而晶亮。

——【澳大利亚】贝弗里奇《科学研究的艺术》第十一章第 148 页

真理常常掌握在少数人手里。

——【德国】尼采《曙光》，《不疯魔，不尼采》第 200 页

凡是对真理没有虔诚的热烈的敬意的人，绝对谈不到良心，谈不到崇高的生命，谈不到牺牲，谈不到高尚。

——【法国】罗曼·罗兰《约翰·克利斯朵夫》（4）卷十第一部第 218 页

真理就是具备这样的力量，你越是想要攻击它，你的攻击就愈加充实了和证明了它。

——【意大利】伽利略《关于托勒密和哥白尼两大世界体系的对话》第二天第 263 页

要说出全部真理，但不能直说——成功之道，在迂回，我们脆弱的感官承受不了真理过分华美的宏伟。

——【美国】艾米莉·狄金森《要说出全部真理，但不能直说》，引自《外国哲理诗》第 164 页

174. 荣誉

生命是每一个人所重视的；可是高贵的人重视荣誉远过于生命。

——【英国】莎士比亚《特洛伊罗斯与克瑞西达》第五幕第三场，《莎士比亚全集》（7）第 233 页

无瑕的名誉是世间最纯粹的珍宝；失去了名誉，人类不过是一些镀金的粪土，染色的泥块。

——【英国】莎士比亚《理查二世》第一幕第一场，《莎士比亚全集》（4）第 310 页

在任何情况下，名誉被视为一种无价之宝，而且名誉是一个人所能获得的最宝贵的事物。

——【德国】叔本华《人生的智慧》第一章第 12 页

荣誉是真正的财富。

——【美国】本杰明·富兰克林《人生秩序》53，《穷理查历书》第 209 页

不管饕餮的时间怎样吞噬着一切，我们要在这一息尚存的时候，努力博取我们的声名，使时间的镰刀不能伤害我们；我们的生命可以终了，我们的名誉却要永垂万古。

——【英国】莎士比亚《爱的徒劳》第一幕第一场，《莎士比亚全集》（2）第 181 页

名誉就是外在的良心，而良心就是内在的名誉。

——【德国】叔本华《人生的智慧》第四章第 58 页

爱惜衣裳从新时起，爱惜名誉从小时起。

——【俄国】普希金《上尉的女儿》第一章，《上尉的女儿》第138页

快乐是暂时的，荣誉是不朽的。

——【古希腊】佩里安德，引自《名哲言行录》（上）第一卷第七章第62页

编一个花冠较为简单，要找一个适合它的头却难。

——【德国】歌德《格言诗》一，引自《德国诗选》第109页

如果你珍视自己的名声，就应与贤良交往；因为自处下流还不如离群索居。

——【美国】华盛顿，引自《世界49位名人的青年时代》第43页

要得到高贵而纯洁的名声，坚韧不拔和正直可能比才气更为必不可少。

——【法国】巴尔扎克《〈幻灭〉第二部〈外省大人物在巴黎〉初版序言》，《人间喜剧》第二十四卷第429页

声名象一颗陨星，除了几个卓越的和不可战胜的名字之外，闪耀一下，就永远消逝了。

——【英国】塞缪尔·约翰逊《论未来》，引自《英国十八世纪散文选》第99页

名誉像玻璃、陶瓷一样，都很容易破裂，而且永远无法弥补。

——【美国】本杰明·富兰克林《人生秩序》55，《穷理查历书》第209页

宁愿身着破旧衣衫享受荣誉，而不要身着华丽衣服不名誉地生活。

——【古罗马】巴布里乌斯《巴布里乌斯寓言·灰鹤和孔雀》，引自《伊索寓言》第271页

让我们把不名誉作为刑罚最重的部分吧！

——【法国】孟德斯鸠《论法的精神》（上）第一卷第六章第十二节第85页

人生在世都难免一死，但求美好名声永垂青史。假如死后芳名不留人世，生命之树岂不成了枯枝？

——【波斯】萨迪《治国》，引自《外国哲理诗》第219页

客观上，名誉是他人对我们的价值的看法；主观上，则是我们对于他人看法的顾忌。

——【德国】叔本华《人生的智慧》第四章第58页

对于盗窃荣誉而不是以自己的努力争取到荣誉的人，荣誉不会给他带来快乐；荣誉只使无愧于它的人经常心潮澎湃。

——【俄国】果戈理《肖像》，《肖像》第91页

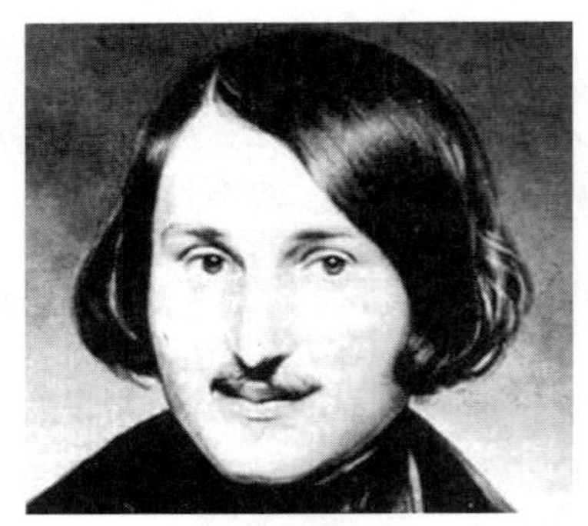

果戈理

名誉的种子必须要在黑暗中慢慢孕育，忍受一切，然后才能生根发芽。

——【奥地利】茨威格《罗曼·罗兰传》第一章12第53页

175. 光荣

流芳百世的名声就好比一株慢慢成长起来的橡树。那得来全不费工夫、但却只是昙花一现的名声，只是寿命不过一年的快速长成的植物；而虚假的名声则是迅速茁壮起来，但却很快就被连根拔掉的杂草。

——【德国】叔本华《人生的智慧》第四章第 93 页

对于光荣的企求，和生物所同具的保全生命的本能，其间并无区别。能将自己的生命寄托在他人记忆中，生命仿佛就加长了一些；光荣是我们获得的新生命，其可珍可贵，实不下于天赋的生命。

——【法国】孟德斯鸠《波斯人信札》信八十九第 154 页

光荣的路是狭窄的，一个人只能前进，不能后退；所以你应该继续在这一条狭路上迈步前进，因为无数竞争的人都在你的背后，一个紧追着一个。

——【英国】莎士比亚《特洛伊罗斯与克瑞西达》第三幕第三场，《莎士比亚全集》(7) 第 189 页

胜利的道路越是艰苦，也就越是光荣。

——【英国】司各特《艾凡赫》第二十九章第 336 页

棋逢对手，胜利才更光荣。

——【英国】莎士比亚《亨利六世》(下篇) 第五幕第一场，《莎士比亚全集》(6) 第 314 页

只要战斗的成败取决于我们的努力，那就没有比艰苦奋斗获得的胜利更令人愉快的事情了。

——【法国】阿兰《行动》，《论幸福——幸福的艺术》第 116 页

谁愿意要不费力气赢得的奥林匹克桂冠？没有人想要。谁还愿意打牌，如果他永远只赢不输？

——【法国】阿兰《国王的厌倦》，《论幸福——幸福的艺术》第 127 ～ 128 页

我们最大的光荣，不在于一次也不失败，而在于每次倒下都能够站起来。

——【英国】哥尔斯密，引自池田大作《青春寄语》第 4 页

赞美倘然从被赞美者自己的嘴里发出，是会减去赞美的价值的；从敌人嘴里发出的赞美，才是真正的光荣。

——【英国】莎士比亚《特洛伊罗斯与克瑞西达》第一幕第三场，《莎士比亚全集》(7) 第 144 页

荣耀总是属于那些怀抱伟大目标而冷静工作的人。

——【美国】爱默生《美国学者》，《爱默生演讲录》第 130 页

死者的光荣不在于受时人赞美；而在于为后人效法。

——【法国】孟德斯鸠，引自《生与死的思索》第 157 页

真正的自豪感来自对于自己的理解，这是一种由成功和谦恭结合而成的幸福。

——【美国】马克斯威尔 · 马尔兹《论妄自尊大》，《人生的支柱》第 103 页

光荣和无为是两件不能同睡一床的东西。

——【法国】蒙田《论隐逸》，《蒙田随笔》第 136 页

二十一、爱情婚姻篇

176. 爱情

爱情首先意味着对你的爱侣的命运、前途承担责任。

——【苏联】苏霍姆林斯基《给儿子的信》十四第 50 页

当一个人体验到真正的爱情时，他就会表现出自我牺牲的精神和巨大的道德力量。

——【保加利亚】瓦西列夫《情爱论》1 第 33 页

我宁肯为我所爱的人的幸福而千百次地牺牲自己的幸福，我看她的名誉比我的生命还要宝贵，即使我可以享受一切快乐，也绝不肯破坏她片刻的安宁。

——【法国】卢梭《忏悔录》第一部第二章第 91 页

爱情包括的灵与肉两个方面应该是同等重要，要不爱情就不完备，因为我们不是神，也不是野兽。

——【俄国】冈察洛夫《平凡的故事》第一部六第 169 页

男女之间真正的爱情，不是单靠肉体或者单靠精神所能实现的，只有在彼此的精神和肉体相互融合的状态中才可能实现。

——【韩国】朱耀燮《真挚的爱情》，引自《南朝鲜小说集》第 77 页

爱情不是迷惑心灵的瞬息强光，也不是一时的心血来潮。它逐渐萌生，犹如织布，一梭子一梭子织起来的那样，把两颗心牢固地联结在一起。

——【埃及】陶菲格·哈基姆《彼此的坦率》，引自《国际笔会作品集》（1986 年）第 555 页

爱情的力量是相当大的，天地万物与之相比都黯然失色。

——【苏联】米·左琴科《爱情》35，《一本浅蓝色的书》第 99 页

爱情能创造奇迹，填平鸿沟，摧毁樊篱。

——【德国】保尔·海泽《台伯河畔》，《特雷庇姑娘：海泽小说选》第 57 页

爱情的意义在于帮助对方提高，同时也提高自己。

——【俄国】车尔尼雪夫斯基《怎么办？》第四章 15 第 409 页

相爱而不相敬，是不能持久的。

——【法国】卢梭《爱弥儿》（下）第五卷第 607 页

爱情产生于一个人的优点，相爱者对它的评价总是言过其实。

——【苏联】米·左琴科《爱情》13，《一本浅蓝色的书》第 82 页

智慧素以千眼观物，爱情常用独目

看人。

——【苏联】高尔基《克里姆·萨姆金的一生》(二) 第二十八章三,《高尔基文集》(18) 第 741 页

爱是亘古长明的塔灯，它定睛望着风暴却兀不为动。

——【英国】莎士比亚《十四行诗》一一六，《莎士比亚全集》(11) 第 274 页

爱情更能承受的是生离或死别，而不是猜疑和欺骗。

——【法国】安德烈·莫洛亚《爱的气候》第二部第十七章第 196 页

真正的爱就要把疯狂的或是近于淫荡的东西赶得远远的。

——【古希腊】柏拉图《文艺对话集》第 65 页，引自《古希腊三哲人名言录》第 131 页

真诚的爱只有在患难之中才能体现出来，犹如火光，越是在黑夜里燃烧，就越明亮。

——【意大利】达·芬奇《林中的云雀》,《达·芬奇寓言故事》第 140 页

爱不存在于彼此的凝视当中，而在于从相同的方向一起往外看。

——【法国】安东尼·德·圣—埃克苏佩里，引自《智慧的锦囊》第 139 页

爱情在女子身上,不但唤醒了恋人，而且唤醒了母亲。

——【法国】罗曼·罗兰《母与子》(上) 第一卷第二部第 111 页

爱情的聪慧在于要使双方永远保持新奇感。

——【法国】安德烈·莫洛亚《生活的艺术》第二章第 57 页

只有驱遣人以高尚的方式相爱的那种爱神才是美，才值得颂扬。

——【古希腊】柏拉图《会饮篇》,《柏拉图文艺对话集》第 208 页

人出生两次吗？是的。头一次，是在人开始生活的那一天；第二次，则是在萌发爱情的那一天。

——【法国】雨果《雨果情书选》第 164 页

177. 恋爱

恋爱是美丽而富于青春气息的人生之花。

——【日本】池田大作《女性箴言》第二章第 12 页

恋爱确实是自然赋与人生最美妙的礼物。

——【日本】武者小路实笃《恋爱是人生的诗》,《人生论》第 5 页

恋爱是我们第二次的脱胎换骨。

——【法国】巴尔扎克《欧也妮·葛朗台》,《人间喜剧》第六卷第 129 页

真正的恋爱具有提高人们人格的能力。

——【日本】武者小路实笃《恋爱是人生的诗》,《人生论》第 4 页

恋爱的另一个特点是双方都努力使自己成为出色的人。

——【日本】武者小路实笃《恋爱是人生的诗》,《人生论》第 3 页

当我们在恋爱中时，总想尽量隐藏自己的缺点,这并不是由于虚荣的缘故,而是耽心所爱的人会苦恼。真的，恋人

们都想表现得象个上帝，而这和虚荣无关。

——【德国】尼采《快乐的科学》卷三第 179 页

恋爱并不是人生唯一的事业。

——【日本】武者小路实笃《恋爱是人生的诗》，《人生论》第 6 页

对那些没有带着激情去恋爱的人来说，生活的一半即最美丽的一半被掩盖了。

——【法国】司汤达《爱情论》第三十一章第 90 页

等待一小时，太久——如果爱，恰巧在那以后——等待一万年，不长——如果，终于有爱作为报偿。

——【美国】艾米莉·狄金森《等待一小时，太久》，引自《外国哲理诗》第 161 页

青年男子谁个不善钟情？妙龄女人谁个不善怀春？这是我们人性中的至圣至神。

——【德国】歌德《维特与绿蒂》，引自《外国情诗选》第 247 页

一个真正热恋的女人永远没有自己的个性。

——【法国】安德烈·莫洛亚《爱的气候》第二部第二十二章第 237 页

恋爱是盲目的，恋人们瞧不见他们自己所干的傻事。

——【英国】莎士比亚《威尼斯商人》第二幕第六场，《莎士比亚全集》（3）第 37 页

恋爱的人总是要么一切都不怀疑，要么怀疑一切的。

——【法国】巴尔扎克《一桩神秘案件》，《人间喜剧》第十六卷第 257 页

热恋中的男女总是透过相互理想化和精神装饰化的棱镜看待对方。他们看到或者觉得，他们的对方一切都好，都美，甚至可说是神圣的。

——【保加利亚】瓦西列夫《情爱论》4 第 201 页

一个恋爱着的人，可比魔鬼和天使更有力量，能够做到一切。

——【德国】保尔·海泽《特雷庇姑娘》，《特雷庇姑娘》第 45 页

一个教育家的全部箴言也赶不上你所爱恋的一个聪明女人的情意缠绵的话语。

——【法国】卢梭《忏悔录》第一部第五章第 247 页

凡是一个深陷在爱情里的人，是决不肯让他的钟表平平静静地向前走的。

——【法国】大仲马《基度山伯爵》（三）第 73 章第 1017 页

人不是仅仅为了爱而生存的；难道男人的全部目标就是为了控制某一个女子，而女人的全部目标就是为了左右某一个男人吗？从来不是！

——【俄国】赫尔岑《谈谈一个戏剧》，《赫尔岑论文学》第 11 页

178. 婚姻

结婚是一种彼此担负责任的契约。

——【日本】国分康孝《婚姻心理》第一章第 2 页

婚配是两个相爱的强者同舟共济，

以便一道战胜岁月征途上的风风雨雨。

——【黎巴嫩】纪伯伦《情侣》，《泪与笑》第 81 页

两个人的结合不应当成为相互束缚。这结合应当成为一种双份的鲜花怒放。

——【法国】罗曼 · 罗兰《母与子》（上）第一卷第二部第 170 页

婚姻就好比水泥，能将生命的砖头砌成一道坚实的壁垒。孤独让一个人觉得冷寞无依，婚姻却能让你神采飞扬。

——【美国】基尔 · 凯丝勒《如何找个好丈夫》第一章第五招第 27 页

婚姻就好比桥梁，沟通了两个全然孤寂的世界。

——【美国】基尔 · 凯丝勒《如何找个好丈夫》第一章第五招第 25 页

结婚不是要选最好的，而是选最适合的。伴侣要和自己相处一辈子，因此不能像装饰品一样，是为了摆在家里好看，带出去给人称赞的。

——【美国】李玲瑶《女人的成熟比成功更重要》第一章第 15 页

结婚不是要找一个比你更优秀、更成功的人，而是要找一个跟你相投，使你心情愉快、能与你和谐生活的人。

——【美国】李玲瑶《女人的成熟比成功更重要》第一章第 15 页

夫妻生活中，性生活无疑是重要内容，和谐、体贴、健康的性生活会使蜜月中的幸福花朵常开不败。

——【科威特】穆尼尔 · 纳素夫《爱情》，《愿你生活更美好》第 36 页

爱情、友谊、性感、尊敬等等的融和，唯有这方为真正的婚姻。

——【法国】安德烈 · 莫洛亚《论婚姻》，《人生五大问题》第 36 页

大凡爱情是相互的，诚挚的，志同道合的，婚姻就必定是美满的。

——【英国】夏洛蒂 · 勃朗特《谢利》第二十一章第 393 页

如果只有根据爱情的婚姻才是道德的，那就只有爱情继续存在的这种婚姻才是道德的婚姻。

——【德国】恩格斯《家庭、私有制和国家的起源》二第 78 页

在幸福的婚姻中，每个人应尊重对方的趣味与爱好。

——【法国】安德烈 · 莫洛亚《论婚姻》，《人生五大问题》第 34 页

良好的婚姻关系就象是两个在水中游泳的人，俩人各游各的泳，却保持着一种默契，时时留心彼此的安危。

——【加拿大】梅尔勒 · 塞恩《男人的感情世界》第三篇第七章第 78 页

不应将依赖与相爱混为一谈。如果夫妻双方相互保持一定距离，婚姻关系反而会更加巩固。

——【美国】韦恩 · W. 戴埃《你的误区》第十章第 204 页

婚姻就是一串串琐事构成的。轻视这一基本事实的，将使一对夫妇的婚姻面临困难。

——【美国】戴尔 · 卡耐基《人性的优点全集》第十二章第 363 页

夫妇之争是没有胜者的，只能是两败俱伤。

——【日本】石川达三《暮色昏沉》，《爱

情的终结》第 166 页

婚姻永远不会十全十美，不管人类怎样想方设法地改变它。婚姻是一种妥协，需要大量的忍让、同情和相互间的理解。

——【美国】约瑟夫·布雷多克《婚床》六第 245 页

美满成功的婚姻需要很多的调和容让。

——【法国】安德烈·莫洛亚《生活之艺术》第四章第 67 页

婚前睁大你的眼睛，婚后则一眼开一眼闭。

——【美国】本杰明·富兰克林《爱情与友谊》17，《穷理查历书》第 164 页

179. 家庭

家庭是一项社会发明，其任务是将生物人转化为社会人。

——【美国】W. 古德《家庭》第二章第 31 页

家庭是社会的细胞，是幸福的温床、神圣的乐园。

——【美国】拿破仑·希尔《正能量：正向心态带来非凡的成功》第 10 章第 107 页

家……是抵御一切可怕的东西的托庇所。阴影，黑夜，恐怖，不可知的一切都给挡住了。

——【法国】罗曼·罗兰《约翰·克利斯朵夫》（1）卷一第一部第 30 页

和和美美的家庭气氛，好比是一朵珍贵的花，世界上没有别的东西比它更温柔，更娇嫩，更能使自幼受到家庭培养的人的性格变得坚强和正直。

——【美国】德莱塞《嘉莉妹妹》第九章第 84 页

对男子来说，社会是战场，是令人不断处于紧张状态的舞台，而家庭则是心灵唯一的绿洲和安憩之地。

——【日本】池田大作《女性箴言》第三章第 26 页

舒适的家，是快乐最大的泉源。它只列于健康和良心之后。

——【英国】西德尼·史密斯，引自《智慧的锦囊》第 140 页

家庭应该是爱、欢乐和笑的殿堂。

——【日本】木村久一《早期教育和天才》第七章第 186 页

家庭生活的乐趣是抵抗坏风气的毒害的最好良剂。

——【法国】卢梭《爱弥儿》（上）第一卷第 21 页

爱情很难抵得住家务的烦恼，必须一方具有极坚强的品质，夫妻才能幸福。

——【法国】巴尔扎克《猫打球商店》，《人间喜剧》第一卷第 39 页

理智的妇女为了家庭和孩子的幸福应该是宽宏大量、胸怀开阔的，应该要比男人更能容人。

——【科威特】穆尼尔·纳素夫《婚姻》，《愿你生活更美好》第 86 ～ 87 页

男子为了各自家庭而承担的工作，是努力支撑、发展和维护他们的家；至于女子呢？则是努力维护家庭的秩序、

家庭的安适和家庭的可爱。

——【英国】拉斯金《芝麻与百合》第二讲第 117 页

家庭是最重要的教育阵地，母亲是负有最高使命的教师。

——【日本】池田大作《女性箴言》第四章第 38 页

在妇女染有庸俗化习气的家庭里，最容易培养出骗子、恶棍和不务正业的东西来。

——【俄国】契诃夫《手记》，《契诃夫手记》第 16 页

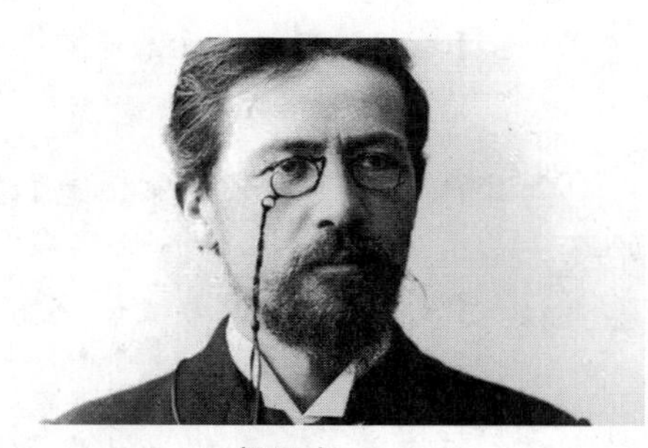

契诃夫

幸福的家庭家家相似，不幸的家庭各各不同。

——【俄国】列夫·托尔斯泰《安娜·卡列尼娜》第一部一第 1 页

如果你要维持家庭生活的幸福快乐，规则的第一条是："绝对绝对不可以唠叨。"

——【美国】戴尔·卡耐基《美好的人生》第三部 2，《美好的人生 快乐的人生》第 152 页

如果一对夫妻与世隔绝，仅以爱情为养料，那就很值得担心。这样的家庭好比不载压舱物而随波漂浮的轻舟，容易倾覆。

——【法国】阿兰《夫妇》，《幸福散论》第 92 页

没有了家庭，在广大的宇宙间，人会冷得发抖。

——【法国】安德烈·莫洛亚《论父母与子女》，《人生五大问题》第 43 页

180. 母爱

人生最美的东西之一就是母爱，这是无私的爱，道德与之相形见绌。

——【日本】武者小路实笃《精神之美高于道德》，《人生论》第 23 页

决没有比母爱更圣洁、更大公无私的了。任何恩惠，任何爱情，任何热情，一与母爱相较，不是显得荏弱，就是显得自私！

——【俄国】别林斯基《别林斯基全集》第八卷第 319 页，引自《别林斯基论教育》第 138 页

世界上其他一切都是假的，空的，唯有母爱才是真的，永恒的，不灭的。

——【印度】普列姆昌德《神庙》一，《普列姆昌德短篇小说选》第 198 页

没有太阳鲜花不会开放，没有爱便没有幸福，没有女人便没有爱，没有母亲便没有诗人和英雄！

——【苏联】高尔基《意大利童话》九，《高尔基文集》（14）第 45 ～ 46 页

世界上的一切光荣和骄傲都来自母亲！

——【苏联】高尔基《意大利童话》九，《高尔基文集》（14）第 46 页

天下的母亲，当她们自己所创造所

保护的生命受到侵犯的时候，她们便会变成一匹无比聪明、冷酷无情和无所畏惧的野兽。

——【苏联】高尔基《意大利童话》十一，《高尔基文集》（14）第59页

母爱在女人心中是一件简单、自然、丰硕、永不衰竭的东西，就象是生命的一大要素。

——【法国】巴尔扎克《两个新嫁娘》，《人间喜剧》第二卷第252页

母亲对子女的爱是最无私心的爱。

——【日本】芥川龙之介《母子》，《侏儒警语》第75页

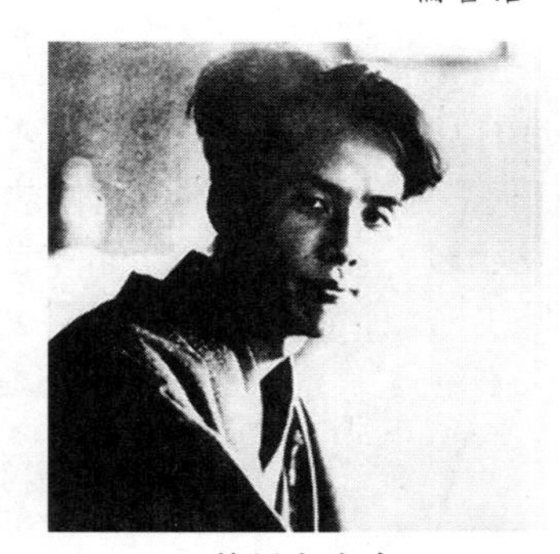

芥川龙之介

母亲的爱是永远不会枯竭的。

——【苏联】冈察尔《道洛申克船长》，《小铃铛》第250页

人世间最神圣的爱莫过于母子之情了。不管谁践踏了这种爱，他必然落个可悲的下场。一个杀人犯，只要他还敬重他母亲，说明他还有起码的仁义道德。纵然是光彩照人的人物，但如果他使母亲伤心落泪，他就是分文不值的人！

——【意大利】亚米契斯《我的母亲》，《爱的教育》第33页

无论对谁来说，母亲都是灵魂的故乡，生命的绿洲。

——【日本】池田大作《女性箴言》第四章第35页

一个母亲之所以崇高，就因为她有点像野兽。母性的本能是兽性的，也是崇高的。一个母亲不再是一个女人，她是一头雌兽。

——【法国】雨果《九三年》第三部第二卷六第265页

在一个母亲身上是有些东西没有理性的，同时也有些东西超出于一般理性之上的。

——【法国】雨果《九三年》第三部第二卷六第265页

全世界的母亲多么相象！她们的心始终一样。

——【保加利亚】瓦普察洛夫《母亲》，《瓦普察洛夫诗选》第144页

每个母亲都有一颗极为纯真的赤子之心。

——【苏联】高尔基《意大利童话》九，《高尔基文集》（14）第45页

我们赞美世界上做母亲的妇女——惟一能使死神屈服的力量！

——【苏联】高尔基《意大利童话》九，《高尔基文集》（14）第41页

孩子们心里口里，妈妈便是上帝的别名。

——【英国】萨克雷《名利场》（下）第三十七章第474页

一个做父亲的人除了他的孩子以外还有别的，可是一个母亲只有她的孩子！

——【瑞典】斯特林堡《父亲》，《斯特林堡戏剧选》第162页

181. 亲情

对于孩子来说，有如营养般重要的是双亲的爱。有时，苦似良药的严格和无限宽宏的理解都能有利于孩子的成长。

——【日本】池田大作《女性箴言》第六章第 57 页

亲人之间难能可贵的是，难以向别人表露的任性，可以毫无顾忌地在亲人面前发泄。

——【日本】石川达三《雪上加霜》，《爱情的终结》第 90 页

爱能使夫妻、父子关系密切，能使他们在友爱中生活、成长、增强责任心。

——【科威特】穆尼尔·纳素夫《家庭》，《愿你生活更美好》第 192 页

无论是婚姻还是家庭，都因爱而缔结，因爱而发展。爱是家庭的轴心，家庭是爱的摇篮。

——【美国】拿破仑·希尔《正能量：正向心态带来非凡的成功》第 10 章第 108 页

父母之爱如同太阳一样，在充满这种爱之光的家庭中生长的孩子是幸福的。

——【日本】池田大作《女性箴言》第六章第 60 页

一个人总是要把自己的爱寄托在什么人身上，虽然有时他的爱会使人苦恼，会玷污人，也还有人可能会用自己的爱使亲人烦得要命，因为当他爱的时候，没有尊重被爱的人。

——【苏联】高尔基《二十六个和一个》，《高尔基文集》（4）第 227 页

一颗充满爱的心，是天生要受它所爱的人折磨的。

——【法国】罗曼·罗兰《母与子》（中）第 195 页

人老了，一个人是难以生活下去的。这时两个人正应该相依为命，互慰互助，不管还有无爱情，都必须这样做。

——【日本】石川达三《迷途》，《爱情的终结》第 267 页

在人生中，妻子是青年时代的情人，中年时代的伴侣，暮年时代的守护。

——【英国】培根《论婚姻》，《培根随笔选》第 27 页

只要父母之间没有亲热的感情，只要一家人的聚会不再使人感到生活的甜蜜，不良的道德就势必来填补这些空缺了。

——【法国】卢梭《爱弥儿》（上）第一卷第 26 页

培养和维护家庭成员之间的爱。因为这种爱是力量、鼓舞和幸福的丰富源泉。

——【苏联】伊·佩切尔尼科娃《家庭教育与成才之路》第 118 页

亲人是不会拿你的生活开玩笑的，也不会把你的幸福视作儿戏！

——【苏联】高尔基《意大利童话》七，《高尔基文集》（14）第 32 页

那些博得了自己子女的这样热爱和尊敬的父亲和母亲是非常幸福的！

——【苏联】伊·佩切尔尼科娃《家庭教育与成才之路》第 143 页

真正的感情都是需要经营的事业。

——【法国】阿兰《关于私生活》，《幸福散论》第 90 页

二十二、交际处世篇

182. 交际

对众人一视同仁，对少数人推心置腹，对任何人不要亏负。

——【英国】莎士比亚《终成眷属》第一幕第一场，《莎士比亚全集》(3)第307页

尽量让对方畅所欲言吧！对于他自己的事及他自己的问题，他一定知道得比你多，所以你应向他提些问题，让他告诉你几件事。

——【美国】戴尔·卡耐基《人性的弱点全集》(刘祜编译)第四篇第156页

喜欢挑剔的人，甚至那种最激烈的批评者，也常常会在一个具有忍耐心和同情心的倾听者面前，变得态度软起来。

——【美国】戴尔·卡耐基《人性的弱点全集》(刘祜编译)第三篇第112页

记住他人的姓名并十分自然地喊出来，便是你对那个人巧妙而非常有效的恭维。

——【美国】戴尔·卡耐基《人性的优点全集》第十三章第420页

消除太过强烈的主观意识，才能减少人与人之间的对立。

——【日本】松下幸之助《实践人生之道》，《我的人生理念》第509页

说话尖刻交不了朋友：一勺蜜要比一加仑醋能抓住更多的苍蝇。

——【美国】本杰明·富兰克林《爱情与友谊》44，《穷理查历书》第173页

谈论一切事情定要抛开自我吹嘘，绝不要絮絮叨叨地对别人谈你个人关心的事以及自己的私事。你对这些事虽然兴趣盎然，而别人却会讨厌觉得有粗鲁之嫌。

——【英国】切斯特菲尔德《给儿子的两封家书》二，引自《英国十八世纪散文选》第229页

一个人的实质，不在于他向你显露的那一面，而在于他所不能向你显露的那一面。因此，如果你想了解他，不要去听他说出的话，而要去听他的没有说出的话。

——【黎巴嫩】纪伯伦《拔锚起航》，《先知·沙与沫》第89页

人与人相处若是仅仅依赖外表，要不了多久就会乏味难耐了。我们应该试着发掘彼此内在价值，那才是稳固而长远的维系。

——【美国】基尔·凯丝勒《如何找个好丈夫》第二章第十招第54页

德行的唯一报酬就是德行；交朋友的唯一方法就是做一个朋友。

——【美国】爱默生《论友谊》，《爱

默生随笔》第 60 页

赢得人心胜于令人生畏。

——【古罗马】西塞罗《论义务》，《西塞罗散文》第 98 页

你要特别注意别选那些阴郁伤感的人，这种人找个茬儿就发牢骚，虽然人毫无疑问是忠诚善良的，但是如果身边有个人对每件事情都焦虑不安，动不动就哼哼唧唧发牢骚，就会对你平和的心境产生破坏。

——【古罗马】塞涅卡《论心灵之安宁》，《论生命之短暂》第 65 页

常到充满活力的朋友那里去，只有这样的朋友，才能满足你的需要，只有他才能驱散你心中的空虚与烦躁！让天使光临友谊的百花园！在露珠晶莹的晨曦里，人心振奋，春意盎然！

——【黎巴嫩】纪伯伦《心声录 · 友谊》，《泪与笑》第 288 页

欲讨人人欢，反遭人人怨。

——【古希腊】伊索《男人和两个心上人》，《伊索寓言（精选本）》第 144 页

择朋友要慢，更换朋友更要慢。

——【美国】本杰明 · 富兰克林《爱情与友谊》13，《穷理查历书》第 163 页

理性正义的崇高准则是“像你希望别人如何对待你那样去对待别人”。

——【法国】卢梭《论人类不平等的起源和基础》第一部分第 66 页

是你自己教给别人这样对待你的。

——【美国】韦恩 · W. 戴埃《不做软弱可欺的人》，引自《美国人谈生活的艺术》第 90 页

183. 大爱

爱是自然流溢出来的奉献。

——【日本】今道友信《关于爱》七第 179 页

爱，就得把所爱的人的幸福置于自己的幸福之上。

——【美国】盖伊 · 博尔顿《雪莱情史》第十章第 188 页

爱一个人意味着什么呢？这意味着为他的幸福而高兴，为使他能够更幸福而去做需要做的一切，并从这当中得到快乐。

——【俄国】车尔尼雪夫斯基，引自《车尔尼雪夫斯基》第 127 页

爱就是要把别人看得比自己更重，爱别人胜过爱自己动物性的个体。

——【俄国】列夫 · 托尔斯泰《人生论——人类真理的探索》24 第 165 ～ 166 页

爱就意味着用心灵去体会别人最细微的精神需要。

——【苏联】苏霍姆林斯基《家长教育学》谈话之六第 26 页

真正的爱只有牺牲自己才能成就。

——【日本】今道友信《关于爱》三第 55 页

我觉得只有对人类的最强烈的爱，才能激发出一种必要的力量来探求和领会生活的意义。

——【苏联】高尔基《我的大学》，《高尔基文集》（16）第 31 页

爱是推动人类进步的动力，也是我们与他人交往的基石，更是衡量一个人

是否成熟的依据。

——【美国】戴尔·卡耐基《人性的优点全集》第十三章第431页

爱是散布光辉在一切活动上的重大能源。有爱心的人总是对工作、同胞和生命充满热情。他们健康而长寿。

——【美国】戴尔·卡耐基《人性的弱点全集》（达夫编译）第九章第275页

人们不是靠关心自己，而是靠对别人的爱活着。

——【苏联】亚·索尔仁尼琴《癌症楼》（上）第八章第134页

爱是人生的金字塔的基础，也是它的尖顶。

——【美国】威尔弗雷德·A.彼得森《爱的艺术》，《生活的艺术》第115页

没有什么比得上爱，除了爱以外，就没有什么了；要是没有爱，宇宙就成了一场梦魇了。

——【英国】萧伯纳《人与超人》第二幕，《人与超人》第33页

如果缺少了爱，一切的美妙景象都将黯然无光。

——【俄国】冈察洛夫《平凡的故事》第二部一第202页

爱是不计算人的恶，不嫉妒；爱是凡事包容，凡事相信，凡事盼望，凡事忍耐。

——【英国】托马斯·布朗《致友人书》，《瓮葬》第233页

爱，我想，比死和死的恐惧更加强大。只有依靠它，依靠这种爱，生命才能维持下去，发展下去。

——【俄国】屠格涅夫《麻雀》，《屠格涅夫散文诗集》第45页

谁要是不会爱，谁就不能理解生活。

——【苏联】高尔基《我的大学》，《高尔基文集》（16）第78页

没有任何东西能比人类的爱更富有智慧、更复杂。它是花丛中最娇嫩的而又最质朴、最美丽和最平凡的花朵，这个花丛的名字叫道德。

——【苏联】苏霍姆林斯基《如何对待父母、亲戚和好友》，《家长教育学》第219页

智慧是爱的指路明灯，而爱是这盏灯的油。

——【比利时】梅特林克《智慧与命运》31，《谦卑者的财富　智慧与命运》第122页

对人的爱，就好像长在身上的翅膀，有了这翅膀，人就可以飞得比什么都高。

——【苏联】高尔基《意大利童话》二十四，《高尔基文集》（14）第152页

184. 朋友

真正的朋友，在你身处顺境时，是你清醒的良药；在你身处逆境时，是你精神的支柱；在你喜悦时，是你脸上的微笑；在你痛苦时，是你心灵的慰藉。

——【英国】切斯特菲尔德《第67封信》，《一生的忠告》第190页

朋友简直就是一个人的第二次生命。

——【西班牙】格拉西安《千年智慧书》111第125页

同声相应、同气相求的朋友，志趣

相投、配合默契的朋友，就是另一个我！

——【美国】海伦·凯勒《“另一个我”》，《敞开的门》第31页

真正的朋友就是另一个自我。

——【古罗马】西塞罗《沉思录Ⅲ·论友谊》第33页

世间最美好的东西，莫过于有几个头脑和心地都很正直的严正的朋友。

——【美国】爱因斯坦《七十岁生日时的心情》，《爱因斯坦文集》（1）第485页

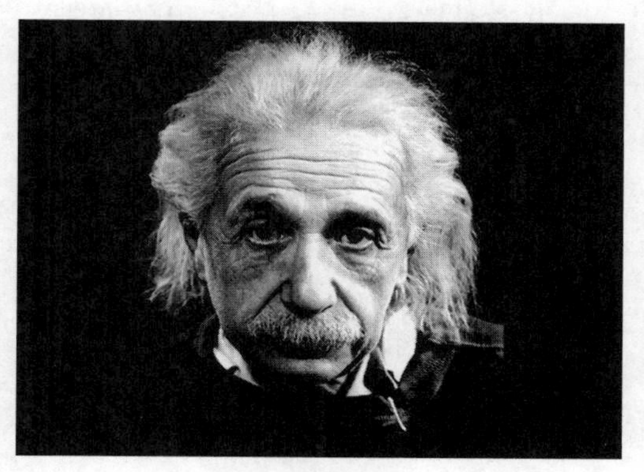

爱因斯坦

建立友情要经过长期的考验。一旦你找到了在生活中可与之甘苦共尝的朋友，你才真正是一个幸运的人。

——【意大利】索菲娅·罗兰《美的奥秘》，《女性与美》第170页

最好的朋友是那种不喜欢多说，能与你默默相对而又息息相通的人。

——【苏联】高尔基《孤独的人》，《高尔基文集》（2）第180页

朋友看朋友是透明的；他们彼此交换生命。

——【法国】罗曼·罗兰《约翰·克利斯朵夫》（3）卷七第一部第116页

对事业有帮助的不是大学里念的书，而是交上的朋友。

——【美国】辛克莱·刘易斯《巴比特》第十五章第223页

朋友与朋友之间也应该相互阅读和相互了解，朋友也应该是一个很好的批评家。

——【苏联】高尔基《论文理通顺的好处》，《文学论文选》第39页

朋友身上有一种强大无比的磁力，能够把我的身上的美德吸引出来，展现出来。

——【美国】爱默生《爱默生文集　生活的准则》第二篇第七章第227页

兄弟可能不是朋友，但朋友将总是兄弟。

——【美国】本杰明·富兰克林《爱情与友谊》33，《穷理查历书》第170页

一个人的朋友即是他的魅力之所在。

——【美国】爱默生《论命运》，《爱默生随笔》第265页

应该努力跟那些比你强、比你聪明的人做朋友。

——【苏联】高尔基《福马·高尔杰耶夫》三，《高尔基文集》（9）第181页

你不要把那人当作朋友，假如他在你幸运时表示好感。只有那样的人才算朋友，假如他能解救你的危难。

——【波斯】萨迪《蔷薇园》第一卷第35页

和你一同笑过的人，你可能把他忘掉；但是和你一同哭过的人，你却永远不忘。

——【黎巴嫩】纪伯伦《拔锚起航》，《先

知·沙与沫》第132页

一个懂你泪水的朋友，胜过一群只懂你欢笑的过客。

——【美国】安娜·昆德兰《不曾走过，怎会懂得》1第50页

要想失去朋友有两种方法：一是借钱给他们，二是不借钱给他们。

——【瑞士】阿尔弗雷德·莫勒《玩世箴言——冷嘲热讽妙语连珠》第154页

如果你把快乐告诉一个朋友，你将得到两个快乐；而如果你把忧愁向一个朋友倾吐，你将被分掉一半忧愁。

——【英国】培根《论友谊》，《培根论人生》第92页

真正的朋友不把友谊挂在口上，他们并不为了友谊而互相要求一点什么，而是彼此为对方做一切办得到的事。

——【俄国】别林斯基，引自《别林斯基论教育》第76页

我在哪儿找到朋友，便在哪儿获得新生。

——【印度】泰戈尔《我取了中国名字》，《鸿鹄集》第185页

185. 友谊

如果要把友谊比作一束鲜花，忠诚和坦白就是种子，支持和帮助就是甘露。

——【英国】切斯特菲尔德《第67封信》，《一生的忠告》第190页

朋友间必须是患难相济，那才能说得上真正友谊。

——【英国】莎士比亚《乐曲杂咏》六，《莎士比亚全集》(11)第354页

如果我们在小缺点上不准备互相原谅，那么友谊就不可能发展。

——【法国】拉布吕耶尔《论社交与言谈》，《品格论》(上)第194页

谈到名声、荣誉、快乐、财富这些东西，如果同友情相比，它们都是尘土。

——【英国】达尔文《达尔文致虎克的信》，引自《达尔文生平及其书信集》第二卷第125页

友谊是联结两颗同类心灵的纽带，它们既被双方的力量联结在一起，又是独立的。

——【法国】巴尔扎克《两个新嫁娘》，《人间喜剧》第二卷第78页

友谊是我们哀伤时的缓和剂，激情的舒解剂，是我们的压力的流泄口，我们灾难时的庇护所，是我们犹疑时的商议者，是我们脑子的清新剂，我们思想的散放口，也是我们沉思的锻炼和改进。

——【英国】杰里米·泰勒，引自《智慧的锦囊》第128页

友谊是神圣无比的东西，不仅值得大书特书，而且应该永远赞扬。友谊是慷慨和正直的母亲，是感激和仁慈的姐妹，是仇恨与吝啬的敌人；它推己及人，不等别人提出请求，随时准备为别人作出奉献。

——【意大利】卜伽丘《十日谈》第十天故事第八第645～646页

为了建立愉快的友谊，就要向许多人类的缺点让步。

——【法国】巴尔扎克《两个新嫁娘》，《人间喜剧》第二卷第76页

友谊永远是一个甜柔的责任，从来不是一种机会。

——【黎巴嫩】纪伯伦《拔锚起航》，《先知·沙与沫》第 100 页

只要你想想一个人一生中有多少事务是不能靠自己去做的，就可以知道友谊有多少种益处了。

——【英国】培根《论友谊》，《培根随笔选》第 37 页

真正的友谊是不图酬报的奉献。

——【美国】马克斯威尔·马尔兹《我的格言》，《人生的支柱》第 214 页

获得友谊如果是为了同富贵而不是为了共患难，友谊就失去了它的神圣性。

——【古罗马】塞涅卡《幸福而短促的人生——塞涅卡道德书简》第九封信第 28 页

真正的友谊优于亲戚间的情谊，因为亲戚可以是没有善意的，而友谊则万万不能没有善意。

——【古罗马】西塞罗《论友谊》，《西塞罗散文》第 54 页

得不到友谊的人将是终身可怜的孤独者。没有友情的社会则只是一片繁华的沙漠。

——【英国】培根《论友谊》，《培根论人生》第 90 页

思想感情的一致产生友谊。

——【古希腊】德谟克里特《著作残篇》，引自《古希腊罗马哲学》七第 114 页

在凡人中间，彼此必须只是适中的结交友谊，不可进到心灵的深处，感情的结合应是轻松的，可以推得开，也可以拉得拢。

——【古希腊】欧里庇得斯《希波吕托斯》，《欧里庇得斯悲剧集》第 132 页

有些亲密的友谊毁就毁在太亲密了。

——【瑞士】阿尔弗雷德·莫勒《玩世箴言——德语非典型谚语》第 163 页

186. 赞美

给人以真挚诚恳的赞美吧。如果你是发自内心的赞美，那么人们将把你的每一句话视为珍宝，终身不忘，即使你自己早已经忘到九霄云外了，但别人仍然会铭记在心。

——【美国】戴尔·卡耐基《人性的弱点全集》（刘祜编译）第一篇第 18 页

也许我们不大注意，我们时常用了各种方式称赞着别人，——其实是在称赞着自己。

——【俄国】克雷洛夫《受宠的象》，《克雷洛夫寓言》第 110 页

赞美别人就是把自己放在同他一样的水平上。

——【德国】歌德《歌德的格言和感想集》323 第 58 页

赞美的话并不费力，却能成大事。我们要下决心对自己的亲人、朋友甚至每一个人加以赞美，并把它变成一种习惯。

——【美国】戴尔·卡耐基《人性的优点全集》第十三章第 395 页

欣赏和鼓励，是引发一个人体内最佳潜能的方法。

——【美国】查尔斯·史考伯，引自《智慧的锦囊》第 122 页

赞扬是一种精明、隐秘和巧妙的奉承，它从不同的方面满足给予赞扬和得到赞扬的人们。

——【法国】拉罗什福科《道德箴言录》144 第 23 页

最真诚的慷慨就是欣赏。

——【德国】歌德《歌德的格言和感想集》385 第 69 页

远离那些设法贬抑你的志气的人们。小人总是这么做，但真正的伟人却让你觉得，你，也可以成为伟人。

——【美国】马克·吐温，引自《智慧的锦囊》第 123 页

鼓励对于男人，就像燃料对于引擎那么重要。鼓励使得男人的引擎继续发动，使人们心理和精神的电池充电，将失败转为成功。

——【美国】戴尔·卡耐基《人性的弱点全集》（达夫编译）第八章第 231 页

女人有着爱听温柔、亲密的话的特点。一句温柔的话语可以使一个女人自我陶醉好久，每次回味都会有幸福的体会。

——【美国】拿破仑·希尔《正能量：正向心态带来非凡的成功》第 10 章第 117 页

称赞对温暖人类的灵魂而言，就像阳光一样，没有它，我们就无法成长开花。

——【美国】杰丝·雷尔《孩子，我并不完美，我只是真实的我》，引自《人性的优点全集》第十三章第 395 页

赞扬是什么？是一种色彩斑斓的爱和友情的表达。

——【美国】马克斯威尔·马尔兹《赞扬》，《人生的支柱》第 75 页

人经常因为被爱而爱人。我们都喜欢跟看重我们、使我们觉得自己不错的人在一起，因为对方犹如一面镜子，可让我们看清自己最美好的一面。

——【美国】基尔·凯丝勒《如何找个好丈夫》第四章第二一招第 113 页

靠一句美好的赞扬我能活上两个月。

——【美国】马克·吐温，引自詹尼特·格雷厄姆《赞扬的力量》，见《美国人谈生活的艺术》第 118 页

187. 批评

批评，这是正常的血液循环，没有它就不免有停滞和生病的现象。

——【苏联】奥斯特洛夫斯基《争取语言的纯洁》，《奥斯特洛夫斯基两卷集》第 2 卷第 742 页

人们给喂够了糖食；他们的胃因此败坏：需要的是苦口的良药和逆耳的真理。

——【俄国】莱蒙托夫《〈当代英雄〉序言》，《当代英雄》第 2 页

任何时候都不能把善意的劝告当作耳旁风，尤其是在身处困境的情况下。

——【意大利】达·芬奇《冰上的驴子》，《达·芬奇寓言故事》第 105 页

一个人从另一个人底诤言中所得来的光明比从他自己底理解力，判断力中所出的光明更是干净纯粹。

——【英国】培根《论友谊》，《培根论说文集》第 90 页

人与人之间最大的信任就是关于进言的信任。

——【英国】培根《论谏议》，《培根论说文集》第 68 页

一个人的非难要比十个人的赞美更有力量。

——【德国】舒曼《舒曼论音乐与音乐家》第 143 页

要把严厉批评你的人当作亲人紧跟不舍。要把吹捧逢迎你的人当作敌人远远避开。

——【日本】池田大作《青春寄语》第 129 页

不是说人非要自己正确无误才有资格批评别人，如果那样，则没有人可以批评。

——【法国】蒙田《正人者当自正》，《人生随笔》第 29 页

无论一个人做什么，想不犯错误是很难的，即使是不犯错误，想避免不公正的批评也是很难的。

——【古希腊】苏格拉底，引自《回忆苏格拉底》第二卷第八章第 79 页

不公正的批评通常是另一种恭维，是对你的成就的另一种认可。要记住，从来没有人愿意踢一只死狗。

——【美国】戴尔·卡耐基《人性的弱点全集》（刘祜编译）第二篇第 82 页

避免所有批评的唯一方法，就是："只要做你心里认为是对的事——由于你反正是会受到批评的。'做也该死，不做也该死。'"

——【美国】埃莉诺·罗斯福，引自《人性的弱点全集》（达夫编译）第十四章第 421 页

虽然我不能阻止别人对我做任何不公正的批评，我却可以做一件更重要的事：我可以决定是否要让我自己受到那些不公正批评的干扰。

——【美国】戴尔·卡耐基《人性的弱点全集》（达夫编译）第十四章第 420 ～ 421 页

爱找别人阴暗面的人，自己也常常失掉光芒。

——【苏联】高尔基《忏悔》，《高尔基文集》(12) 第 373 页

经常谈论别人的短处只会使自己心胸狭窄，使自己变得非常多疑、非常无聊。

——【印度】泰戈尔《沉船》第四十章第 185 页

188. 评判

要对一个人作出判断，至少要设身处地，深入了解关于他的感情、不幸和思想的秘密。

——【法国】巴尔扎克《驴皮记》，《人间喜剧》第二十卷第 105 页

你不能超过你的了解去判断一个人，而你的了解是多么浅薄呵。

——【黎巴嫩】纪伯伦《拔锚起航》，《先知·沙与沫》第 113 页

心地不在戴帽穿衣。品德不在衣衫褴褛。

——【波斯】萨迪《蔷薇园》第二卷第 59 页

外观往往和事物的本身完全不符，

世人却容易为表面的装饰所欺骗。

——【英国】莎士比亚《威尼斯商人》第三幕第二场，《莎士比亚全集》(3)第 54 页

根据外表来判断是多么容易上当，而俗人又是多么重视这种根据外表的判断啊！

——【法国】卢梭《忏悔录》第二部第九章第 585 页

我们赞美一匹马因为它的力量和速度，而不是因为它的装具；一条猎狗因为它的敏捷，而不是因为它的颈圈；一只鹰隼因为它的翅膀，而不是因为它的足套和风铃。

——【法国】蒙田《论人与人之间的不平等》，《蒙田随笔》第 188 页

眼睛是比耳朵更可靠的见证。

——【古希腊】赫拉克利特《著作残篇》，引自《古希腊罗马哲学》二第 28 页

一个人品格的美丑，不仅仅在于他取得的成就，也在于他的目的和动机。

——【英国】哈代《德伯家的苔丝》第六部分第五章第 289 页

我们判断各个人的情况也是这样，不能只看开始，还应该看到结尾。

——【古希腊】伊索《驴和骡子（之二）》，《伊索寓言》第 117 页

当人们谈论什么的时候，总是带有感情色彩的。

——【西班牙】格拉西安《处世的艺术》226 第 152 页

一个动了爱情的人，看不见爱人的真面目。

——【法国】罗曼·罗兰《约翰·克利斯朵夫》(1) 卷一第三部第 79 页

我们不能老是相信我们愿意看到的事情。

——【奥地利】茨威格《爱与同情》第 15 页

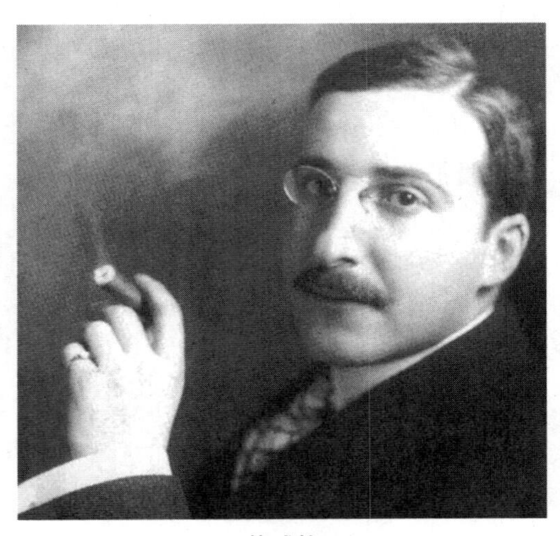

茨威格

自在之物并无是非、对错、苦乐或好坏之分，那都是人的看法加给事物的品质，和菜里加了盐就有味道一样。

——【法国】阿纳托尔·法朗士《黛依丝》一，《黛依丝》第 42 页

只有先把自己的手洗干净，你才有资格指出别人的缺点。

——【美国】本杰明·富兰克林《人生美德》67，《穷理查历书》第 148 页

看一个人结交的朋友，就可了解此人的品行。

——【古希腊】伊索《驴和买主》，《伊索寓言（精选本）》第 14 页

衡量自己，不要靠早晨的身影，要凭坟墓的尺寸。

——【英国】托马斯·布朗《致友人书》，

《瓮葬》第 234 页

庸众的口碑就像一条只漂虚名浮誉而不载厚重德望的河川。

——【英国】培根《谈赞誉》，《培根随笔集》第 170 页

我常常觉得这是多么奇怪啊：每个人爱自己都超过爱所有其他人，但他重视别人关于他自己的意见甚于重视自己关于自己的意见。

——【古罗马】马可·奥勒留《沉思录》卷十二 4 第 225 页

189. 和谐

和谐是爱与恨结合起来的庄严的配偶。

——【法国】罗曼·罗兰《约翰·克利斯朵夫》（4）卷十第四部第 378 页

亲善产生幸福，文明带来和谐。

——【法国】雨果《莎士比亚论》，《雨果论文学》第 197 页

不同的音调造成最美的和谐。

——【古希腊】赫拉克利特《著作残篇》，引自《古希腊罗马哲学》二第 19 页

无论如何，人类社会是建立在“人人为我，我为人人”的基础上，共存共荣。

——【日本】松下幸之助《成功者的信念》，《我的人生理念》第 8 页

如果大家都为火堆添薪，而不是对着灰烬哭泣，人与人相处该是多么愉快啊！

——【法国】阿兰《幸福的艺术》，《论幸福——幸福的艺术》第 243 页

在工作与游乐之间，存在着一种和谐，把两者巧妙地结合起来，生活的艺术就在其中了。

——【法国】罗曼·罗兰《母与子》（上）第一卷第二部第 122 页

看不见的和谐比看得见的和谐更好。

——【古希腊】赫拉克利特《著作残篇》，引自《古希腊罗马哲学》二第 23 页

强其所难，天性便不能充分发挥；与自然作对，我们便会徒劳无功。

——【古罗马】塞涅卡《论心灵之安宁》，《论生命之短暂》第 64 页

一切违反自然进程的事物都可能带来不利，而举凡顺乎自然的事物总会给人带来愉快。

——【法国】蒙田《多少回我成非我》，《蒙田随笔》第 249 页

无论过分放纵哪种欲望，过分发展哪种兴趣，都会打乱生活的和谐。

——【奥地利】阿·阿德勒《生活的科学》第十二章第 198 页

如果我们追求绝对的自由，我们内心体验的最珍贵的品质——和谐感——就会受到伤害。

——【印度】圣笈多《泰戈尔评传》第三章第 78 页

我的使命就是照亮整个世界，熔化世上神秘之谜的黑暗，找到自己和世界之间的和谐，建立自己内心的和谐。

——【苏联】高尔基《人》二，《高尔基文集》（5）第 49 页

二十三、思辨感悟篇

190. 善恶

有助繁荣、和平与幸福的就是善；损及繁荣、和平与幸福的就是恶。

——【日本】松下幸之助《成功者的信念》，《我的人生理念》第23页

人生就像是一匹用善恶的丝线交错织成的布；我们的善行必须受我们的过失的鞭挞，才不会过分趾高气扬；我们的罪恶又赖我们的善行把它们掩盖，才不会完全绝望。

——【英国】莎士比亚《终成眷属》第四幕第三场，《莎士比亚全集》（3）第376页

善只有一种，那就是知识，同样，恶也只有一种，那就是无知；财富和好的出身并不能给其拥有者带来高贵，相反倒会带来邪恶。

——【古希腊】苏格拉底，引自《名哲言行录》（上）第二卷第五章第103页

善就是天堂；恶就是地狱。

——【英国】威廉·布莱克《天堂与地狱的婚姻》，《天堂与地狱的婚姻：布莱克诗选》第13页

善与恶是同一块钱币的正反两面。

——【法国】罗曼·罗兰《母与子》（下）第四卷（下）第一部第101页

凡是有甜美的鸟歌唱的地方，也都有毒蛇嘶嘶地叫。

——【英国】哈代《德伯家的苔丝》第二期12第115页

哪一个人的心胸这样纯洁，没有一些污秽的念头和正大的思想分庭抗礼呢？

——【英国】莎士比亚《奥瑟罗》第三幕第三场，《莎士比亚全集》（9）第336页

人逢危难总有一个成败攸关的时刻。在我们向恶超过向善的时候，向恶的部分结果就会把向善的部分拉过去，我们就跌倒了。

——【法国】雨果《笑面人》第二部第七卷第三章第561页

善的王国是有边界的，而恶的表现是没有边界的。

——【苏联】尤里·邦达列夫，引自《〈人生舞台〉译者前言》第4页

善总是比较软弱的，因为它很单纯，只能为其自身而讨人喜欢；恶则以最诱人的许诺吸引着每个人。

——【德国】费希特《人的使命》第三卷，《论学者的使命　人的使命》第169页

圣人和罪人唯一的区别，就是圣人的往事不可胜数，罪人的前途无可限量。

——【英国】奥斯卡·王尔德《无关紧

要的女人》第三幕，《王尔德喜剧选》第 355 页

天使与恶魔之间的距离仅有一步之遥。

——【法国】玛格丽特·尤瑟纳尔《一弹解千愁》，《东方奇观 一弹解千愁》第 157 页

善良的意图，若不加以节制，就使人做出穷凶极恶的举动。

——【法国】蒙田《冷静而稳健地行事》，《人生随笔》第 85 页

正义和善良一定会战胜邪恶，这是永恒的、绝对的必然，不管这邪恶在初期是多么貌似强大！

——【苏联】谢·斯米尔诺夫《布列斯特要塞》第二部第 280 页

191. 优劣

一个好行为也可能是一个坏行为。谁救了狼就害了羊。谁替兀鹰修好翅膀就要为它的利爪负责。

——【法国】雨果《九三年》第三部第二卷六第 263 页

有的人想的是他们朋友的缺点，这是不会有所得的。我经常注意的是我敌人的优点，并且发现这样做大有好处。

——【德国】歌德《歌德的格言和感想集》387 第 69 页

我们空虚的肚子将会使平常的食物变成可口；疲倦的旅人能够在坚硬的山石上沉沉鼾睡，终日偃卧的懒汉却嫌绒毛的枕头太硬。

——【英国】莎士比亚《辛白林》第三幕第六场，《莎士比亚全集》(10) 第 206 页

在饱足的人眼中看来，烧鸡好比青草。在饥饿的人眼中看来，萝卜便是佳肴。

——【波斯】萨迪《蔷薇园》第三卷第 103 页

谎话可以有用于一时，从长远看来它必然是有害的，反之，真话从长远看来必然是有用的，尽管暂时也会发生害处。

——【法国】狄德罗《拉摩的侄儿》第 8 ～ 9 页

息事宁人的谎言，胜过搬弄是非的真话。

——【波斯】萨迪《蔷薇园》第一卷第 16 页

一匹骏马从来不原谅愚蠢的骑者为了姑息它，不给它束紧肚带。

——【法国】罗曼·罗兰《母与子》(中)第四卷（上）第一部第 399 页

一个羞赧的失败比一个骄傲的成功还要高贵。

——【黎巴嫩】纪伯伦《拔锚起航》，《先知·沙与沫》第 120 页

衣着朴素而富有声誉，胜过自诩富有却声名狼藉。

——【古希腊】伊索《孔雀和鹤》，《伊索寓言》第 138 页

自愿的贫困胜如不定的浮华；穷奢极欲的人要是贪得无厌，比最贫困而知足的人更要不幸得多了。

——【英国】莎士比亚《雅典的泰门》第四幕第三场，《莎士比亚全集》(8) 第 183 ～ 184 页

无忧无虑的贫穷比充满痛苦和侮辱的富裕要好。

——【古希腊】伊索《松树和荆棘》，《伊索寓言》第 147 页

不幸的人总比幸运的人更经得起磨难。

——【法国】玛格丽特·尤瑟纳尔《一弹解千愁》，《东方奇观　一弹解千愁》第 154 页

被命运不公平地置于危险境地的人倒反而安全，因为那种状况有利于他们戒骄戒躁处事低调。

——【古罗马】塞涅卡《论心灵之安宁》，《论生命之短暂》第 70 页

我们往往因为有所自恃而失之于大意，反不如缺陷却能对我们有益。

——【英国】莎士比亚《李尔王》第四幕第一场第 179 页

用恩德取得人心里活的怀念，远比那些在牌楼碑塔上徒受日晒雨淋和人们嫉妒的哑口无声的颂文重要。

——【法国】拉伯雷《巨人传》（上）第五十章第 185 页

最曲折的路有时最简捷。

——【德国】孚希特万格《假尼禄》第一部十一第 60 页

人说兽类之中，狮子最高贵，驴子最低贱，但圣人认为：负重的驴子远比吃人的狮子可取。

——【波斯】萨迪《蔷薇园》第一卷第 40 页

192. 真伪

发闪光的不全是黄金。

——【英国】莎士比亚《威尼斯商人》第二幕第七场，《莎士比亚全集》（3）第 40 页

世界上有很多人，可以适用这句话：远看象什么似的，近看什么都不是。

——【法国】拉·封登《骆驼和浮木》，《拉·封登寓言选》第 14 页

很多显得像朋友的人其实不是朋友，而很多是朋友的倒并不显得像朋友。

——【古希腊】德谟克里特《著作残篇》，引自《古希腊罗马哲学》七第 111 页

凡是过了相当年龄，不再糊里糊涂过生活的人，都知道表面上无足重轻的行为对于人生大事所能发生的影响。

——【法国】巴尔扎克《禁治产》，《人间喜剧》第五卷第 422 页

严格说来，像貌不过是一种面具。真正的人在人的内部。如果我们能够窥见被人叫做肉体的幕隐藏着的那个人，我们会大大吃一惊哩！一般人的错误，在于把外表当做实际。

——【法国】雨果《海上劳工》第一部第三章一第 43 页

最怯懦的人看上去向来是最勇敢的人。

——【日本】芥川龙之介《外表》，《侏儒警语》第 148 页

真话走的是一条笔直的大道，而且是在众目睽睽之下，所以对它能够一击即中；而谎言走的却是一条蜿蜒的曲径，而且是在偷偷地爬行，所以对它自然就

难以瞄准了。

——【苏联】阿·巴巴耶娃《人和命运》第 493 ～ 494 页

正人君子的话，在当时往往被认为虚伪；奸诈小人的眼泪，却容易博取人们的同情。

——【英国】莎士比亚《辛白林》第三幕第四场，《莎士比亚全集》（10）第 194 页

在这种甜言蜜语中间，假话听起来像真话：真话实际上就是假话。

——【德国】莱辛《爱美丽雅·迦洛蒂》第 31 页

这些光怪陆离的景象不是那么容易让人识破，它们表面上的美有如靡靡之音一般，往往使头脑简单的人先是思想松懈，继而意志薄弱，最后便堕落下去了。

——【美国】德莱塞《嘉莉妹妹》第一章第 2 页

高尚的谎言，难道不是可爱的真话？

——【法国】卢梭《一个孤独散步者的遐想》散步四第 58 页

人生一世，总有些片段当时看着无关紧要，而事实上却牵动了大局。

——【英国】萨克雷《名利场》（上）第六章第 60 页

一个人如果能看穿这世界的矫饰，这世界就是他的。

——【美国】爱默生《美国的哲人》，《爱默森文选》第 21 页

193. 敌友

没有什么比一个无知的朋友更危险的，宁可要一个聪明狡猾的敌人。

——【法国】拉·封登《熊和种园人》，《拉·封登寓言选》第 122 页

紧急的时候得到帮助是宝贵的，然而并不是人人都会给予及时的帮助；但愿老天爷让我们别交上愚蠢的朋友，因为殷勤过分的蠢才比任何敌人还要危险。

——【俄国】克雷洛夫《隐士和熊》，《克雷洛夫寓言》第 82 页

你若聪明，莫把那人当作朋友，假如他和你的敌人交情深厚。

——【波斯】萨迪《蔷薇园》第八卷第 172 页

不要把秘密全部告诉朋友。谁知几时他会成为仇敌。对敌人也不可过苛，也许日后他会成为你的朋友。

——【波斯】萨迪《蔷薇园》第八卷第 170 页

当你的朋友变为你的敌人的时候，会给你最惨烈的打击，因为他熟知你所有的缺点，而在和你作对的时候，他的劣根性也会发挥到极致。

——【西班牙】格拉西安《千年智慧书》257 第 284 页

当朋友反目后，你就多了一个最厉害的对手，因为他熟悉你所有的底细。

——【西班牙】格拉西安《千年智慧书》257 第 284 页

我同相貌美的人交朋友，同名声好

的人做相识，同头脑灵的人做对头。

——【英国】奥斯卡·王尔德《道连·葛雷的画像》第一章第9页

平日树敌过多，困难时便找不到朋友。

——【古希腊】伊索《生病的大鸦》，《伊索寓言》第160页

如果你要得到仇人，就表现得比你的朋友优越吧；但如果你要得到朋友，就要让你的朋友表现得比你优越。

——【法国】罗西法古，引自《美好的人生 快乐的人生 / 美好的人生》第57页

赞美你的并非都是知己，谩骂你的有时可谈友谊。敌手批评往往一箭中的，朋友吹捧总不那么得体。

——【波斯】萨迪《治国》，引自《外国哲理诗》第220页

白糖虽甜难以用来治病，良药苦口常能起死回生。朋友考虑谨慎讲究私情，你的缺点要靠对手纠正。

——【波斯】萨迪《治国》，引自《外国哲理诗》第220页

献媚的朋友比尖刻的敌人更坏，因为后者常常说真话，而前者从不说真话。

——【古罗马】加图，引自西塞罗《沉思录Ⅲ·论友谊》第38～39页

要是朋友也能像敌人一样直率就好了！

——【瑞士】阿尔弗雷德·莫勒《玩世箴言——德语非典型谚语》第175页

194. 聪愚

愚人追寻快乐于远方；智者却把它种植在脚下。

——【美国】詹姆斯·奥本海姆，引自《智慧的锦囊》第70页

聪明有识的人是不喜欢闹闹嚷嚷、玩玩乐乐的事情的，只有那些没有思想的人才喜欢这种无聊的事情，才认为糊糊涂涂地过日子是幸福的。

——【法国】卢梭《爱弥儿》（下）第五卷第606页

傻瓜好为人师，而聪明人甘当学生。

——【苏联】亚·索尔仁尼琴《癌症楼》（上）第九章第149页

聪明人懂得如何教育，愚昧人知道怎样打击。

——【印度】泰戈尔《流萤集》一八三第91页

傻子自以为聪明，但聪明人知道他自己是个傻子。

——【英国】莎士比亚《皆大欢喜》第五幕第一场，《莎士比亚全集》（3）第185页

一个聪明人发现差不多每样事物都是可笑的，而一个老于世故的人发现几乎没有什么事物是可笑的。

——【德国】歌德《歌德的格言和感想集》294第53页

傻瓜的心长在嘴上，智者的嘴长在心上。

——【美国】本杰明·富兰克林《严谨人生》24，《穷理查历书》第111页

聪明人把一切都看在眼里，傻瓜把一切都挂在嘴边。

——【瑞士】阿尔弗雷德·莫勒《玩世箴言——冷嘲热讽妙语连珠》第92页

智者借鉴别人的不幸，傻瓜却难从自己遭受的损害之中引出教训。

——【美国】本杰明·富兰克林《智慧之门》24，《穷理查历书》第184页

如果一个聪明人干了一件蠢事，那就不会是一件小小的蠢事。

——【德国】歌德《歌德的格言和感想集》175第32页

聪明人变成了痴愚，是一条最容易上钩的游鱼；因为他凭恃才高学广，看不见自己的狂妄。

——【英国】莎士比亚《爱的徒劳》第五幕第二场，《莎士比亚全集》(2)第250页

愚人的蠢事算不得希奇，聪明人的蠢事才叫人笑痛肚皮；因为他用全副的本领证明他自己的愚笨。

——【英国】莎士比亚《爱的徒劳》第五幕第二场，《莎士比亚全集》(2)第250页

对于机灵鬼要敬而远之，十个机灵鬼里面，成功的只有一个，九个是要完蛋的。

——【苏联】高尔基《没用人的一生》二，《高尔基文集》(12)第15页

有一些笨人的自知之明在于能巧妙地运用他们的傻劲。

——【法国】拉罗什福科《道德箴言录》208第32页

要做聪明的事情，专靠聪明是不够的。

——【俄国】陀思妥耶夫斯基，引自《契诃夫手记》第24页

明智的人在取暖的时候懂得与火保持一段距离，而不会像傻瓜那样太过靠近火堆；后者在灼伤自己以后，就一头扎进寒冷的孤独之中，大声地抱怨那灼人的火苗。

——【德国】叔本华《人生的智慧》第五章第二部分第九节第144页

针对别人的行为动怒就跟向一块我们前进路上的石头大发脾气同等的愚蠢。对于许多人，我们最聪明的想法就是："我不准备改变他们，我要利用他们。"

——【德国】叔本华《人生的智慧》第五章第三部分第二十一节第162页

195. 贫富

我们把财富当作可以适当利用的东西，而没有把它当作可以自己夸耀的东西。至于贫穷，谁也不必以承认自己的贫穷为耻；真正的耻辱是不择手段以避免贫穷。

——【古希腊】伯利克利，引自修昔底德《伯罗奔尼撒战争史》第二卷第四章，见《西方伦理学名著选辑》(上)第一部分第一第40页

面对伟大的目标的时候，我们是豪阔的；只有面对自私的目标的时候是贫穷的。

——【美国】爱默生《人——天生是改革者》，《爱默森文选》第44页

财富本身就是危险。那会招引虚伪的朋友来到你的身旁，贫穷就可能使虚伪的朋友离开，使你安静下来。

——【法国】雨果《海上劳工》第一部第七章三第205页

知足使穷人富有；贪婪使富人贫穷。

——【美国】本杰明·富兰克林《财富之悟》35，《穷理查历书》第 100 页

当那些睡在绒毛上面的人所做的梦，并不比睡在土地上的人的梦更美好的时候，我怎能对生命的公平失掉信心呢？

——【黎巴嫩】纪伯伦《拔锚起航》，《先知·沙与沫》第 86 页

贫穷与苦难并不显得低人一等；富贵与豪华也不见得高人一头。

——【法国】卢梭《一个孤独的散步者的遐想》散步之九第 162 页

你要是按照自然来造就你的生活，你就决不会贫穷；要是按照人们的观念来造就你的生活，你就决不会富有。

——【古希腊】伊壁鸠鲁，引自《幸福而短促的人生——塞涅卡道德书简》第十六封信第 50 页

世界上只有两种悲剧。第一种是要什么没什么，第二种是要什么有什么。比较起来，第二种最糟糕，第二种才是真正的悲剧。

——【英国】奥斯卡·王尔德《温德美夫人的扇子》第三幕，《王尔德喜剧选》第 164 页

我们说到的富裕生活，并不在于物质上的自我满足，而是通过自身力量的增强，感受到成长与成熟的快乐，体验到那种生命的活力，以及由此带来的愉悦。

——【美国】爱默生《爱默生文集　生活的准则》第二篇第三章第 156 ～ 157 页

任何一个身体健康、无冻饿之虞的人，只要他抛弃了他心目中臆想的财富，他就可以说是一个相当富有的人了。

——【法国】卢梭《爱弥儿》（下）第四卷第 524 页

最富有的不是那些收获最多的人，恰恰相反，是那些把自身慷慨地贡献给别人的人。

——【苏联】列·列昂诺夫《俄罗斯森林》（上）第一章一第 18 页

一个人能满足自己幻想的需要才算富裕。

——【美国】亨利·詹姆斯《一位女士的画像》第十八章第 215 页

贫穷的人不是所有太少，而是总在追求更多的财富。

——【古罗马】塞涅卡《幸福而短促的人生——塞涅卡道德书简》第二封信第 3 页

那不知道自己缺乏自由之意志的人才是真正的贫穷。

——【德国】尼采《快乐的科学》卷三第 162 页

196. 生死

生与死是每时每刻的决斗。

——【法国】罗曼·罗兰《母与子》（中）第 446 页

让死人去埋死人吧；在活着的时候，就一定要生活，并且要活得幸福。

——【俄国】列夫·托尔斯泰《战争与和平》第二卷第三部 19 第 665 页

我们要努力把一生好好地度过，等到死的时候，那就连殡仪馆的老板也会

感到惋惜。

——【美国】马克·吐温《傻瓜威尔逊》第六章第 36 页

生之本质在于死。因此只有乐于生的人才能真正不感到死之苦恼。

——【法国】蒙田《热爱生命》，《蒙田随笔》第 246 页

死亡消失得愈是彻底，就愈应该以现实生活的每一瞬间为重。

——【苏联】列·列昂诺夫《俄罗斯森林》（上）第四章四第 180 ～ 181 页

生死之间真正的界线并不在于躯体的存在与否，而在于他的影响力是否持续长久。惟有创造才是生命的真谛。

——【奥地利】茨威格《罗曼·罗兰传》第四章 7 第 166 页

一切美好的东西都是永恒的，它随着尘世生活的流逝而不断强大。

——【意大利】亚米契斯《朱塞佩·玛志尼》，《爱的教育》第 205 页

使生如夏花之绚烂，死如秋叶之静美。

——【印度】泰戈尔《飞鸟集》八二第 17 页

凡在世时就将死亡置之度外的人，往往虽死犹生。

——【法国】蒙田《死亡是生活的终结，然非目的》，《人生随笔》第 92 页

欲使生命操之在我，必先不怕死。

——【英国】梅列狄斯，引自《生与死的思索》第 154 页

假如有人出卖生命水，要别人以人格作代价，聪明人决不肯买；因为耻辱的活着不如光荣的死去。

——【波斯】萨迪《蔷薇园》第三卷第 98 页

贤者既不厌恶生存，也不畏惧死亡，既不把生存看成坏事，也不把死亡看成灾难。

——【古希腊】伊壁鸠鲁《致美诺寇的信》，引自《古希腊罗马哲学》十三第 366 页

让死者有那不朽的名，但让生者有那不朽的爱。

——【印度】泰戈尔《飞鸟集》二七九第 58 页

为了生存你必须越过死亡，最纯粹的存在是洒下一腔热血。

——【法国】伊夫·博纳富瓦《深沉的光》，引自《外国哲理诗》第 51 页

一个不成熟男子的标志是他愿意为某种事业英勇地死去，一个成熟男子的标志是他愿意为某种事业卑贱地活着。

——【美国】塞林格《麦田里的守望者》第 24 节第 238 页

197. 取舍

我们在生活中，时刻都在取与舍中选择，我们又总是渴望取，渴望着占有，常常忽略了舍，忽略了占有的反面：放弃。懂得了放弃的真意，也就理解了“失之东隅，收之桑榆”的妙谛。

——【美国】戴尔·卡耐基《人性的弱点全集》（达夫编译）第十二章第 359 ～ 360 页

在追求幸福的过程中，舍弃也具有

它的作用，而且其重要性不亚于奋斗。

——【英国】罗素《走向幸福》下篇第十六章第239页

你什么也舍不得牺牲，结果你是什么也得不到的。由于你一心追逐你的欲念，结果你是永远也不能够满足你的欲念的。

——【法国】卢梭《爱弥儿》（下）第五卷第678页

一个人的精力和才智是极其有限的。面面俱到者，终将一事无成。

——【法国】安德烈·莫洛亚《生活的艺术》第三章第69页

世界上最大的浪费，就是把一个人宝贵的精力无谓地分散到许多不同的事情上。一个人的时间有限、能力有限、资源有限，想要样样都精、门门都通，绝不可能办到。

——【美国】拿破仑·希尔《正能量：正向心态带来非凡的成功》第7章第71～72页

一个人不能同时骑两匹马，骑上一匹就要丢掉另一匹。聪明人总是会置分散精力的要求于不顾，专心一致地去学一门知识并把它学好。

——【德国】歌德，引自《歌德谈话录》（1824年2月24日）第18页

一个人要“有所为”必须同时要“有所不为”，严格约束自己“有所不为”的人，方能大有所为。

——【美国】戴尔·卡耐基《人性的优点全集》第六章第191页

一个人只有做到以超脱的态度对待世事的纷繁和扰动，才有可能倾其全力攻关于重点领域，在这一领域做出突破。

——【美国】戴尔·卡耐基《人性的优点全集》第六章第191页

凡是无法改变的就忍受，凡是无法拯救的就庄严地放弃！

——【德国】席勒《论崇高》，《审美教育书简》第168页

懂得放弃才有快乐，背着包袱走路总是很辛苦。

——【美国】戴尔·卡耐基《人性的弱点全集》（达夫编译）第十二章第359页

人具有非常丰富的天性，有些能成就你，有些也可以毁掉你。所以你应该努力发掘自己潜能中的甜美的蜂蜜，避开那些能够伤害自己的锋芒。

——【西班牙】格拉西安《千年智慧书》54第65页

智者像园丁剪枝一样修剪他收到的信号和听到的言词。

——【法国】阿兰《预见未来的灵魂》，《幸福散论》第58页

198. 成败

许多人之所以获得最后的胜利，只是受惠于他们的屡败屡战。对于没有遇见过大失败的人，他有时反而不知道什么是大胜利。

——【美国】拿破仑·希尔《正能量：正向心态带来非凡的成功》第9章第99页

当你失败的次数够多，而你又没有被击倒，你就一定会成功。

——【美国】戴尔·卡耐基《语言的突破全集》第一章，《卡耐基励志经典大

全集》（三）第 502 页

成功常会成为下一个失败的原因，反之，任何失败也都可能因智慧和努力而成为下一次大成功的原因。

——【日本】池田大作《女性箴言》第九章第 110 页

你听说过获得胜利很棒吧？我要说失败也很棒，只要战败者与战胜者有同样的精神。

——【美国】惠特曼《自己之歌》18，《草叶集》第 54 页

如果失败指出了成功的方向，人们甚至可将其视为成功。

——【美国】韦恩·W. 戴埃《你的误区》第六章第 127 页

从失败中培养成功。障碍与失败，是通往成功的两块最稳靠的踏脚石。若肯研究它们、利用它们，便没有别的因素更能对一个人发挥大用。且回头看看，难道你看不见失败曾在那里帮助过你吗？

——【美国】戴尔·卡耐基，引自《卡耐基妙语》第 145 页

成功者与失败者最大的差异，在于成功者会设法由失败中获益，再尝试不同的办法。

——【美国】戴尔·卡耐基，引自《卡耐基读书笔记》第九章第 306 页

人生中有许多时刻，你表面上输了，但其实是真正的赢家。

——【美国】戴尔·卡耐基《人性的弱点全集》（达夫编译）第十四章第 426 页

在成功中我们获得的东西远不如在失败后得到的多。

——【英国】塞缪尔·斯迈尔斯《自己拯救自己——斯迈尔斯成功学大全集》第六章第 93 页

成功钟情于那些有成功意识的人。失败钟情于那些放任自己而产生失败意识的人。

——【美国】拿破仑·希尔《正能量：正向心态带来非凡的成功》第 5 章第 49 页

成败的决定性差别，往往就在于你能否以积极、自信、乐观的心态去经营你的愿景。

——【美国】安东尼·罗宾《激发无限潜能》第三章第 41 页

有好多人之所以失败，就是因为他们获得成功太快了。

——【美国】德莱塞《嘉莉妹妹》第四十九章第 529 页

199. 祸福

祸与福的相倚相伏是一种耐人寻味而又几乎普遍存在的现象。

——【英国】查尔斯·里德《患难与忠诚》（上）第二十八章第 215 页

没有什么不幸的事件是精明的人不能从中汲取某种利益的，也没有什么幸运的事件是鲁钝的人不会把它搞得反而有损于自己的。

——【法国】拉罗什福科《道德箴言录》59 第 10 页

祸福变化无常，不能因为一时的运气，而得意忘形。

——【古希腊】伊索《航海者》，《伊

索寓言》第 65 页

我们既不像我们想像的那样幸福，又不像我们想像的那样不幸。

——【法国】拉罗什福科《道德箴言录》49 第 8 页

对某一个人而言是确凿无疑的有益之事，对另一个人来说则可能是绝对的灾祸。

——【美国】霍桑《雪人》，《霍桑哥特小说选》第 180 页

幸运并非没有许多的恐惧与烦恼；厄运也并非没有许多的安慰与希望。

——【英国】培根《论困厄》，《培根论说文集》第 16 页

紧跟在最大幸运后头的是一道阴影在徘徊，就是令人不愉快的“万一”。

——【匈牙利】米克沙特·卡尔曼《圣彼得的伞》第四部，引自《圣彼得的伞》第 509 页

幸福和不幸的区别仅仅在于对生活喜悦的、明快的接受与敌对的、忧闷的服从之间；在于广大、和谐的生活观念与顽固、狭窄的生活观念之间。

——【比利时】梅特林克《智慧与命运》2，《谦卑者的财富 智慧与命运》第 96 页

幸福或不幸福通常去往那些已经最多地拥有其中之一的人那里。

——【法国】拉罗什福科《道德箴言录》551 第 87 页

有福不与朋友共享，遇难便不会有朋友同当。

——【古希腊】伊索《两个行路人》，《伊索寓言》第 42 页

给子女留一份大家业，未必是对他们的爱。如果他们年轻又缺少见识的话，那么这份家业可能招来许多鹰鹫，环聚他们身边，把他们当作被围捕的猎物。

——【英国】培根《论财产》，《培根随笔选》第 94 页

信念软弱的人无法把持自己的欲望，财富在他们手中是难以控制的力量，他们会被这股力量所吞噬。这些人的财富终将会把别人和他自己都带入灾祸之中。

——【英国】塞缪尔·斯迈尔斯《品格的力量》第一章第 11 页

钱财替人招灾致祸的时候远远多于替人消灾化难的时候。

——【英国】培根《论财富》，《培根随笔集》第 111 页

人们最大的灾祸来自愚蠢的行为。

——【古希腊】索福克勒斯《安提戈涅》退场，《索福克勒斯悲剧二种》第 42 页

人避免灾祸的最好方法，莫过于增长自己的心灵财富，人的心灵财富愈多，厌倦所占的空间就愈小。

——【德国】叔本华《人生的智慧》第二章第 23 页

少年得志，这正是人生的不幸。从内部来说，它会使他恃才自傲并阻碍他的成材；从外部来说，不论干什么事都会引起众人的妒忌。

——【日本】佐藤春夫《更生记》，《更生记》第 76 页

许多人之所以觉得自己不幸，完全是因为他们没有认识到自己实际上有多幸福。

——【瑞士】阿尔弗雷德·莫勒《玩世

箴言——冷嘲热讽妙语连珠》第 22 页

200. 苦乐

欢乐与痛苦是两姐妹，它们都是神圣的。它们造就世界，并培育伟大的心灵。它们是力量，它们是生命，它们是神明。谁若不一起爱它俩，那就是既不爱欢乐又不爱痛苦。

——【法国】罗曼·罗兰《〈米开朗琪罗传〉序言》，《名人传》第 63 页

人人都有幸福和痛苦，只不过是程度不同而已。谁遭受的痛苦最少，谁就是最幸福的人；谁感受的快乐最少，谁就是最可怜的人。

——【法国】卢梭《爱弥儿》（上）第二卷第 74 页

人们往往容易忍受最大的痛苦，而难以享受过度的欢乐。

——【法国】巴尔扎克《两个新嫁娘》，《人间喜剧》第二卷第 236 页

必须经验过死的痛苦，才能体会到生的快乐。

——【法国】大仲马《基度山伯爵》（四）第一一七章第 1569 页

不知道灭顶的痛苦，便想不到稳坐船上的可贵。大凡一个人总要经历过忧患才会知道安乐的价值。

——【波斯】萨迪《蔷薇园》第一卷第 26 页

经受过寒冷的人才知道太阳的温暖，饱尝过人生苦恼的人才知道生命的可贵。

——【美国】惠特曼，引自池田大作《青春寄语》第 1 页

只有那些曾抱住几块脆弱的木板，在狂风暴雨的海洋里颠簸过的人，才能体会到一个晴朗的天空是多么的可贵。

——【法国】大仲马《基度山伯爵》（二）第五十章第 709 页

你想成为幸福的人吗？那你首先要学会吃苦。

——【俄国】屠格涅夫《处世法则》，《屠格涅夫散文诗集》第 131 页

为义务和道德而牺牲固然是痛苦的，但是这种牺牲在内心深处留下的温馨的回忆，作为补偿是绰绰有余的。

——【法国】卢梭《忏悔录》第二部第七章第 350 页

快乐没有本来就是坏的，但是有些快乐的产生者却带来了比快乐大许多倍的烦扰。

——【古希腊】伊壁鸠鲁《著作残篇》一 7，引自《西方伦理学名著选辑》（上）第一部分第二第 93 页

正直之人先苦后乐，无赖之辈先乐后苦。

——【美国】本杰明·富兰克林《勤俭之道》30，《穷理查历书》第 61 页

痛苦留给你的一切，请细加回味！苦难一经过去，苦难就变为甘美。

——【德国】歌德《格言诗》二〇，《德国诗选》第 113 页

经历过磨难的好事，会显得分外甘甜。

——【英国】莎士比亚《鲁克丽丝受辱记》，《莎士比亚全集》（11）第 81 页

名言出处书目

A

《癌症楼》【苏联】亚·索尔仁尼琴著，姜明河译，漓江出版社 1989 年

《艾凡赫》【英国】司各特著，刘尊棋、章益译，人民文学出版社 1978 年

《爱的教育》【意大利】亚米契斯著，“青少年成长必读经典书系”编委会主编，河南科学技术出版社 2013 年

《爱的气候》【法国】安德烈·莫洛亚著，姜德山、范仲亮译，中国文联出版公司 1987 年

《爱玛》【英国】简·奥斯丁著，刘重德译，漓江出版社 1982 年

《爱美丽雅·迦洛蒂》【德国】莱辛著，商章孙译，新文艺出版社 1956 年

《爱弥儿》【法国】卢梭著，李平沤译，商务印书馆 1978 年

《爱默森文选》【美国】爱默生著，张爱玲译，生活·读书·新知三联书店 1986 年

《爱默生随笔》【美国】爱默生著，谢健生译，黑龙江科学技术出版社 2012 年

《爱默生随笔选》【美国】爱默生著，黄立波编译，陕西人民出版社 2005 年

《爱默生文集　生活的准则》【美国】爱默生著，史士本、牛雅芳译，当代世界出版社 2002 年

《爱默生演讲录》【美国】爱默生著，孙宜学译，中国人民大学出版社 2004 年

《爱情的终结》【日本】石川达三著，《日本文学流派代表作丛书》编辑委员会选编，海峡文艺出版社等 1985 年

《爱情故事》【美国】埃里奇·西格尔著，舒心、鄂以迪译，上海译文出版社 1988 年

《爱情论》【法国】司汤达著，罗国祥、杨海燕等译，湖南人民出版社 1988 年

《爱因斯坦谈人生》【美国】海伦·杜卡斯、霍夫曼编，高志凯译，世界知识出版社 1984 年

《爱因斯坦文集》【美国】爱因斯坦著，许良英等编译，商务印书馆 1981 年

《爱与生的苦恼》【德国】叔本华著，陈晓南译，中国和平出版社 1986 年

《爱与死的搏斗》【法国】罗曼·罗兰著，李健吾译，文化生活丛刊第二十三种，文化生活出版社 1946 年

《爱与同情》【奥地利】茨威格著，张玉书译，浙江文艺出版社 1983 年

《爱与意志》【美国】罗洛梅著，蔡伸章译，甘肃人民出版社 1987 年

《安格尔论艺术》【法国】安格尔著，朱伯雄译，辽宁美术出版社 1980 年

《安娜·卡列尼娜》【俄国】列夫·托尔斯泰著，草婴译，上海译文出版社 1990 年

《安徒生童话全集》（中、下）【丹麦】安徒生著，梁力铭译，北京理工大学出版社 2014 年

《傲慢与偏见》【英国】简·奥斯丁著，刘华译，天津古籍出版社 2004 年

《奥德茨剧作选》【美国】奥德茨著，陈良廷、刘文澜译，上海译文出版社 1982 年

《奥瑟罗》【英国】莎士比亚著，朱生豪译，外文出版社 1999 年

《奥斯特洛夫斯基两卷集》【苏联】奥斯特洛夫斯基著，梅益、孙广英等译，中国青年出版社 1995 年

B

《巴比特》【美国】辛克莱·刘易斯著，王仲年译，湖南人民出版社 1983 年

《巴甫洛夫选集》【苏联】巴甫洛夫著，吴生林等译，科学出版社 1955 年

《巴黎圣母院》【法国】雨果著，管震湖译，上海译文出版社 2011 年

《白痴》【俄国】陀思妥耶夫斯基著，南江译，人民文学出版社 1989 年

《白奴》【美国】希尔德烈斯著，李俍民译，上海译文出版社 1979 年

《白夜》【俄国】陀思妥耶夫斯基著，李桅译，浙江人民出版社 1982 年

《百年孤独》【哥伦比亚】加西亚·马尔克斯著，黄锦炎等译，浙江文艺出版社 1991 年

《拜伦　雪莱　济慈抒情诗精选集》【英国】济慈等著，穆旦译，当代世界出版社 2007 年

《豹》【意大利】兰佩杜萨著，费慧茹、艾敏译，外国文学出版社 1986 年

《鲍狄埃诗选》【法国】欧仁·鲍狄埃著，徐德炎等译，人民文学出版社 1973 年

《悲哀世代》【巴基斯坦】阿卜杜拉·侯赛因著，袁维学译，上海译文出版社 1984 年

《悲惨世界》【法国】雨果著，李丹、方于译，人民文学出版社 1992 年

《悲惨世界》【法国】雨果著，李玉民译，北京燕山出版社 2001 年

《贝多芬传》【法国】罗曼·罗兰著，傅雷译，华文出版社 2013 年

《背德者·窄门》【法国】纪德著，李玉民、老高放译，漓江出版社 1987 年

《背叛真理的人们：科学殿堂中的弄虚作假》【美国】威廉·布罗德、尼

古拉斯·韦德著，朱进宁、方玉珍译，上海科技教育出版社 2004 年

《本杰明·富兰克林自传》【美国】本杰明·富兰克林著，陈彬彬译，浙江文艺出版社 2008 年

《本杰明·富兰克林自传》【美国】本杰明·富兰克林著，诠申译，河北人民出版社 1985 年

《彼得大帝》【苏联】阿·托尔斯泰著，朱雯译，人民文学出版社 1986 年

《变色龙》【俄国】契诃夫著，朱逸森译，上海译文出版社 2011 年

《别林斯基论教育》【苏联】波兹南斯基著，陈斯庸译，人民教育出版社 1952 年

《别林斯基论文学》【俄国】别林斯基著，梁真译，新文艺出版社 1958 年

《别林斯基选集》【俄国】别林斯基著，满涛译，上海译文出版社 1979 年

《冰点》【日本】三浦绫子著，李建华等译，外国文学出版社 1987 年

《波德莱尔美学论文选》【法国】波德莱尔著，郭宏安译，人民文学出版社 1987 年

《波谢洪尼耶遗风》【俄国】谢德林著，斯庸译，上海译文出版社 1981 年

《波斯人信札》【法国】孟德斯鸠著，罗大冈译，人民文学出版社 1958 年

《柏拉图文艺对话集》【古希腊】柏拉图著，朱光潜译，商务印书馆 2013 年

《搏斗》【法国】罗曼·罗兰著，陈实、黄秋耘译，广东人民出版社 1980 年

《不抱怨的世界》【美国】威尔·鲍温著，陈敬旻译，陕西师范大学出版社 2009 年

《不曾走过，怎会懂得》【美国】安娜·昆德兰著，徐力为译，吉林出版集团、吉林文史出版社 2013 年

《不疯魔，不尼采》【德国】尼采著，庞小龙编译，中国华侨出版社 2014 年

《布登勃洛克一家》【德国】托马斯·曼著，傅惟慈译，人民文学出版社 1962 年

《布列斯特要塞》【苏联】谢·斯米尔诺夫著，徐昌汉、赵立枝译，黑龙江人民出版社 1986 年

C

《草叶集》【美国】惠特曼著，邹仲之译，上海译文出版社 2016 年

《草叶集选》【美国】惠特曼著，楚图南译，人民文学出版社 1955 年

《茶花女》【法国】小仲马著，陈林、文光译，江西人民出版社 1979 年

《查拉图斯特拉如是说》【德国】尼采著，作鸿荣译，北方文艺出版社 1988 年

《产生奇迹的行动哲学》【日本】德田虎雄著，李玉莲、李基泰译，上海

人民出版社 1986 年

《忏悔录》【法国】卢梭著，范希衡译，人民文学出版社 1982 年

《敞开的门》【美国】海伦·凯勒著，史韬、辛怡编译，上海人民出版社 1991 年

《车尔尼雪夫斯基》【苏联】E. 波库萨耶夫著，钟遗、殷桑译，天津人民出版社 1982 年

《车尔尼雪夫斯基》【苏联】留里科夫著，韩凌译，作家出版社 1956 年

《车尔尼雪夫斯基论文学》【俄国】车尔尼雪夫斯基著，辛未艾译，上海译文出版社 1979 年

《沉船》【印度】泰戈尔著，黄雨石译，人民文学出版社 1957 年

《沉思录》【古罗马】马可·奥勒留著，何怀宏译，中国人民大学出版社 2014 年

《沉思录》【古罗马】马可·奥勒留著，梁实秋译，译林出版社 2012 年

《沉思录Ⅱ》【古罗马】爱比克泰德著，陈思宇译，中央编译出版社 2009 年

《沉思录Ⅲ》【古罗马】西塞罗著，徐奕春译，中央编译出版社 2009 年

《痴儿西木传》【德国】格里美豪森著，李淑、潘再平译，人民文学出版社 1984 年

《赤道环游记》【美国】马克·吐温著，张友松译，江西人民出版社 1986 年

《处世的艺术》【西班牙】格拉西安著，晏可佳译，上海人民出版社 1999 年

《处世的艺术》【美国】罗杰·马尔腾著，田晨缩写，上海文化出版社 1987 年

《处世智慧》【德国】叔本华著，林康成译，哈尔滨出版社 2002 年

《茨威格传奇作品集》【奥地利】茨威格著，郑开琪等译，江苏人民出版社 1983 年

《慈悲心肠》【西班牙】加尔多斯著，刘煜译，四川人民出版社 1983 年

D

《达·芬奇寓言故事》【意大利】达·芬奇著，张复生译，人民文学出版社 2007 年

《达尔文》【英国】詹姆士·邦廷著，王守义、张蓉燕译，黑龙江人民出版社 1980 年

《达尔文生平及其书信集》第二卷【英国】法兰士·达尔文编，叶笃庄、孟光裕译，生活·读书·新知三联书店 1957 年

《大胆妈妈和她的孩子们》【德国】布莱希特著，孙凤城译，上海译文出版社 2012 年

《大地的成长》【挪威】汉姆生著，李葆真译，上海译文出版社 1985 年

《大教学论》【捷克】夸美纽斯著，傅任敢译，教育科学出版社 2014 年

《大堂神父》【俄国】列斯科夫著，陈馥译，外国文学出版社 1984 年

《大卫·科波菲尔》【英国】狄更斯著，董秋斯译，人民文学出版社 1958 年

《黛依丝》【法国】阿纳托尔·法朗士著，吴岳添译，解放军文艺出版社 1997 年

《胆怯者成功之路》【日本】岛田男著，林戈编译，红旗出版社 1988 年

《当代英雄》【俄国】莱蒙托夫著，翟松年译，人民文学出版社 1956 年

《道德箴言录》【法国】拉罗什福科著，何怀宏译，新世界出版社 2012 年

《道连·葛雷的画像》【英国】奥斯卡·王尔德著，荣如德译，外国文学出版社 1982 年

《德伯家的苔丝》【英国】哈代著，张谷若译，人民文学出版社 1984 年

《德伯家的苔丝》【英国】哈代著，云中轩译，新世界出版社 2012 年

《德国浪漫主义诗人抒情诗选》【德国】吕克特等著，钱春绮译，江苏人民出版社 1984 年

《德国诗选》【德国】歌德等著，钱春绮译，上海译文出版社 1982 年

《邓肯自传》【美国】伊莎多拉·邓肯著，朱立人、刘梦耋译，上海文艺出版社 1981 年

《狄慈根哲学著作选集》【德国】狄慈根著，杨东莼译，生活·读书·新知三联书店 1978 年

《蒂博一家》【法国】杜·加尔著，王晓峰、赵九歌译，上海译文出版社 1984 年

《东方奇观　一弹解千愁》【法国】玛格丽特·尤瑟纳尔著，刘君强、老高放等译，漓江出版社 1986 年

《镀金时代》【美国】马克·吐温、查理·华纳著，李宜燮、张秉礼译，上海译文出版社 1979 年

《断头台》【苏联】艾特玛托夫著，冯加译，外国文学出版社 1987 年

E

《俄罗斯森林》【苏联】列·列昂诺夫著，姜长赋译，黑龙江人民出版社 1984 年

《恶之花》【法国】波德莱尔著，郭宏安译，漓江出版社 1992 年

《二十年后》【法国】大仲马著，周爱琦等译，花城出版社 1982 年

F

《法律篇》【古希腊】柏拉图著，张智仁、何勤华译，上海人民出版社 2001 年

《法哲学原理》【德国】黑格尔著，范扬、张企泰译，商务印书馆 1961 年

《反抗者》【法国】加缪著，吕求真译，上海译文出版社 2013 年

《飞鸟集》【印度】泰戈尔著，郑振铎译，新文艺出版社 1956 年

《非洲诗选》【安哥拉】A. 内图等著，周国勇、张鹤编译，四川人民出版社 1986 年

《非洲戏剧选》【埃及】陶菲格·哈基姆等著，高长荣编选，外国文学出版社 1983 年

《翡翠色的梦》【瑞士】赵淑侠著，中国友谊出版公司 1988 年

《费尔巴哈哲学著作选集》（上）【德国】费尔巴哈著，荣震华、李金山译，商务印书馆 1984 年

《伏尔泰小说选》【法国】伏尔泰著，傅雷译，人民文学出版社 1980 年

《浮士德》【德国】歌德著，钱春绮译，上海译文出版社 1982 年

《福布斯箴言录》【美国】伯蒂·查尔斯·福布斯著，杜智颖译，新世界出版社 2014 年

《福尔赛世家》【英国】高尔斯华绥著，周煦良译，上海译文出版社 1978 年

《福玛·高尔杰耶夫》【苏联】高尔基著，金人译，人民文学出版社 1963 年

《父与子》【俄国】屠格涅夫著，臧传真、梁家敏译，花城出版社 1998 年

《富爸爸　穷爸爸》【美国】罗伯特·T. 清崎、莎伦·L. 莱希特著，萧明译，南海出版社 2011 年

《富甲美国——沃尔玛创始人自传》【美国】萨姆·沃尔顿、约翰·休伊著，沈志彦等译，上海译文出版社 2001 年

G

《甘地自传》【印度】甘地著，吴耀宗、杜危译，商务印书馆 1959 年

《高尔基论报刊》【苏联】高尔基著，徐耀魁、王庚虎译，中国社会科学出版社 1980 年

《高尔基论青年》【苏联】E. 巴拉巴诺维奇、K. 维诺格拉多娃编，孟昌译，中国青年出版社 1956 年

《高尔基文集》（1～20）【苏联】高尔基著，夏衍、巴金等译，人民文学出版社 2015 年

《高尔基文集》（9）【苏联】高尔基著，洪济、李兰等译，人民文学出版社 1984 年

《高尔基文集》（14）【苏联】高尔基著，楼适夷等译，人民文学出版社 1985 年

《高尔基选集　戏剧集》【苏联】高尔基著，林陵等译，人民文学出版社 1956 年

《高尔基中短篇小说精选》【苏联】高尔基著，张敬铭等译，北岳文艺出版社 1996 年

《高利贷者》【法国】巴尔扎克著，陆占元译，人民文学出版社 1958 年

《戈拉》【印度】泰戈尔著，刘寿康译，人民文学出版社 1984 年

《戈雅》【德国】孚希特万格著，红光译，人民文学出版社 1959 年

《哥萨克》【俄国】列夫•托尔斯泰著，草婴译，现代出版社 2012 年

《歌德的格言和感想集》【德国】歌德著，程代熙、张惠民译，中国社会科学出版社 1982 年

《歌德抒情诗选》【德国】歌德著，钱春绮译，人民文学出版社 1982 年

《歌德谈话录》【德国】艾克曼辑录，刘新芝译，北岳文艺出版社 2000 年

《歌德谈话录》【德国】艾克曼著，杨武能译，四川文艺出版社 2008 年

《歌德自传：诗与真》【德国】歌德著，刘思慕译，华文出版社 2013 年

《格言集》【德国】利希滕贝格著，范一译，辽宁教育出版社 1998 年

《给儿子的信》【苏联】苏霍姆林斯基著，张田衡等译，教育科学出版社 1981 年

《更生记》【日本】佐藤春夫著，吴树文、梁传宝译，福建人民出版社 1983 年

《勾引家日记》【丹麦】克尔恺郭尔著，江辛夷译，作家出版社 1992 年

《篝火》【苏联】费定著，叶冬心译，人民文学出版社 1981 年

《孤独的玫瑰》【中国】《外国文艺》编辑部编，聂鲁达等著，陈光孚等译，上海译文出版社 1986 年

《孤独心理学》【日本】箱崎总一著，李耀辉译，作家出版社 1988 年

《古希腊罗马哲学》【中国】北京大学哲学系外国哲学史教研室编译，生活·读书·新知三联书店 1957 年

《古希腊三哲人名言录》【中国】肖传林编，吉林教育出版社 1990 年

《古希腊抒情诗选》【古希腊】米南德等著，水建馥译，人民文学出版社 1988 年

《关于爱》【日本】今道友信著，徐培、王洪波译，生活·读书·新知三联书店 1987 年

《关于托勒密和哥白尼两大世界体系的对话》【意大利】伽利略著，上海外国自然科学哲学著作编译组译，上海人民出版社 1974 年

《管理大师如是说》【美国】雷·怀尔德著，中国台湾陈卫平译，中国友谊出版公司 1986 年

《管理者行为的心理》【日本】田崎醇之助著，郭洁梅译，吉林人民出版社 1986 年

《国际笔会作品集》【智利】聂鲁达等著，叶茂根等译，中国上海笔会中心编译，上海译文出版社 1984 年

《国际笔会作品集》（1986年）【埃及】陶菲格·哈基姆等著，钱春绮等译，上海译文出版社1985年

H

《哈伯德全书》【美国】阿尔伯特·哈伯德著，吴云丽编译，中国戏剧出版社2004年

《海涅选集》【德国】海涅著，海安等译，人民文学出版社1983年

《海上劳工》【法国】雨果著，罗玉君译，四川人民出版社1980年

《好兵帅克》【捷克斯洛伐克】雅罗斯拉夫·哈谢克著，肖乾译，人民文学出版社1956年

《合同子》【西班牙】松苏内吉著，林之木译，上海译文出版社1984年

《和青年谈读书》【中国】曹方著，上海人民出版社1957年

《赫尔岑论文学》【俄国】赫尔岑著，辛未艾译，上海文艺出版社1962年

《赫尔岑中短篇小说集》【俄国】赫尔岑著，程雨民译，上海译文出版社1980年

《赫索格》【美国】索尔·贝娄著，宋兆霖译，漓江出版社1985年

《黑格尔小传》【苏联】阿尔森·古留加著，刘半九等译，商务印书馆1978年

《黑衣修士》【俄国】契诃夫著，李鹤龄等译，花城出版社1983年

《亨利四世》【德国】亨利希·曼著，董问樵译，上海译文出版社1980年

《红屋骑士》【法国】大仲马著，罗玉君译，四川人民出版社1981年

《红与白》【法国】司汤达著，周围译，四川文艺出版社1995年

《红与黑》【法国】司汤达著，郝运译，上海译文出版社2010年

《鸿鹄集》【印度】泰戈尔著，吴岩译，上海译文出版社1984年

《还乡》【英国】哈代著，张毅若译，上海文艺联合出版社1954年

《唤醒心中的巨人》【美国】安东尼·罗宾著，王平译，中国城市出版社2011年

《患难与忠诚》（上）【英国】查尔斯·里德著，谢百魁译，江苏人民出版社1982年

《荒凉山庄》（上）【英国】狄更斯著，黄邦杰等译，上海译文出版社1979年

《回忆马克思恩格斯》【德国】李卜克内西等著，马集译，人民出版社1973年

《回忆苏格拉底》【古希腊】色诺芬著，吴永泉译，商务印书馆1984年

《婚床》【美国】约瑟夫·布雷多克著，王秋海等译，生活·读书·新知三联书店1986年

《婚姻心理》【日本】国分康孝著，王江、段永萍译，世界知识出版社 1987 年

《霍桑哥特小说选》【美国】霍桑著，伍厚恺译，四川人民出版社 2001 年

J

《积极的人生　智慧的锦囊》【美国】亚瑟•裴尔、朵乐蒂•卡耐基著，宋子生、荣刚编译，中国文联出版公司 1987 年

《基度山伯爵》【法国】大仲马著，蒋学模译，人民文学出版社 1978 年

《激发无限潜能》【美国】安东尼•罗宾著，杨茂蒙译，中国城市出版社 2012 年

《嫉妒心理学》【日本】诧摩武俊著，欧明昭译，黑龙江人民出版社 1987 年

《伽利略传》【意大利】布莱希特著，丁扬忠译，河南人民出版社 1980 年

《迦尔洵短篇小说集》【俄国】迦尔洵著，高文风译，黑龙江人民出版社 1981 年

《迦尔洵小说集》【俄国】迦尔洵著，冯加译，外国文学出版社 1983 年

《家庭》【美国】W. 古德著，魏章玲译，社会科学文献出版社 1986 年

《家庭、私有制和国家的起源》【德国】恩格斯著，张仲实译，人民出版社 1954 年

《家庭教育与成才之路》【苏联】伊•佩切尔尼科娃著，徐先良、胡汉英译，新华出版社 1982 年

《家长教育学》【苏联】苏霍姆林斯基著，杜志英等译，中国妇女出版社 1982 年

《嘉莉妹妹》【美国】德莱塞著，潘庆舲译，人民文学出版社 2003 年

《假尼禄》【德国】孚希特万格著，张荣昌、叶廷芳译，外国文学出版社 1982 年

《假如给我三天光明》【美国】海伦•凯勒著，李汉昭译，华文出版社 2002 年

《假如给我三天光明：海伦•凯勒自传》【美国】海伦•凯勒著，李辛懿译，中国纺织出版社 2015 年

《简•爱》【英国】夏洛蒂•勃朗特著，吴钧燮译，人民文学出版社 1990 年

《交际花盛衰记》【法国】巴尔扎克著，徐和瑾等译，海峡文艺出版社 1985 年

《绞刑架下的报告》【捷克斯洛伐克】伏契克著，蒋承俊译，人民文学出版社 1979 年

《教育的艺术》【苏联】苏霍姆林斯基著，肖勇译，湖南教育出版社 1983 年

《教育漫话》【英国】约翰•洛克著，王天一译，人民教育出版社 1984 年

《杰苏阿多工匠老爷》【意大利】

维尔加著，孙葆华译，新文艺出版社 1958 年

《金果小枝》【英国】佩欣斯·斯特朗等著，薛菲等译，华宇清编撰，黑龙江人民出版社 1982 年

《金蔷薇》【苏联】康·巴乌斯托夫斯基著，李时译，上海译文出版社 1980 年

《金人》【匈牙利】约卡伊·莫尔著，柯青译，人民文学出版社 1981 年

《金银岛》【英国】斯蒂文生著，荣如德译，上海译文出版社 1979 年

《进化论与伦理学》【英国】托马斯·亨利·赫胥黎著，《进化论与伦理学》翻译组译，科学出版社 1971 年

《九三年》【法国】雨果著，郑永慧译，人民文学出版社 1957 年

《居里夫人》【中国】卢永建编译，山东科学技术出版社 1979 年

《居里夫人传》【法国】艾芙·居里著，左明彻译，商务印书馆 1984 年

《巨人传》【法国】拉伯雷著，鲍文蔚译，人民文学出版社 1983 年

《巨人传》【法国】拉伯雷著，成钰亭译，上海译文出版社 1981 年

《君王论》【意大利】马基雅维利著，徐继业译，光明日报出版社 1996 年

K

《卡夫卡寓言与格言》【奥地利】卡夫卡著，张伯权译，黑龙江人民出版社 1987 年

《卡耐基读书笔记》【中国】李海峰编，沈阳出版社 2001 年

《卡耐基励志经典大全集》【美国】戴尔·卡耐基著，翟光明编译，华文出版社 2009 年

《卡耐基妙语》【中国】赵燕芸、常征、丁岚编，中国友谊出版公司 1990 年

《卡耐基人际关系手册》【美国】戴尔·卡耐基著，詹丽茹译，浙江文艺出版社 1987 年

《科学家成功的奥秘》【中国】王通讯著，河北人民出版社 1979 年

《科学探索之路》【中国】宋立军、元文玮著，新华出版社 1981 年

《科学研究的艺术》【澳大利亚】贝弗里奇著，陈捷译，科学出版社 1979 年

《克雷洛夫寓言》（九卷集）【俄国】克雷洛夫著，吴岩译，新文艺出版社 1954 年

《快乐的科学》【德国】尼采著，余鸿荣译，中国和平出版社 1986 年

《宽容》【美国】房龙著，高继海、岳国法译，新疆科学技术出版社 2003 年

L

《拉·封登寓言选》【法国】拉·封登著，何如译，新文艺出版社 1957 年

《拉丁美洲名作家短篇小说选》【秘鲁】里·帕尔玛等著，朱景冬、沈根发选编，长江文艺出版社1982年

《拉摩的侄儿》【法国】狄德罗著，江天骥译，商务印书馆1981年

《拉辛与莎士比亚》【法国】司汤达著，王道乾译，上海译文出版社1979年

《莱尼和他们》【德国】海因里希·伯尔著，杨寿国译，上海译文出版社1981年

《蓝登传》【英国】斯末莱特著，杨周翰译，上海译文出版社1980年

《朗费罗诗选》【美国】朗费罗著，外国文学名著丛书编辑委员会编，人民文学出版社1957年

《劳动》【法国】左拉著，毕修勺译，黄河文艺出版社1985年

《老板》【苏联】高尔基著，楼适夷译，上海文艺出版社1959年

《老人》【苏联】尤·特里丰诺夫著，张草纫译，上海译文出版社1980年

《泪与笑》【黎巴嫩】纪伯伦著，仲跻昆等译，湖南人民出版社1984年

《李尔王》(中英文对照全译本)【英国】莎士比亚著，朱生豪译，中国国际广播出版社2001年

《理想国》【古希腊】柏拉图著，郭斌和、张竹明译，商务印书馆1986年

《理智之年》【法国】萨特著，亚丁译，作家出版社1986年

《历史》【古希腊】希罗多德著，王以铸译，商务印书馆1959年

《栗树下的晚餐》【法国】安德烈·莫洛亚著，孙传才、罗新璋译，漓江出版社1986年

《量罪记》【英国】莎士比亚著，朱生豪译，中国青年出版社2013年

《列宁选集》【苏联】列宁著，中共中央马克思　恩格斯　列宁　斯大林著作编译局编，人民出版社1972年

《刘墉作品集》【美国】刘墉著，漓江出版社2002年

《流萤集》【印度】泰戈尔著，吴岩译，上海译文出版社1983年

《六个寻找剧作家的角色》【意大利】皮兰德娄著，北京理工大学出版社2015年

《鲁滨逊飘流记》【英国】丹尼尔·笛福著，徐霞村译，人民文学出版社2003年

《绿衣亨利》【瑞士】高特弗利特·凯勒著，田德望译，人民文学出版社1980年

《伦理学》【荷兰】斯宾诺莎著，贺麟译，商务印书馆1983年

《论法的精神》【法国】孟德斯鸠著，张雁深译，商务印书馆1982年

《论孤独》【日本】箱崎总一著，陈而泰主编，译林出版社1988年

《论列宁主义基础》【苏联】斯大林著，中共中央马克思 恩格斯 列宁 斯大林著作编译局译，人民出版社 1973 年

《论人类不平等的起源和基础》【法国】卢梭著，邓冰艳译，浙江文艺出版社 2015 年

《论生命之短暂》【古罗马】塞涅卡著，周殊平、胡晓哲译，中国对外翻译出版公司 2010 年

《论文学》【苏联】高尔基著，孟昌、曹葆华、戈宝权译，人民文学出版社 1978 年

《论文学、艺术与科学》【保加利亚】季米特洛夫著，杨燕杰、叶明珍译，人民文学出版社 1959 年

《论幸福——幸福的艺术》【法国】阿兰著，施清嘉译，译林出版社 1988 年

《论学者的使命 人的使命》【德国】费希特著，梁志学、沈真译，商务印书馆 1984 年

《罗大里童话选》【意大利】詹尼·罗大里著，刘风华译，河南人民出版社 1981 年

《罗丹艺术论》【法国】罗丹著，沈琪译，人民美术出版社 1978 年

《罗曼·罗兰回忆录》【法国】罗曼·罗兰著，金铿然、骆雪涓译，浙江文艺出版社 1984 年

《罗曼·罗兰传》【奥地利】茨威格著，云海译，团结出版社 2003 年

《罗曼采罗》【德国】海涅著，钱春绮译，上海文艺出版社 1959 年

《罗密欧与朱丽叶》【英国】莎士比亚著，朱生豪译，人民文学出版社 2001 年

《罗斯福总统言论集》【美国】富兰克林·罗斯福著，冀贡泉译，1941 年

《罗素论幸福》（英中文双语读本）【英国】罗素著，傅雷译，团结出版社 2005 年

《罗亭》【俄国】屠格涅夫著，刘伦振译，北岳文艺出版社 1994 年

《罗佐夫戏剧选》【苏联】罗佐夫著，栗周熊等译，上海译文出版社 1982 年

M

《马丁·瞿述伟》【英国】狄更斯著，叶维之译，上海译文出版社 1983 年

《马丁·伊登》【美国】杰克·伦敦著，张雪梅等译，大众文艺出版社 1999 年

《马克·吐温自传》【美国】马克·吐温著，许汝祉译，江苏人民出版社 1981 年

《马克思恩格斯论教育》【德国】马克思、恩格斯著，华东师范大学《马克思恩格斯论教育》辑译小组辑译，人民教育出版社 1985 年

《马克思恩格斯全集》【德国】马克思、恩格斯著，中共中央马克思、恩格斯、列宁、斯大林著作编译局译，人

民出版社 1956 年～ 1985 年

《马克思恩格斯书信选集》【德国】马克思、恩格斯著，刘潇然等译，人民出版社 1962 年

《马克思恩格斯选集》【德国】马克思、恩格斯著，中共中央马克思 恩格斯 列宁 斯大林著作编译局编，人民出版社 1972 年

《玛尔塔与玛丽娅》【西班牙】帕·巴尔德斯著，尹承东、李德明译，湖南人民出版社 1984 年

《玛丽·巴顿》【英国】盖斯凯尔夫人著，荀枚、佘贵棠译，上海文艺出版社 1963 年

《麦德罗》【意大利】普拉托里尼著，刘黎亭、袁华清译，上海译文出版社 1984 年

《麦田里的守望者》【美国】塞林格著，施咸荣等译，浙江文艺出版社 1992 年

《麦哲伦的功绩》【奥地利】茨威格著，范信龙译，湖南人民出版社 1982 年

《麦哲伦的功绩》【奥地利】茨威格著，俞启骧、王醒译，海洋出版社 1983 年

《盲音乐家》【俄国】柯罗连科著，臧传真译，人民文学出版社 1985 年

《梅特林克散文选》【比利时】梅特林克著，陈训明译，百花文艺出版社 2004 年

《美的透视》【美国】爱默生著，佟孝功等译，湖南文艺出版社 1988 年

《美国人谈生活的艺术》【美国】诺曼·文森特·皮尔等著，宋宜宣等译，工人出版社 1986 年

《美国现代六诗人选集》【美国】桑德堡等著，申奥译，湖南人民出版社 1985 年

《美好的人生 快乐的人生》【美国】戴尔·卡耐基著，肖云闲编，中国文联出版公司 1987 年

《美学》【德国】黑格尔著，朱光潜译，商务印书馆 1979 年

《蒙梭罗夫人》【法国】大仲马著，陈祚敏译，江西人民出版社 1983 年

《蒙田随笔》【法国】蒙田著，梁宗岱、黄建华译，湖南人民出版社 1987 年

《蒙田随笔全集》【法国】蒙田著，马振骋译，上海书店出版社 2009 年

《民族主义》【印度】泰戈尔著，谭仁侠译，商务印书馆 1982 年

《名利场》【英国】萨克雷著，杨必译，人民文学出版社 1957 年

《名人传》【法国】罗曼·罗兰著，陈筱卿译，北京燕山出版社 2004 年

《名哲言行录》（上册）【古希腊】拉尔修著，马永翔译，吉林人民出版社 2003 年

《命丧断头台的法国王后——玛丽·安托瓦内特》【奥地利】茨威格著，

刘微亮等译，世界知识出版社 1987 年

《魔鬼辞典》【美国】安·比尔斯著，莫雅平译，漓江出版社 1991 年

《“魔鬼”大松的自述》【日本】大松博文著，刘玉敬、李惠春编译，人民体育出版社 1985 年

《母与子》【法国】罗曼·罗兰著，罗大冈译，外国文学出版社 1990 年

《牧羊少年奇幻之旅》【巴西】保罗·柯艾略著，丁文林译，南海出版公司 2009 年

N

《拿破仑·希尔成功学 17 法则》【美国】拿破仑·希尔著，程慧、李爱群译，经济日报出版社 2013 年

《男人的感情世界》【加拿大】梅尔勒·塞恩著，张子方译，中国文联出版社 1988 年

《南朝鲜小说集》【韩国】朱耀燮等著，枚芝等译，上海译文出版社 1983 年

《尼采箴言录》【中国】张秀章、解灵芝选编，吉林人民出版社 2003 年

《尼克松回忆录》【美国】尼克松著，伍任、马兖生等译，商务印书馆 1978 年

《你的潜能》【美国】马克斯威尔·马尔兹著，晏樵译，工人出版社 1987 年

《你的误区》【美国】韦恩·W. 戴埃著，崔京瑞、王南译，工人出版社 1986 年

《你往何处去》【波兰】显克微支著，侍桁译，上海译文出版社 1980 年

《逆境中的选择》【中国】林萤著，湖南人民出版社 1981 年

《牛顿的故事》【日本】大塚诚造著，战宪斌译，黑龙江人民出版社 1980 年

《女仆的儿子》【瑞典】斯特林堡著，高子英译，人民文学出版社 1982 年

《女人的成熟比成功更重要》【美国】李玲瑶著，北京大学出版社 2010 年

《女人的魅力》【意大利】索菲娅·罗兰著，郭少波译，浙江文艺出版社 1987 年

《女性与美》【意大利】索菲娅·罗兰著，谢舒译，中国文联出版公司 1986 年

《女性箴言》【日本】池田大作著，仁章译，吉林人民出版社 1986 年

《诺贝尔科学奖百年百人　生理学及医学奖部分》【中国】王恒、米幼文主编，中国城市出版社 2000 年

《诺贝尔科学奖百年百人　物理学奖部分》【中国】王恒、米幼文主编，中国城市出版社 2000 年

O

《O 侯爵夫人》【德国】克莱斯特等著，袁志英等译，上海译文出版社 1982 年

《欧·亨利短篇小说选》【美国】欧·亨利著，王仲年译，人民文学出版社 1962 年

《欧里庇得斯悲剧集》【古希腊】欧里庇得斯著，罗念生、周启明译，人民文学出版社 1957 年

《欧文选集》【英国】罗伯特·欧文著，柯象峰等译，商务印书馆 1979 年

P

《培尔·金特》【挪威】易卜生著，萧乾译，四川人民出版社 1983 年

《培根论人生》【英国】培根著，徐飞译，黑龙江科学技术出版社 2012 年

《培根论说文集》【英国】培根著，水天同译，商务印书馆 1958 年

《培根随笔集》【英国】培根著，曹明伦译，人民文学出版社 2006 年

《培根随笔全集》【英国】培根著，蒲隆译，译林出版社 2011 年

《培根随笔选》【英国】培根著，何新译，上海人民出版社 1985 年

《裴斯泰洛齐教育文选》【瑞士】裴斯泰洛齐著，北京编译社译，人民教育出版社 1959 年

《飘》【美国】玛格丽特·米切尔著，傅东华译，浙江文艺出版社 1988 年

《品格的力量》【英国】塞缪尔·斯迈尔斯著，南怀苏译，立信会计出版社 2012 年

《品格论》【法国】拉布吕耶尔著，梁守锵译，花城出版社 2013 年

《平凡的故事》【俄国】冈察洛夫著，周朴之译，上海译文出版社 1980 年

《普里瓦洛夫的百万家私》【俄国】马明—西比利亚克著，左海译，上海译文出版社 1980 年

《普列姆昌德短篇小说选》【印度】普列姆昌德著，刘安武等译，人民文学出版社 1984 年

《普通一兵——从流浪儿到英雄》【苏联】茹尔巴著，宁珊译，漓江出版社 1996 年

《普希金抒情诗选》【俄国】普希金著，刘湛秋译，患难人民出版社 1984 年

Q

《契诃夫手记》【俄国】契诃夫著，贾植芳、江礼旸译，百花文艺出版社 2005 年

《契诃夫文集》（3）【俄国】契诃夫著，汝龙译，上海译文出版社 1983 年

《契诃夫文集》（6）【俄国】契诃夫著，汝龙译，上海译文出版社 1986 年

《契诃夫小说选》【俄国】契诃夫著，汝龙译，人民文学出版社 1960 年

《千年智慧书》【西班牙】格拉西安著，树君、爱珠译，企业管理出版社 2003 年

《谦卑者的财富　智慧与命运》【比利时】莫里斯·梅特林克著，孙莉娜、高黎平译，哈尔滨出版社 2004 年

《蔷薇园》【波斯】萨迪著，水建馥译，人民文学出版社 1958 年

《乔叟文集》【英国】乔叟著，方重译，上海译文出版社 1979 年

《亲和力》【德国】歌德著，谢百魁译，湖南人民出版社 1987 年

《青春寄语》【日本】池田大作著，苏克新译，吉林人民出版社 1986 年

《情爱论》【保加利亚】瓦西列夫著，赵永穆、范国恩、陈行慧译，生活·读书·新知三联书店 1984 年

《穷理查历书》【美国】本杰明·富兰克林著，王维强编译，哈尔滨出版社 2002 年

《权威与个人》【英国】罗素著，肖巍译，中国社会科学出版社 1990 年

《劝学篇》【日本】福泽谕吉著，群力译，商务印书馆 1958 年

《群魔》【俄国】陀思妥耶夫斯基著，南江译，人民文学出版社 1983 年

R

《热曼妮·拉瑟顿》【法国】埃德蒙·龚古尔、茹尔·龚古尔著，董纯等译，人民文学出版社 1986 年

《人》【苏联】高尔基著，水夫等译，人民文学出版社 1988 年

《人的使命》【德国】费希特著，梁志学、沈真译，商务印书馆 1982 年

《人和命运》【苏联】阿·巴巴耶娃著，孙汝林等译，陕西人民出版社 1985 年

《人间喜剧》【法国】巴尔扎克著，傅雷、袁树仁、张冠尧等译，人民文学出版社 1994 年

《人类理解研究》【英国】休谟著，关文运译，商务印书馆 1972 年

《人生道路的选择》【美国】戴维·坎贝尔著，陈望衡译，湖南人民出版社 1987 年

《人生的真相》【美国】刘墉著，九州出版社 2003 年

《人生的支柱》【美国】马克斯威尔·马尔兹著，毛宗毅、蒋成红译，上海人民出版社 1988 年

《人生的智慧》【德国】叔本华著，韦启昌译，上海人民出版社 2014 年

《人生的智慧》【德国】叔本华著，张尚德译，哈尔滨出版社 2015 年

《人生就是奋斗》【中国】潘益大著，华东师范大学出版社 2009 年

《人生论》【日本】武者小路实笃著，顾敏节译，浙江人民出版社 1986 年

《人生论——人类真理的探索》【俄国】列夫·托尔斯泰著，许海燕译，四川人民出版社 1999 年

《人生论笔记》【日本】三木清著，李云云译，四川人民出版社 1988 年

《人生随笔》【法国】蒙田著，陈晓燕选译，浙江人民出版社 1987 年

《人生五大问题》【法国】安德烈·莫洛亚著，傅雷译，生活·读书·新知三联书店 1986 年

《人生舞台》【苏联】尤里·邦达列夫著，王燎译，外国文学出版社 1987 年

《人是教育的对象》【俄国】乌申斯基著，李子卓等译，科学出版社 1959 年

《人性的弱点全集》【美国】戴尔·卡耐基著，达夫编译，中国华侨出版社 2011 年

《人性的弱点全集》【美国】戴尔·卡耐基著，刘祜编译，中国城市出版社 2006 年

《人性的优点全集》【美国】戴尔·卡耐基著，达夫编译，中国华侨出版社 2011 年

《人性论》【英国】休谟著，石碧球译，中国社会科学出版社 2009 年

《人与超人》【英国】萧伯纳著，李斯译，时代文艺出版社 2006 年

《认识自身的力量——应用心理学的有效方法》【日本】小口忠彦著，石惠侠、谢林译，华岳文艺出版社 1988 年

《日瓦戈医生》【苏联】帕斯捷尔纳克著，蓝英年、张秉衡译，外国文学出版社 1987 年

《如何找个好丈夫》【美国】基尔·凯丝勒著，赵江编译，农村读物出版社 1987 年

S

《三个火枪手》【法国】大仲马著，李玉民译，人民文学出版社 2015 年

《莎士比亚全集》【英国】莎士比亚著，朱生豪等译，人民文学出版社 1978 年

《傻瓜威尔逊》【美国】马克·吐温著，侯浚吉译，新文艺出版社 1957 年

《傻子出国记》【美国】马克·吐温著，陈良廷译，人民文学出版社 1985 年

《山大王》【法国】阿普著，赵少侯译，上海译文出版社 1981 年

《上尉的女儿》【俄国】普希金著，石国维译，海峡文艺出版社 1994 年

《少年》【俄国】陀思妥耶夫斯基著，岳麟译，上海译文出版社 1985 年

《社会契约论》【法国】卢梭著，何兆武译，商务印书馆 2003 年

《神曲》【意大利】但丁著，王维克译，人民文学出版社 1980 年

《审美教育书简》【德国】席勒著，冯至、范大灿译，北京大学出版社 1985 年

《生存空虚说》【德国】叔本华著，陈晓南译，作家出版社 1987 年

《生活的科学》【奥地利】阿·阿德勒著，苏克、周晓琪译，生活·读书·新知三联书店 1987 年

《生活的艺术》【法国】安德烈·莫洛亚著，王辉、郭金凤、刘京译，生活·读者·新知三联书店 1986 年

《生活的艺术》【美国】威尔弗雷德·A. 彼得森著，吴奚真译，（台北）大地出版社 1985 年

《生活与美学》【俄国】车尔尼雪夫斯基著，周扬译，人民文学出版社 1957 年

《生活之艺术》【法国】安德烈·莫洛亚著，秦云、陈晓南译，安徽文艺出版社 1987 年

《生命的沉思》【英国】托马斯·卡莱尔等著，刘曙光编译，新华出版社 2000 年

《生与死的思索》【日本】芥川龙之介著，余沁华编译，常春树书坊 1976 年

《圣彼得的伞》【匈牙利】米克沙特·卡尔曼等著，张春风等译，安徽人民出版社 1982 年

《圣诞故事集》【英国】狄更斯著，吴钧陶、裘因、陈漪译，江西人民出版社 1983 年

《圣女贞德》【英国】萧伯纳著，陈瘦竹译，漓江出版社 1989 年

《圣西门选集》（第一卷）【法国】圣西门著，王燕生、徐仲年、徐基恩译，商务印书馆 1962 年

《诗学·诗艺》亚里士多德、贺拉斯著，罗念生、杨周翰译，人民文学出版社 2000 年

《十八世纪法国哲学》【中国】北京大学哲学系外国哲学史教研室编译，商务印书馆 1963 年

《十日谈》【意大利】卜伽丘著，肖天佑译，中央编译出版社 2010 年

《识别人》【日本】松本顺著，张德祥译，春风文艺出版社 1989 年

《世界 49 位名人的青年时代》【中国】谢娇凤编著，中国盲文出版社 2002 年

《世界经典散文新编：非洲卷　思想的金字塔》【中国】伊宏主编，百花文艺出版社 2001 年

《世界上最伟大的演说辞》【中国】吴文智主编，南京大学出版社 2011 年

《叔本华箴言录》【中国】陈国庆、范立辉编，吉林教育出版社 1990 年

《舒曼论音乐与音乐家》【德国】舒曼著，陈登颐译，人民音乐出版社 1960 年

《谁之罪》【俄国】赫尔岑著，楼适夷译，上海译文出版社 1979 年

《思想录》【法国】帕斯卡尔著，何兆武译，商务印书馆 1985 年

《斯巴达克思》【意大利】乔万尼奥里著，李俍民译，上海译文出版社

1991 年

《斯宾塞教育论著选》【英国】赫伯特·斯宾塞著，胡毅、王承绪译，人民教育出版社 1984 年

《斯特林堡戏剧选》【瑞典】斯特林堡著，石琴娥译，人民文学出版社 1981 年

《死屋手记》【俄国】陀思妥耶夫斯基著，曾宪溥、王健夫译，人民文学出版社 1981 年

《梭罗日记》【美国】梭罗著，朱子仪译，北京出版社出版集团 北京十月文艺出版社 2005 年

《索福克勒斯悲剧二种》【古希腊】索福克勒斯著，罗念生译，人民文学出版社 1961 年

T

《她》【英国】赖德·哈格德著，胡心吾译，四川人民出版社 1985 年

《台尔曼狱中遗书》【德国】台尔曼著，江程繁译，世界知识出版社 1952 年

《泰戈尔评传》【印度】圣笈多著，刘文哲、何文安译，重庆出版社 1985 年

《泰戈尔诗选》【印度】泰戈尔著，郑振铎、谢冰心等译，人民文学出版社 2000 年

《泰戈尔随笔》【印度】泰戈尔著，刘湛秋主编，安徽文艺出版社 1995 年

《汤姆·索亚历险记》【美国】马克·吐温著，王婷主编，人民日报出版社 2005 年

《唐璜》【英国】拜伦著，朱维基译，上海译文出版社 1978 年

《堂吉诃德》【西班牙】塞万提斯著，杨绛译，人民文学出版社 1987 年

《堂卡特林》【墨西哥】利萨尔迪著，王央乐译，上海译文出版社 1982 年

《逃避自由》【美国】弗洛姆著，刘林海译，国际文化出版公司 2002 年

《特雷庇姑娘》【德国】保尔·海泽著，杨武能译，漓江出版社 1983 年

《特雷庇姑娘：海泽小说选》【德国】保尔·海泽著，杨武能译，广西师范大学出版社 2003 年

《“天才”》【美国】德莱塞著，主万、西海译，上海译文出版社 1982 年

《天路历程》【英国】约翰·班扬著，西海译，上海译文出版社 1983 年

《天堂与地狱的婚姻：布莱克诗选》【英国】威廉·布莱克著，张德明编译，中国文联出版公司 1989 年

《天作之合》【英国】毛姆著，佟孝功等译，湖南人民出版社 1983 年

《屠格涅夫散文诗集》【俄国】屠格涅夫著，黄伟经译，湖南人民出版社 1985 年

《托尔斯泰最后的日记》【俄国】列夫·托尔斯泰著，任钧译，上海文艺

协会出版社 1955 年

W

《瓦尔登湖》【美国】梭罗著，杨帆译，中国华侨出版社 2014 年

《瓦尔登湖》【美国】梭罗著，张知遥译，天津教育出版社 2005 年

《瓦普察洛夫诗选》【保加利亚】瓦普察洛夫著，周熙良等译，上海译文出版社 1978 年

《外国剧作选》（3）【法国】高乃依等著，上海戏剧学院戏剧文学系编选，上海文艺出版社 1980 年

《外国科学家史话》【中国】《外国科学家史话》编写组，辽宁人民出版社 1979 年

《外国理论家　作家论形象思维》【中国】中国社会科学院外国文学研究所　外国文学研究资料丛刊编辑委员会编，中国社会科学出版社 1979 年

《外国名作家传》【中国】张英伦等主编，中国社会科学出版社 1979 年

《外国情诗选》【德国】歌德等著，黎华选编，山东文艺出版社 1985 年

《外国优秀散文选》【中国】应天士编，赵丕等译，中国文联出版社 1984 年

《外国哲理诗》【中国】苏亚东编，钱春绮等译，外国文学出版社 1989 年

《外国哲理诗选》【中国】潘大华编，郭沫若等译，武汉出版社 1988 年

《玩世箴言——德语非典型谚语》【瑞士】阿尔弗雷德·莫勒著，宋健飞译，上海世纪出版集团 2004 年

《玩世箴言——冷嘲热讽妙语连珠》【瑞士】阿尔弗雷德·莫勒耳著，宋健飞译，中国经济出版社 1996 年

《万尼亚舅舅》【俄国】契诃夫著，丽尼译，中国戏剧出版社 1960 年

《王尔德喜剧选》【英国】奥斯卡·王尔德著，张南峰译，海峡文艺出版社 1990 年

《王后的项链》【法国】大仲马著，王振孙、韩沪麟译，云南人民出版社 1983 年

《为自己的人》【美国】弗洛姆著，孙依依译，生活·读书·新知三联书店 1988 年

《伟大科学家的生活传记》【美国】托马斯(H. Thomas)、托马斯(D. L. Thomas)著，陈仁炳译，江苏科学技术出版社 1980 年

《伪币制造者》【法国】纪德著，盛澄华译，上海译文出版社 1983 年

《未来学家谈未来》【美国】阿尔温·托夫勒编，顾宏远等译，浙江人民出版社 1987 年

《文明论概略》【日本】福泽谕吉著，北京编译社译，商务印书馆 1991 年

《文学论文选》【苏联】高尔基著，

孟昌、曹葆华译，人民文学出版社 1958 年

《瓮葬》【英国】托马斯·布朗著，缪哲译，光明日报出版社 2000 年

《我变快乐了》【澳大利亚】安德鲁·马修斯著，张定绮译，国际文艺出版公司 1999 年

《我的大学》【苏联】高尔基著，陆风译，人民文学出版社 1988 年

《我的将军》【苏联】阿·利哈诺夫著，粟周熊译，北京十月文艺出版社 1985 年

《我的人生理念》【日本】松下幸之助著，任柏良主编，延边大学出版社 1997 年

《我是猫》【日本】夏目漱石著，于雷译，译林出版社 1994 年

《我怎样读书》【苏联】高尔基著，英纳译，大东书局 1952 年

《乌托邦》【英国】莫尔著，戴镏龄译，商务印书馆 1982 年

《午夜情》【美国】西德尼·谢尔顿著，丁振祺、戴天佑译，甘肃人民出版社 1985 年

《物性论》【古罗马】卢克莱修著，方书春译，商务印书馆 1981 年

X

《夕雾楼》【日本】森村诚一等著，陈岩等译，安徽文艺出版社 1985 年

《西方古典作家谈文艺创作》【中国】段宝林编，春风文艺出版社 1980 年

《西方伦理思想史》【中国】章海山著，辽宁人民出版社 1984 年

《西方伦理学名著选辑》【中国】周辅成编，商务印书馆 1964 年

《西方伦理学著作选辑》【中国】周辅成著，商务印书馆 1987 年

《西方美学家论美和美感》【中国】北京大学哲学系美学教研室编，商务印书馆 1980 年

《西方哲学原著选读》【中国】北京大学哲学系外国哲学史教研室编译，商务印书馆 1981 年

《西方资产阶级教育论著选》【中国】张焕庭主编，人民教育出版社 1979 年

《西塞罗散文》【古罗马】西塞罗著，郭国良译，浙江文艺出版社 2000 年

《西西弗的神话》【法国】加缪著，杜小真译，西苑出版社 2003 年

《希腊的神话和传说》（上）【德国】斯威布著，楚图南译，人民文学出版社 1959 年

《先知·沙与沫》【黎巴嫩】纪伯伦著，冰心等译，湖南人民出版社 1982 年

《乡村医生》【法国】巴尔扎克著，李金波、黄慧珍译，江西人民出版社 1982 年

《向前进——亨利·福特自传》【美国】亨利·福特著，张扬译，当代中国

出版社 2002 年

《肖像》【俄国】果戈理著，刘开华译，解放军文艺出版社 2005 年

《小矮子穆克：豪夫童话全集》【德国】豪夫著，杨武能译，广西师范大学出版社 2003 年

《小铃铛》【苏联】冈察尔著，王平译，外国文学出版社 1984 年

《小逻辑》【德国】黑格尔著，贺麟译，商务印书馆 1980 年

《笑——论滑稽的意义》【法国】亨利·柏格森著，徐继曾译，中国戏剧出版社 1980 年

《笑面人》【法国】雨果著，鲁膺译，上海文艺出版社 1962 年

《效法基督》【德国】托马斯·肯比斯著，黄培永译，金陵协和神学院文字工作委员会 1998 年

《谢利》【英国】夏洛蒂·勃朗特著，曹庸译，上海译文出版社 1981 年

《心理学》【苏联】捷普洛夫著，赵璧如译，人民教育出版社 1953 年

《心灵的激情》【美国】欧文·斯通著，朱安等译，中国文艺出版公司 1986 年

《新大西岛》【英国】弗·培根著，何新译，商务印书馆 1959 年

《幸福而短促的人生——塞涅卡道德书简》【古罗马】塞涅卡著，赵又春、张建军译，生活·读书·新知三联书店 1989 年

《幸福散论》【法国】阿兰著，施康强译，上海译文出版社 2010 年

《修墓老人》【英国】司各特著，王培德译，人民文学出版社 1981 年

《修女圣苏尔皮西奥》【西班牙】帕·巴尔德斯著，蒋宗曹、李德明译，上海译文出版社 1981 年

《序幕》【俄国】车尔尼雪夫斯基著，晨曦译，新华出版社 1982 年

《悬崖》【俄国】冈察洛夫著，翁文达译，上海译文出版社 1983 年

《旋涡》【哥伦比亚】里维拉著，吴岩译，上海译文出版社 1981 年

《雪莱情史》【美国】盖伊·博尔顿著，林楚平、陈树培译，浙江文艺出版社 1986 年

《雪莱诗选》【英国】雪莱著，江枫译，湖南人民出版社 1980 年

《雪莱抒情诗选》【英国】雪莱著，杨熙龄译，上海译文出版社 1981 年

Y

《亚当·贝德》【英国】乔治·艾略特著，周定之译，湖南人民出版社 1984 年

《一本浅蓝色的书》【苏联】米·左琴科著，吴村鸣、刘敦健译，长江文艺出版社 1984 年

《一幅画》【苏联】格拉宁著，张秉衡译，外国文学出版社 1983 年

《一个孤独的散步者的遐想》【法国】卢梭著，张驰译，湖南人民出版社 1985 年

《一个孤独散步者的遐想》【法国】卢梭著，巫静译，湖南文艺出版社 2010 年

《一个罗马皇帝的临终遗言》【法国】玛格丽特·尤瑟纳尔著，刘扳盛译，花城出版社 1988 年

《一个陌生女人的来信　茨威格中短篇小说选》【奥地利】茨威格著，柳如菲译，立信会计出版社 2012 年

《一个世纪儿的忏悔》【法国】缪塞著，梁均译，人民文学出版社 1980 年

《一个医生的女儿》【英国】司各特著，陈漪译，上海译文出版社 1981 年

《一个政治家的肖像　约瑟夫·富歇传》【奥地利】茨威格著，侯焕闳译，万卷出版公司 2015 年

《一生》【法国】莫泊桑著，盛澄华译，人民文学出版社 1994 年

《一生的忠告》【英国】切斯特菲尔德著，陈鸾鸾译，凤凰出版传媒集团凤凰出版社 2010 年

《一生的资本——奥里森·马登成功学大全集》【美国】奥里森·马登著，富强编译，新世界出版社 2011 年

《一位女士的画像》【美国】亨利·詹姆斯著，项星耀译，人民文学出版社 1984 年

《伊斯兰的起义》【英国】雪莱著，王科一译，上海译文出版社 1978 年

《伊索寓言》【古希腊】伊索著，黄桂玲译，北方妇女儿童出版社 2014 年

《伊索寓言》【古希腊】伊索著，王焕生译，人民文学出版社 2008 年

《伊索寓言》【古希腊】伊索著，张弛、孙笑语译，中国画报出版社 2011 年

《伊索寓言（精选本）》【古希腊】伊索著，李长山等译，中国对外翻译出版公司 2008 年

《移居北方的时期》【苏丹】塔依布·萨利赫著，李占经译，外国文学出版社 1983 年

《异端的权利》【奥地利】茨威格著，赵台安、赵振尧译，生活·读书·新知三联书店 1986 年

《易卜生戏剧》【挪威】易卜生著，潘家洵译，人民文学出版社 2015 年

《音乐家心理学》【英国】柏西·布克著，金士铭译，人民音乐出版社 1982 年

《阴谋和爱情》【德国】席勒著，廖辅叔译，人民文学出版社 1955 年

《阴谋与爱情》【德国】席勒著，杨武能译，广西师范大学出版社 2003 年

《印典娜》【法国】乔治·桑著，罗玉君译，四川人民出版社 1981 年

《英国十八世纪散文选》【英国】塞缪尔·约翰逊等著，张国佐、黄绍鑫译，

湖南人民出版社 1986 年

《英雄和英雄崇拜——卡莱尔讲演集》【英国】托马斯·卡莱尔著，张峰、吕霞译，上海三联书店 1988 年

《幽会与黄昏》【英国】伊丽莎白·芭莱特·勃朗宁等著，沙金译，中兴出版社 1948 年

《幽默定律》【美国】彼得著，张延群译，书目文献出版社 1988 年

《与神对话》第一卷【美国】尼尔·唐纳德·沃尔什著，李继宏译，上海书店出版社 2009 年

《与神对话》第二卷【美国】尼尔·唐纳德·沃尔什著，李继宏译，上海书店出版社 2010 年

《雨果论文学》【法国】雨果著，柳鸣九译，上海译文出版社 1980 年

《雨果情书选》【法国】雨果著，白丁译，湖南文艺出版社 1988 年

《狱中记》【英国】奥斯卡·王尔德著，孙宜学译，广西师范大学出版社 2000 年

《狱中书简》【德国】罗莎·卢森堡著，邱崇仁、傅韦译，人民文学出版社 1981 年

《远离尘嚣》【英国】哈代著，傅趟寰译，山东人民出版社 1983 年

《愿你生活更美好》【科威特】穆尼尔·纳素夫著，解传夫编译，北京出版社 1982 年

《约翰·克利斯朵夫》【法国】罗曼·罗兰著，傅雷译，人民文学出版社 1957 年

《约翰逊传》【英国】包斯威尔著，罗珞珈、莫洛夫译，中国社会科学出版社 2004 年

《月亮宝石》【英国】威尔基·柯林斯著，山珊译，群众出版社 1979 年

《月亮和六便士》【英国】毛姆著，李继宏译，天津人民出版社 2016 年

Z

《在纳粹铁丝网后面》【美国】雷马克著，王竟、章伟良译，安徽文艺出版社 1984 年

《早期教育和天才》【日本】木村久一著，河北大学日研所教育组译，河北人民出版社 1979 年

《怎么办？》【俄国】车尔尼雪夫斯基著，蒋路译，人民文学出版社 1953 年

《詹姆斯集》【美国】威廉·詹姆斯著，万俊人译，上海远东出版社 1997 年

《战争与和平》【俄国】列夫·托尔斯泰著，娄自良译，上海译文出版社 2010 年

《战争与和平》【俄国】列夫·托尔斯泰著，高植译，上海译文出版社 1981 年

《哲理小品　外国卷》【中国】华春主编，河南人民出版社 2010 年

《哲学通信》【法国】伏尔泰著，

高达观等译，上海人民出版社 1961 年

《真与爱——罗素散文集》【英国】罗素著，江燕译，上海三联书店 1988 年

《真正的战争》【美国】理查德·尼克松著，常铮译，新华出版社 1980 年

《正能量：正向心态带来非凡的成功》【美国】拿破仑·希尔著，罗俊英、郑红艳编译，中国华侨出版社 2012 年

《政治学》【古希腊】亚里士多德著，吴寿彭译，商务印书馆 1965 年

《芝麻与百合》【英国】拉斯金著，刘坤尊译，湖南人民出版社 1986 年

《智慧的锦囊》【美国】戴尔·卡耐基著（卡耐基夫人整理），梁识梅译，农村读物出版社 1987 年

《中洛辛郡的心脏》【英国】司各特著，章益译，人民文学出版社 1981 年

《中外名家散文诗选》【中国】强弓选编，薛菲等译，浙江文艺出版社 1990 年

《中外抒情散文选》【中国】王天红等编著，董振邦等译，吉林人民出版社 1999 年

《中学时代不可不读的外国散文经典》【中国】陈金明编选，北京工业大学出版社 2006 年

《侏儒警语》【日本】芥川龙之介著，林少华译，中国宇航出版社 2008 年

《卓别林自传》【英国】卓别林著，叶冬心译，中国戏剧出版社 1980 年

《卓娅和舒拉的故事》【苏联】柳·科斯莫杰米扬斯卡娅著，尤侠译，青年出版社 1952 年

《自己拯救自己——斯迈尔斯成功学大全集》【英国】塞缪尔·斯迈尔斯著，富强编译，新世界出版社 2012 年

《自然法典》【法国】摩莱里著，黄建华、姜亚洲译，商务出版社 1982 年

《自我的追寻》【美国】弗洛姆著，孙石译，北方文艺出版社 1988 年

《自由的哲学》【日本】柳田谦十郎著，李丙盛、肖良译，生活·读书·新知三联书店 1961 年

《自由或死亡》【希腊】卡赞扎基著，王振基译，外国文学出版社 1982 年

《走向幸福》【英国】罗素著，陈德民、罗汉译，上海人民出版社 1988 年

人名索引

A

福、爱莲娜·罗斯福、依莲娜·罗斯福，美国杰出社会活动家、政治家、外交家、作家，美国第三十二任总统富兰克林·罗斯福的妻子，“穷人的保姆”。

艾迪·伊根（1897～1967），世称克罗莱尔·艾迪·伊根上校，美国纽约律师、纽约体协主席、前奥林匹克轻重量级拳击冠军。

艾哈迈德·纳迪姆·卡斯米（1916～2006），巴基斯坦著名作家、诗人。

艾克曼（1792～1854），又译为爱克曼，德国作家，歌德的朋友。

艾米莉·狄金森（1830～1886），美国著名女诗人。

艾森豪威尔（1890～1969），美国著名政治家、军事家，陆军五星上将，第三十四任总统。

艾特玛托夫（1928～2008），即钦吉斯·艾特玛托夫，苏联、吉尔吉斯斯坦作家。

爱比克泰德（约55～约135），又译为艾匹克蒂塔、艾匹特塔斯、依匹托塔士，古罗马著名哲学家、教师，公元89年被罗马皇帝逐出罗马而移居希腊。

爱迪生（1847～1931），即托马斯·爱迪生，美国伟大发明家、企业家，“世界发明大王”。

爱尔维修（1715～1771），即克劳德·爱尔维修，法国启蒙思想家、哲学家。

爱拉斯谟（1466～1536），文艺复兴时期著名人道主义者，生于荷兰。

爱默生（1803～1882），即拉尔夫·瓦尔多·爱默生，又译为爱默森、罗夫·华多·爱默生，美国著名思想家、散文作家、诗人，“美国的孔子”，“美国文明之父”。

爱因斯坦（1879～1955），即阿尔伯特·爱因斯坦，出生于德国犹太人家庭，1901年入瑞士国籍，1940年入美国国籍，著名科学家、思想家、哲学家，现代物理学的创始人、集大成者和奠基人，相对论的创立者，1921年获诺贝尔物理学奖。

安·比尔斯（1842～1914），即安伯罗丝·比尔斯，又译为安布罗斯·比尔斯，美国记者、作家、精神卫生专家。

安德烈·莫洛亚（1885～1967），又译为安德烈·莫罗阿、莫罗亚、莫鲁瓦，法国著名作家、历史学家。

安德鲁·马修斯，澳大利亚畅销书作家、漫画家、演说家。

安东尼·德·圣—埃克苏佩里（1900～1944），又译为安多内·得·圣艾瑟培瑞，法国飞行员、小说家。

安东尼·罗宾（1960～　），美国潜能激励大师，“世界第一成功导师”，“世界第一潜能开发大师”。

安格尔（1780～1867），即让·安格尔，法国著名画家。

安娜·昆德兰（1952～　），美国女作家。

安徒生（1805～1875），丹麦童话作家、诗人、剧作家，“现代童话之父”。

B

剑桥大学动物病理学教授，出生于澳大利亚。

本杰明·迪斯累里（1804～1881），又译为本杰明·迪斯累利、本杰明·狄斯累里、本杰明·狄斯累理、本杰明·狄斯拉里、班杰明·狄斯拉理、班杰明·狄斯拉里，英国犹太政治家、文学家，两度出任英国首相。

本杰明·富兰克林（1706～1790），美国伟大科学家、发明家，著名政治家、外交家、哲学家、思想家、文学家、企业家、社会活动家。

比尔·盖茨（1955～ ），美国著名企业家、软件设计师、微软公司创始人、慈善家，曾十余年雄踞世界首富宝座。

比尔·利特尔，美国心理治疗专家。

彼得，美国当代心理治疗专家。

俾斯麦（1815～1898），德国著名政治家、军事家、外交家，普鲁士王国首相，德意志帝国宰相，“铁血宰相”，完成德国统一。

毕阿斯（约生活于公元前6世纪），又译为毕亚斯、比阿斯，古希腊律师、辩论家、哲学家，“古希腊七贤”之一。

毕达哥拉斯（约前572～约前497），古希腊著名思想家、哲学家、数学家、科学家、音乐理论家。

毕尔格（1747～1794），即戈特弗里特·奥古斯特·毕尔格，德国诗人。

别林斯基（1811～1848），俄国著名哲学家、思想家、文学评论家。

波德莱尔（1821～1867），即查尔斯·皮埃尔·波德莱尔，又译为查尔斯·包德莱尔，法国著名现代派诗人。

伯蒂·查尔斯·福布斯(1880～1954)，美籍苏格兰裔财经记者，《福克斯》杂志创办人，福克斯集团缔造者。

伯利克利（约前495～前429），又译为伯利克里、伯里克利，古希腊著名政治家、哲学家。

柏拉图（前427～前347），古希腊著名哲学家。

柏西·布克（1871～1947），英国音乐心理学家。

卜伽丘（1313～1375），又译为薄伽丘、薄迦丘，意大利文艺复兴运动杰出代表、人文主义者。

布尔沃·利顿（1803～1873），即爱德华·布尔沃·利顿，英国政治家、小说家、剧作家。

布莱希特（1898～1956），即贝托尔特·布莱希特，德国剧作家、诗人、戏剧理论家、导演。

布雷斯福德·罗伯逊，英国著名生物化学家。

C

查·斯珀吉翁（1834～1892），即查尔斯·H. 斯珀吉翁，又译为查尔斯·H. 史波基恩，英国浸礼会传道士。

查尔斯·巴克斯顿（1823～1871），

“欧洲小说之父”。

但丁（1265～1321），即阿里盖利·但丁，意大利伟大诗人、文艺复兴的先驱，现代意大利语的奠基者。

岛田男，日本著名心理学家。

道格拉斯·马洛许（1877～1938），又译为道格拉斯·马洛奇、道格拉斯·马罗奇、道格拉斯·玛拉赫，美国著名诗人。

德莱塞（1871～1945），即西奥多·德莱塞，美国著名小说家。

德谟克里特（约前460～约前370），又译为德谟克利特，古希腊伟大哲学家、学者、音乐家、画家、诗人。

德田虎雄，日本著名医学改革家、德洲会医疗集团董事长，日本医疗界传奇人物。

狄慈根（1828～1888），又译为狄兹根，德国作家、哲学家。

狄德罗（1713～1784），即德尼·狄德罗，法国杰出启蒙思想家、哲学家、文学家、教育理论家、美学家。

狄更斯（1812～1870），即查尔斯·狄更斯，英国伟大小说家。

丁尼生（1809～1892），即阿尔弗雷德·丁尼生，英国著名诗人。

杜·加尔（1881～1958），即罗杰·马丁·杜·加尔，又译为杜·伽尔，法国伟大小说家、戏剧家，1937年获诺贝尔文学奖。

杜格尔德·斯特华特（1753～1828），又译为杜格尔德·斯图尔特，英国苏格兰哲学家。

E

恩格斯（1820～1895），即弗里德里希·恩格斯，德国伟大思想家、哲学家、革命家，马克思主义的创始人之一。

恩尼乌斯（前239～前169），又译为埃纽斯，古罗马诗人。

F

法拉第（1791～1867），即迈克尔·法拉第，英国物理学家、化学家、电磁学家、发明家，发电机和电动机的发明者。

法勒斯雷本（1798～1874），德国诗人、文学史家。

房龙（1882～1944），即亨德里克·威廉·房龙，美籍荷兰裔著名学者、作家、历史地理学家。

费定（1892～1977），即康斯坦丁·亚历山大罗维奇·费定，苏联作家。

费尔巴哈（1804～1872），即路德维希·费尔巴哈，德国著名哲学家。

费希特（1762～1814），即约翰·哥特利勃·费希特，德国哲学家。

佛雷德·福勒·夏德，美国报社编辑。

弗格尔外德（约1170～约1230），即瓦尔特·封·得尔·弗格尔外德，德国诗人。

G

葛拉西安，西班牙耶稣会教士、思想家、哲学家。

格里美豪森（1622～1676），又译为格里美尔斯豪森，德国小说家。

哥尔斯密（1728～1774），即奥利佛·哥尔斯密，又译为哥尔德斯密斯，英国诗人、剧作家、小说家。

歌德（1749～1832），即约翰·渥夫甘·冯·歌德，又译为约翰·沃尔夫冈·歌德，德国伟大诗人、剧作家、思想家、文艺理论家。

国分康孝（1930～ ），日本著名心理学家、学者。

H

哈代（1840～1928），即托马斯·哈代，英国杰出小说家、诗人。

哈德菲尔德，又译为哈德菲，英国著名精神病理学家、心理分析家。

哈里·爱默生·福斯迪克（1878～1969），又译为哈瑞·爱默生·福斯迪克、哈利·艾默生·福斯狄克，美国思想家、教士、作家。

哈里特·比彻·斯陀（1811～1896），又译为哈里特·毕却·史多、哈里特·伊丽莎白·比彻·斯托，美国女作家、废奴主义者。

哈洛·阿伯特，美国商人，曾担任戴尔·卡耐基的演讲经纪人。

海伦·凯勒（1880～1968），美国著名聋盲女作家、教育家、慈善家、社会活动家。

海涅（1797～1856），即亨利希·海涅，德国伟大诗人、政论家。

海因里希·伯尔（1917～1985），德国小说家，1972年获诺贝尔文学奖。

汉姆生（1859～1952），即克努特·汉姆生，挪威著名小说家、戏剧家、诗人，1920年获诺贝尔文学奖。

豪夫（1802～1827），即威廉·豪夫，德国著名小说家、诗人、童话作家。

何塞·马蒂（1853～1895），古巴著名诗人、思想家、政治活动家。

贺拉斯（前65～前8），又译为贺瑞斯、贺拉司，古罗马诗人、文艺批评家。

赫伯特·斯宾塞（1820～1903），英国哲学家、社会学家，“社会达尔文主义之父”。

赫尔岑（1812～1870），俄国哲学家、作家、革命家。

赫尔德林（1770～1843），即约翰·克里斯蒂安·弗利德利希·赫尔德林，又译为荷尔德林，德国诗人。

赫拉克利特（约前540～约前470），古希腊哲学家。

黑格尔（1770～1831），即格奥尔格·威廉·弗里德里希·黑格尔，德国著名哲学家、思想家、古典唯心主义的集大成者、辩证法大师。

亨利·柏格森（1859～1941），法

J

缪，法国小说家、哲学家、戏剧家、评论家，1957 年获诺贝尔文学奖。

加图（前 234 ～前 149），即马尔库斯·波尔基乌斯·加图，又译为卡图、卡托，古罗马政治家、国务活动家、历史学家、演说家、作家，世称老加图，以与其曾孙哲学家小加图相区别。

加西亚·马尔克斯（1927 ～ 2014），哥伦比亚著名作家、记者、社会活动家，1982 年获诺贝尔文学奖。

伽利略（1564 ～ 1642），意大利伟大物理学家、天文学家、哲学家，经典力学和实验物理学的先驱，“近代科学之父”。

迦尔洵（1855 ～ 1888），俄国作家。

简·奥斯丁（1775 ～ 1817），又译为简·奥斯汀，英国著名女小说家。

杰斐逊（1743 ～ 1826），即托马斯·杰斐逊，又译为托马斯·杰弗逊、陶玛士·杰佛逊、哲佛孙，美国著名政治家、思想家、哲学家、科学家、教育家，美国第一任国务卿、第二任副总统、第三任总统，《独立宣言》主要起草人，同时是农业学、园艺学、建筑学、词源学、考古学、数学、密码学、测量学与古生物学等学科的专家，还身兼作家、律师与小提琴手，是弗吉尼亚大学的创办者，被公认智慧最高的美国总统。

杰克·伦敦（1876 ～ 1916），美国著名作家。

杰里米·泰勒（1613 ～ 1667），又译为杰利密·泰勒、杰雷米·泰勒，英国教士、散文作家。

杰丝·雷尔，美国著名心理学家。

芥川龙之介（1892 ～ 1927），日本小说家。

今道友信（1922 ～ 2012），日本著名美学家。

居里夫人（1867 ～ 1934），即玛丽·斯克沃多夫斯卡，又译为玛丽·居里，法国籍波兰裔女物理学家、化学家，1903 年与丈夫皮埃尔·居里及亨利·贝克勒共同获诺贝尔物理学奖，1911 年获诺贝尔化学奖，是历史上第一个两获诺贝尔奖的人。

K

卡夫卡（1883 ～ 1924），奥地利小说家。

卡斯米（1916 ～ 2006），即艾哈迈德·纳迪姆·卡斯米，巴基斯坦小说家、诗人。

卡赞扎基（1883 ～ 1957），又译为卡赞扎基斯，希腊著名作家。

康·巴乌斯托夫斯基（1892 ～ 1968），又译为康·帕乌斯托夫斯基，苏联著名小说家、剧作家、散文家、文艺评论家。

康德（1724 ～ 1804），即伊曼努尔·康德，德国伟大哲学家、思想家、天文学家，德国古典哲学创始人，德国古典美学奠定者，星云说创立者之一，近代哲学的集大成者，现代哲学的先驱。

L

著名作家，1947年加入美国国籍。

李卜克内西（1826～1900），德国工人运动著名活动家。

李玲瑶（1959～ ），美籍华裔女经济学家、企业家、学者、作家。

里·帕尔玛（1833～1919），即里卡多·帕尔玛，秘鲁诗人、作家、历史学家、新闻记者、翻译家。

里维拉（1889～1928），哥伦比亚著名小说家、诗人。

理查德·斯蒂尔（1672～1729），英国散文作家、剧作家。

利萨尔迪（1776～1827），即费尔南德斯·德·利萨尔迪，墨西哥作家、政论家。

利希滕贝格（1742～1799），又译为利希腾贝格、利希滕伯格，德国著名哲学家、思想家、讽刺作家、政论家、物理学家。

列·列昂诺夫（1899～1994），苏联、俄罗斯作家。

列宾（1844～1930），即伊利亚·列宾，俄罗斯绘画大师。

列夫·托尔斯泰（1828～1910），俄国伟大作家、思想家、哲学家、评论家，世界文学史上最杰出的作家之一，被称为“最清醒的现实主义”的“天才艺术家”。

列宁（1870～1924），即弗拉基米尔·伊里奇·列宁，苏联伟大革命家、思想家、理论家，苏联共产党创始人，苏联的缔造者。

列斯科夫（1831～1895），俄国作家。

林肯（1809～1865），即亚伯拉罕·林肯，美国伟大政治家、思想家，第十六、十七任总统，也是历史上首位遇刺身亡的总统，被誉为美国最伟大总统。

刘墉（1949～ ），美籍华裔著名作家、画家，生于台湾。

柳·科斯莫杰米扬斯卡娅（1900～1978），苏联女作家，苏联卫国战争时期女英雄卓娅的母亲。

柳田谦十郎（1893～1983），日本哲学家。

龙沙（1524～1585），又译为龙萨，法国诗人。

卢克莱修（约前99～约前55），又译为留克利希阿斯，古罗马诗人、哲学家、思想家。

卢奇安（约120～180），希腊修辞学家、讽刺作家。

卢瑟福（1871～1937），英国物理学家、化学家，1908年获诺贝尔化学奖，“近代原子核物理学之父”。

卢梭（1712～1778），即让·雅克·卢梭，法国杰出启蒙思想家、哲学家、教育家、文学家。

鲁达基（约858～941），波斯诗人，史称“波斯诗歌之父”。

吕克特（1788～1866），德国诗人。

罗伯特·欧文（1771～1858），英国空想社会主义者、企业家、慈善家，“现代人事管理之父”，人本管理的先驱。

罗丹(1840～1917)，即奥古斯特·罗丹，法国伟大雕塑艺术家。

罗根·皮沙尔·史密斯(1865～1946)，又译为洛根·皮尔索尔·史密斯、罗根·皮尔萨尔·史密斯、洛根·帕索·史密斯、洛根·皮尔索斯·史密斯、罗根·培尔索·史密斯、洛·史密斯，英国籍美国裔杰出散文作家。

罗杰·马尔腾（1848～1924），20世纪初美国著名的成功学奠基人和最伟大的成功励志导师之一。

罗洛梅（1909～1994），又译为罗洛·梅，美国心理学家，“美国存在心理学之父”。

罗曼·罗兰（1866～1944），法国伟大思想家、文学家、音乐评论家、社会活动家，1915年获诺贝尔文学奖。

罗莎·卢森堡（1871～1919），德国女思想家、理论家、革命家。

罗素（1872～1970），即伯特兰·罗素，英国著名哲学家、教育思想家、数学家、数理逻辑学家、历史学家、社会活动家，1950年获诺贝尔文学奖。

罗西法古，法国哲学家。

罗佐夫（1913～2004），苏联、俄罗斯剧作家。

洛克菲勒(1839～1937)，即约翰·戴维森·洛克菲勒，又译为约翰·D.洛克菲勒，美国著名资本家、慈善家、美孚石油公司创始人，美国第一位十亿富豪，当时的全球首富，“石油大王”。

洛伦佐·巴拉，意大利文艺复兴时代人道主义者。

M

马丁·路德（1483～1546），德国著名神学家、宗教领袖、宗教改革倡导者，基督教新教路德宗创始人。

马基雅维利（1469～1527），即尼克罗·马基雅维利，又译为马基雅弗利，意大利著名政治思想家、哲学家、历史学家、剧作家、诗人、音乐家。

马可·奥勒留（121～180），又译为马可·奥勒利乌斯，古罗马作家、哲学家、皇帝，161～180年在位。

马克·吐温（1835～1910），美国著名作家、小说家、幽默大师、演说家。

马克思(1818～1883)，即卡尔·马克思，德国伟大哲学家、政治家、革命家、经济学家，马克思主义的创始人。

马克斯威尔·马尔兹，又译为马克斯韦尔·莫尔兹，美国当代著名整形外科医生、心理学家、作家。

马明—西比利亚克(1852～1912)，俄国作家。

玛格丽特·米切尔(1900～1949)，又译为马格丽泰·密西尔，美国著名女作家。

玛格丽特·尤瑟纳尔（1903～1987），又译为玛格丽特·尤瑟娜尔，法国著名女诗人、小说家、戏剧家、翻译家、评论家，法兰西学院三百多年历史上第一位女院士，1947年加入美国国籍。

曼德威尔（1670～1733），英国资产阶级伦理学家。

毛姆（1874～1965），即威廉·萨默塞特·毛姆，又译为威·沙·毛姆，英国著名小说家、剧作家、文艺评论家。

梅尔勒·塞恩，加拿大著名女心理学家。

梅杰（1943～ ），即约翰·梅杰，英国政治家、经济学家、外交家、第五十任首相。

梅列狄斯（1828～1909），又译为梅瑞狄斯，英国诗人、小说家。

梅特林克（1862～1949），比利时著名剧作家、诗人、散文家，1911年获诺贝尔文学奖。

梅叶（1664～1729），法国唯物主义者、无神论者、空想共产主义者。

蒙太古夫人（1689～1762），即玛丽·渥特莱·蒙太古夫人，英国女诗人、书信作家。

蒙田（1533～1592），即米歇尔·德·蒙田，又译为蒙台涅、蒙泰涅、米盖·埃昆·得·蒙太纳，法国著名思想家、散文作家。

孟德斯鸠（1689～1755），法国著名思想家、法学家，西方国家学说和法学理论的奠基人。

弥尔顿（1608～1674），即约翰·弥尔顿，又译为米尔顿、密尔顿，英国伟大诗人、政论家、民主斗士。

米·左琴科（1895～1958），即米哈依尔·米哈依洛维奇·左琴科，苏联著名幽默讽刺作家。

米克沙特·卡尔曼（1847～1910），匈牙利著名作家。

米南德（约前342～前290），古希腊新喜剧诗人。

缪塞（1810～1857），即阿尔弗莱·德·缪塞，法国浪漫主义作家。

摩莱里（约1700～约1780），法国十八世纪杰出思想家，法国学术史上最神秘人物之一，一生著作颇丰，但都用不同笔名发表，“摩莱里”即是笔名之一，真实名字不详。

莫泊桑（1850～1893），即基·德·莫泊桑，法国著名作家。

莫蒂默·艾德勒（1902～2001），美国著名教育家、学者、编辑。

莫尔（1478～1535），即托马斯·莫尔，又译为托玛斯·莫尔，文艺复兴时期英国空想共产主义者。

木村久一（1883～1977），日本著名心理学家、教育学家，日本儿童早期教育的鼻祖。

穆尼尔·纳素夫，科威特当代著名女作家、记者、专栏评论家。

N

拿破仑（1769～1821），即拿破仑•波拿巴，即拿破仑一世，法国近代资产阶级杰出政治家、军事家，法兰西第一共和国执政、法兰西第一帝国皇帝。

拿破仑·希尔（1883～1969），美国著名作家、成功学励志专家，全世界最早的现代成功学大师和励志书籍作家。

尼采（1844～1900），德国著名哲学家、诗人、散文家。

尼尔·唐纳德·沃尔什（1943～ ），美国当代著名畅销书作家、灵性导师。

尼克松（1913～1994），即理查德·尼克松，美国政治家、军人、律师，第三十七任总统，是首位访问新中国的美国总统。

聂鲁达（1904～1973），即巴勃罗•聂鲁达，智利著名诗人，1971年获诺贝尔文学奖。

涅克拉索夫（1821～1878），即尼古拉·阿列克塞耶维奇·涅克拉索夫，俄国诗人。

牛顿（1643～1727），即艾萨克·牛顿，英国伟大物理学家、数学家、天文学家、自然哲学家，百科全书式的全才，提出万有引力定律、牛顿运动定律，创立微积分学，发明反射式望远镜，“物理学之父”。

诺贝尔（1833～1896），即阿尔弗雷德·贝恩哈德·诺贝尔，瑞典著名化学家、工程师、发明家、军工装备制造商，胶质炸药和无烟炸药的发明者，诺贝尔奖金的创设者。

诺曼·洛布森兹，又译为罗曼·洛布森兹，美国心理学家。

诺曼·文森特·皮尔（1898～1993），美国著名牧师、演讲家、作家、数任美国总统顾问，被誉为“积极思考的救星”“美国人宗教价值的引路人”“奠定当代企业价值观的商业思想家”。

O

欧·亨利（1862～1910），美国著名批判现实主义作家，世界三大短篇小说大师之一，“美国现代短篇小说之父”。

欧里庇得斯（前485或前480～前406），古希腊著名悲剧作家、哲学家、文学家、诗人。

欧仁·鲍狄埃（1816～1887），法国革命家、诗人，巴黎公社主要领导人之一，《国际歌》的词作者。

欧文·斯通（1903～1989），美国传记作家、小说家。

欧文·杨（1874～1962），美国著名律师、商界领袖。

P

帕·巴尔德斯（1853～1938），即阿尔曼多·帕拉西奥·巴尔德斯，西班牙小说家。

帕波罗·卡萨尔斯（1876～1973），又译为帕布罗·卡萨尔斯、帕勃罗·卡萨尔斯，西班牙音乐家，大提琴演奏大师。

帕斯捷尔纳克（1890～1960），苏联著名作家、诗人、翻译家，1958年获诺贝尔文学奖。

帕斯卡尔（1623～1662），又译为帕斯卡、巴斯噶，法国著名数学家、物理学家、哲学家、散文家。

帕特里克·亨利（1736～1799），美国革命时期杰出的政治家、演说家。

培根（1561～1626），即弗朗西斯·培根，又译为弗兰西斯·培根、弗·培根，英国文艺复兴时期杰出哲学家、思想家、散文作家、科学家，唯物主义经验论创始人，归纳法奠基者，“整个现代实验科学的真正始祖”。

裴多菲（1823～1849），匈牙利伟大诗人，资产阶级民主主义革命家。

裴斯泰洛齐（1746～1827），瑞士著名教育家、教育改革家，被尊为西方“教圣”、欧洲“平民教育之父”。

佩里安德（前665～前585），古希腊政治家、哲学家，“古希腊七贤”之一，前625～前585年在位。

佩欣斯·斯特朗，英国女诗人。

皮埃尔·居里（1859～1906），又译为比埃尔·居里，法国著名物理学家，居里夫人的丈夫。

皮兰德娄（1867～1936），意大利著名小说家、戏剧家，1934年获诺贝尔文学奖。

普卜利利乌斯·绪儒斯（约生活在公元前一世纪），又译为普布利柳斯·西鲁斯、普布里乌斯·西鲁斯、普布利留斯·西拉斯、帕里利阿斯·西拉斯，古罗马作家。

普拉托里尼（1913～1991），即瓦斯科·普拉托里尼，又译为普拉托利尼，意大利作家。

普列姆昌德（1880～1936），又译为普列姆·昌德，印度著名作家，“印度小说之王”。

普罗泰戈拉（约前490或前480～前420或前410），古希腊哲学家。

普希金（1799～1837），即亚历山大·谢·普希金，俄国伟大作家、诗人，俄罗斯文学和语言的奠基人。

Q

契诃夫（1860～1904），俄国短篇小说大师、剧作家。

乔纳森·斯威夫特（1667～1745），又译为约拿丹·史威佛特、江奈生·斯威夫特，英国杰出政论家、讽刺小说家。

乔叟（约1343～1400），即杰弗雷·乔叟，英国杰出诗人，英国民族文学奠基人，英国诗歌之父。

乔万尼奥里（1838～1915），即拉法埃洛·乔万尼奥里，意大利著名作家、历史学家、文艺评论家。

乔希·比林斯（1818～1885），又译为约许·毕令斯，美国作家。

乔治·A．杜尔西（1868～1931），美国人类学家。

乔治·艾略特（1819～1880），英国伟大女小说家。

R

S

三木清（1897 ～ 1945），日本哲学家、文学评论家。

三浦绫子（1922 ～ 1999），日本著名女作家。

桑德堡（1878 ～ 1967），即卡尔·桑德堡，美国著名诗人、传记作家、儿童文学作家、新闻记者。

森村诚一（1933 ～　），日本著名推理小说家。

莎士比亚（1564 ～ 1616），即威廉·莎士比亚，英国伟大戏剧家、诗人，欧洲文艺复兴时期人文主义文学的集大成者。

山姆·沃尔顿（1918 ～ 1992），美国著名企业家、沃尔玛创始人、曾经的世界首富，沃尔顿家族是世界上最富有的家族。

圣笈多，印度著名文艺评论家、泰戈尔研究家。

圣西门（1760 ～ 1825），即克劳德·昂利·圣西门，法国著名思想家、哲学家、经济学家，三大空想社会主义者之一。

石川达三（1905 ～ 1985），日本著名小说家。

叔本华（1788 ～ 1860），即亚瑟·叔本华，德国著名哲学家。

舒曼（1810 ～ 1856），即罗伯特·舒曼，德国著名作曲家、音乐评论家。

司各特（1771 ～ 1832），即沃尔特·司各特，又译为华特·司各特，英国著名小说家、诗人。

司汤达（1783 ～ 1842），本名马里—亨利·贝尔，司汤达（又译为斯丹达尔）是其笔名，法国杰出作家。

斯宾诺莎（1632 ～ 1677），即巴鲁克·斯宾诺莎，荷兰著名哲学家。

斯大林（1879 ～ 1953），即约瑟夫·斯大林，苏联著名政治家、军事家、革命家，苏联共产党中央总书记、部长会议主席、大元帅。

斯蒂文生（1850 ～ 1894），即罗伯特·路易斯·斯蒂文生，又译为史蒂文生、史蒂文森、斯蒂文森，英国著名小说家、诗人、旅游作家。

斯末莱特（1721 ～ 1771），即托比亚斯·乔治·斯末莱特，又译为斯摩莱特，英国著名作家。

斯特林堡（1849 ～ 1912），即奥古斯特·斯特林堡，瑞典杰出戏剧家、小说家、诗人。

斯威布（1792 ～ 1850），即古斯塔夫·斯威布，德国著名浪漫主义诗人。

松本顺（约 1919 ～　），日本著名经营心理学家。

松苏内吉（1900 ～ 1982），西班牙小说家、思想家。

松下幸之助（1894 ～ 1989），日本著名企业家，松下电器公司创始人，“经营之神”。

苏格拉底（前 469 ～前 399），古希腊伟大哲学家、思想家、教育家，与他的学生柏拉图以及柏拉图的学生亚里士多德并称“古希腊三贤”，“西方哲学之父”，“西方的孔子”。

苏霍姆林斯基（1918 ～ 1970），苏联卓越教育家、思想家、作家。

梭伦（约前 638 ～约前 559），古希腊著名政治改革家、诗人，古希腊“七贤”之一。

梭罗（1817 ～ 1862），即亨利·大卫·梭罗，又译为梭洛，美国著名作家、哲学家。

所罗门（前 1000 ～前 930），古代以色列王国第三位国王，《圣经》中箴言、传道书、雅歌的作者。

索尔·贝娄（1915 ～ 2005），美国著名作家，1976 年获诺贝尔文学奖。

索菲娅·罗兰（1934 ～　），意大利电影女明星，第三十四届奥斯卡最佳女演员，1992 年获奥斯卡终身成就奖。被誉为“世界上最具自然美的人”“意大利永远的女神”。

索福克勒斯（约前 496 ～约前 406），又译为索福克里斯、沙孚克里斯，古希腊著名悲剧诗人，“戏剧艺术的荷马”。

T

塔西佗（约 55 ～约 120），即普布里乌斯·克奈里乌斯·塔西佗，又译为普布利乌斯·科尔奈利乌斯·塔西佗，古罗马伟大历史学家、政治家、文学家、雄辩家，罗马帝国执政官。

塔依布·萨利赫（1929 ～ 2009），又译为塔耶卜·萨利赫，苏丹小说家。

台尔曼（1886 ～ 1944），德国和国际工人运动活动家，曾任德国共产党中央委员会主席。

泰戈尔（1861 ～ 1941），印度伟大诗人、作家、哲学家、社会活动家，1913 年获诺贝尔文学奖，印度“诗圣”。

陶菲格·哈基姆（1898 ～ 1987），即陶菲格·阿里—哈基姆，埃及著名小说家、戏剧家，阿拉伯现代戏剧之父，1977 年获“地中海国家最佳思想家、文学家”称号。

提奥多·马丁（1816 ～ 1909），英国苏格兰诗人、传记作家、翻译家。

田崎醇之助，日本心理学家。

廷德尔（1820 ～ 1893），爱尔兰物理学家。

图多尔·阿尔盖齐（1880 ～ 1967），罗马尼亚著名诗人、散文家。

屠格涅夫（1818 ～ 1883），即伊凡·谢尔盖耶维奇·屠格涅夫，俄国伟大作家、诗人、剧作家，“现实主义艺术大师”。

托·富勒（1608 ～ 1661），即托马斯·富勒，英国神学家、历史学家、学者、作家。

托夫勒（1928 ～ 2016），即阿尔文·托夫勒，美国著名未来学家、思想家。

托马斯·布朗（1605 ～ 1682），英国医生、散文作家、哲学家、心理学家。

托马斯•亨利•赫胥黎（1825～1895），英国著名博物学家、教育家。

托马斯•卡莱尔（1795～1881），又译为陶玛士•喀莱尔、托•卡莱尔，英国苏格兰著名历史学家、作家、哲学家、评论家。

托马斯•肯比斯（1380～1471），又译为托马斯•肯皮斯、托马斯•厄•肯培，德国修士、作家、学者。

托马斯•曼（1875～1955），德国著名小说家、散文家，1929年获诺贝尔文学奖。

陀思妥耶夫斯基（1821～1881），俄国著名作家。

W

W. 古德，即威廉•J. 古德，美国著名社会学家。

瓦•谢•舍尔涅夫（1914～ ），苏联俄罗斯诗人、散文家。

瓦普察洛夫（1909～1942），保加利亚著名诗人、革命家。

瓦西列夫（1904～1977），即基里尔•瓦西列夫，保加利亚剧作家、小说家、社会学家、哲学家、伦理学家。

威尔•鲍温，美国伟大心灵导师、作家、牧师。

威尔弗雷德•A. 彼得森（1900～1995），又译为威尔弗雷德•A. 彼得逊、威尔弗雷德•A. 皮得森，美国作家。

威尔基•柯林斯（1824～1889），即威廉•威尔基•柯林斯，英国著名侦探小说家、剧作家，“英国侦探小说之父”。

威廉•奥斯勒（1849～1919），加拿大医学家、教育家，现代医学教育的始祖，现代临床医学之父，出生于加拿大的一个英国传教士家庭。

威廉•勃里索（1891～1930），又译为威廉•博莱索，南非记者和传记作家。

威廉•布莱克（1757～1827），又译为威廉•布雷克，英国伟大诗人、画家。

威廉•格莱斯顿（1809～1898），又译为威廉•格莱斯敦、威廉•葛莱斯东，英国政治家，曾四次出任英国首相。

威廉•哈兹里特（1778～1830），又译为威廉•哈立特，英国散文作家、评论家、画家。

威廉•配第（1623～1687），英国资产阶级古典政治经济学创始人、统计学家。

威廉•夏普（1934～ ），美国经济学家，资本资产定价模型的奠基者，1990年获诺贝尔经济学奖。

威廉•詹姆斯（1842～1910），又译为威廉•詹姆士，美国伟大心理学家、哲学家、教育学家，美国机能心理学创始人，实用主义哲学创始人之一，美国心理学会创始人之一。

韦恩•W. 戴埃（1940～ ），又译为韦恩•戴尔，美国著名心理学家、心灵大师、高级精神病学家、畅销书作家、

X

大·小仲马，法国著名文学家、小说家，大仲马的私生子。

谢·斯米尔诺夫（1915～1976），即谢尔盖·谢尔盖耶维奇·斯米尔诺夫，苏联作家、历史学家、剧作家、社会活动家、广播电视主持人。

谢德林（1826～1889），即萨尔蒂科夫·谢德林，俄国杰出现实主义作家。

辛克莱·刘易斯（1885～1951），美国著名作家，1930年获诺贝尔文学奖。

休谟（1711～1776），即大卫·休谟，英国苏格兰著名哲学家、历史学家、经济学家。

雪莱（1792～1822），即珀西·比希·雪莱，英国杰出诗人、小说家、哲学家、散文家、政论作家、改革家。

Y

雅罗斯拉夫·哈谢克（1883～1923），捷克斯洛伐克作家，“捷克散文之父”。

亚·索尔仁尼琴（1918～2008），即亚历山大·索尔仁尼琴，苏联、俄罗斯著名作家，1970年获诺贝尔文学奖，被誉为“俄罗斯的良心”。

亚里士多德（前384～前322），古希腊伟大哲学家、科学家、教育家。

亚历山大·辛德勒（1925～2000），美国犹太人联合会主席。

亚米契斯（1846～1908），意大利小说家。

亚瑟·裴尔，美国心理学家，戴尔·卡耐基的学生。

伊·佩切尔尼科娃，苏联作家。

伊壁鸠鲁（前341～前270），古希腊著名哲学家。

伊夫·博纳富瓦（1923～2016），法国诗人、翻译家、文学评论家。

伊丽莎白·芭莱特·勃朗宁（1806～1861），又译为伊丽莎白·芭莱特·白朗宁，英国诗人、评论家，罗伯特·勃朗宁的夫人。

伊莎多拉·邓肯（1878～1927），又译为依莎多拉·邓肯、伊莎多娜·邓肯，美国著名女舞蹈家，“现代舞蹈之母”。

伊索（前620～前560），古希腊寓言作家，与克雷洛夫、拉·封登、莱辛并称世界四大寓言作家。

易卜生（1828～1906），即亨利克·易卜生，挪威著名剧作家、诗人。

尤·特里丰诺夫（1925～1981），即尤利·瓦连季诺维奇·特里丰诺夫，苏联作家。

尤里·邦达列夫（1924～　），苏联俄罗斯作家。

雨果（1802～1885），即维克多·雨果，又译为维克特·雨果，法国伟大小说家、诗人，“法兰西的莎士比亚”。

约翰·班扬（1628～1688），英国著名作家、布道家。

约翰·布莱特（1811～1889），英

Z